ATENCIÓN DE
EMERGENCIAS
MÉDICAS
PARA PRINCIPIANTES

BRANDA NURT

Tabla de Contenido

ATENCIÓN DE EMERGENCIAS MÉDICAS
PARA PRINCIPIANTES
Cómo manejar las picaduras de insectos y animales

ATENCIÓN DE EMERGENCIAS MÉDICAS
PARA PRINCIPIANTES
Cómo manejar un hueso roto

ATENCIÓN DE EMERGENCIAS MÉDICAS
PARA PRINCIPIANTES
Cómo curar a alguien que ha recibido un disparo

ATENCIÓN DE
EMERGENCIAS
MÉDICAS
PARA PRINCIPIANTES

*Cómo manejar las picaduras
de insectos y animales*

BRANDA NURT

Introducción

La mordedura de un insecto o animal puede ser leve, extremadamente desagradable o mortal. Saber qué hacer en caso de emergencia será la diferencia entre la vida o la muerte. Ya sea que esté solo o con otra persona, necesita saber cómo manejar una picadura de insecto o animal. Hay artículos que debe llevar en su botiquín de primeros auxilios en una caminata, en su automóvil o incluso en casa. Además, debe conocer los tipos de insectos o animales que son peligrosos en su área o en el lugar al que viaja, para asegurarse de tener los artículos adecuados a mano.

Una mujer, de 39 años, fue mordida recientemente por una araña. Viviendo en las montañas de Colorado, esta araña podría haber sido una de las pocas arañas venenosas, incluida una reclusa parda. Sucedió durante la noche, mientras la persona dormía, por lo que la araña no fue identificada. Sin embargo, la reacción no pasó desapercibida. Al principio, apareció un grano de aspecto inocente en el mentón, pero después de examinar el área, claramente no era un grano grande. El mentón comenzó a hincharse, con dolor que se irradiaba hacia el lado izquierdo del mentón y el cuello. Unos días después, la piel comenzó a aparecer como una costra en el centro de la herida. La necropsia era una preocupación, una condición médica en la que la piel muere debido al veneno tóxico de una araña. Por lo general, estas cosas suceden con una picadura de reclusa parda, pero otras arañas pueden causar la misma reacción.

Afortunadamente, un poco de ungüento ayudó a detener la necrosis, pero dejó una pequeña cicatriz en el mentón. El tratamiento de la reacción a la picadura de araña requirió antibióticos. Desafortunadamente, el antibiótico elegido se hizo con un componente de sulfa, como mariscos. Pasaron dos semanas, y la noche de la última dosis de antibióticos, la mujer estalló en un sarpullido en todo el cuerpo, que finalmente mostró una reacción alérgica al antibiótico.

Cuando se usa un nuevo antibiótico, es posible que una persona no presente una reacción alérgica hasta que se complete la dosis; principalmente, si la alergia es leve o si se están usando otros medicamentos, como medicamentos para la alergia. El paciente tuvo que recibir una inyección de esteroides y una dosis diaria de antihistamínico.

Esta cuenta se proporciona para ayudarlo a comprender que a veces el tratamiento inicial o la mordedura leve pueden convertirse en algo mucho más significativo y poner en riesgo la salud de una persona, incluso un día o dos semanas después del incidente. Sus primeros auxilios durante una picadura de insecto o animal pueden determinar el futuro de la persona a la que está ayudando, incluso si es usted mismo.

La siguiente guía se dividirá en tres partes:

1. Creación de un botiquín de primeros auxilios

2. Insecto

3. Animales

Cada sección discutirá algunos de los peores insectos o animales que podría encontrar y la atención de emergencia que debe administrar. Tenga en cuenta que cada persona es diferente en fisiología, es decir, tamaño, alergias y reacciones, por lo que, si bien se proporcionan estos pasos, se debe brindar atención médica de emergencia profesional lo más rápido posible.

Nota: Si se encuentra en una situación médica de emergencia o que pone en peligro su vida, busque asistencia médica de inmediato.

SECCIÓN 1

Equipo de primeros auxilios y reanimación cardiopulmonar

Estar preparado para cualquier emergencia es fundamental. Si bien el objetivo principal de este libro es brindarle procedimientos de atención médica de emergencia inmediata para una picadura de insecto o animal, aún debe estar preparado para cualquier situación que pueda encontrar. Esta sección describirá lo que debe llevar consigo en su automóvil, en su mochila de senderismo o cuando viaje.

Viajar a diferentes regiones del mundo puede ponerlo en peligro debido a diferentes animales e insectos. Por ejemplo, Estados Unidos tiene solo un escorpión letal, mientras que Medio Oriente y África tienen varias especies.

Capítulo 1

Botiquín de primeros auxilios

Construir sus botiquines de primeros auxilios es simple. Puede comprar un kit que viene con casi todo lo que necesitaría en caso de una emergencia. Dependiendo del tamaño del kit, puede tener varios tamaños de tiritas, ungüento antibiótico, crema para quemaduras, gasa, pinzas y jeringas estériles para ayudar a lavar las heridas. Los sitios web y las tiendas de Survival venden una variedad de paquetes diferentes. Por lo general, estos kits no vienen con nada para ayudar con las picaduras de insectos. Por ejemplo, es probable que su kit no tenga una toallita para picaduras de insectos o StingEze para ayudar a detener la picazón.

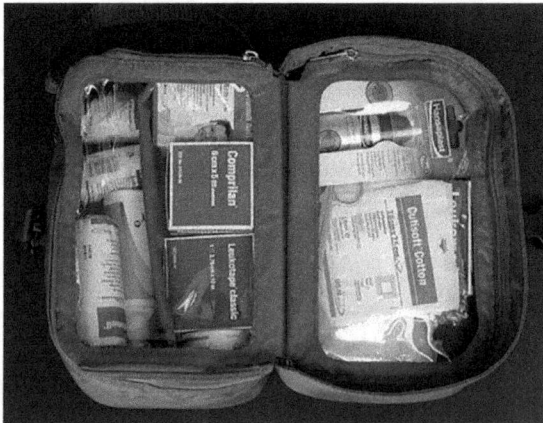

Los botiquines de primeros auxilios también carecerán de cosas como un Epi-Pen porque el medicamento requiere receta médica.

La siguiente es una lista de lo que debe tener su kit para las picaduras de insectos o animales:

- Múltiples tamaños de tiritas para cubrir una mordedura o una herida abierta y prevenir infecciones
- Gasa para heridas más grandes
- Férula para brazos y piernas para cualquier rotura o necesidad de inmovilización
- Ungüento antibiótico para ayudar con la infección.
- Toallitas con alcohol o jeringas desinfectantes para limpiar las heridas
- Torniquete (puede ser necesario para mordeduras de animales)
- Toallitas para picaduras de insectos para aliviar la picazón (también viene en un dispositivo de rodillo)
- Medicamentos antihistamínicos
- Analgésico
- Epi-Pen (si usted o alguien con quien viaja tiene una alergia conocida)
- compresa fría (para ayudar con la hinchazón)
- Mascarilla (para boca para enmascarar la reanimación)

La mayoría de las picaduras de insectos tendrán una reacción leve, pero el envenenamiento (la entrega del veneno a la presa) puede ser lo suficientemente alto como para causar una incomodidad severa e incluso la muerte, dependiendo de la picadura o picadura del insecto. Las mordeduras de animales pueden ser el problema más grave con pérdida de extremidades, arterias o venas perforadas y problemas cardíacos debido a la pérdida de sangre. Desea asegurarse de que su botiquín de primeros auxilios tenga todo lo que necesita para detener la pérdida de sangre o una reacción alérgica.

Capítulo 2

RCP y Equipo de RCP

A ntes del nuevo milenio, le habría resultado difícil obtener ciertos equipos de RCP (reanimación cardiopulmonar) para emergencias. En particular, habría tenido dificultades para tratar una reacción anafiláctica (alérgica) o después de un ataque de animales. Ahora, puede encontrar equipos específicos que lo ayudarán en una emergencia visitando una tienda de supervivencia, haciendo pedidos en línea o en una revista.

Hay dos cosas más accesibles que nunca para agregar a su botiquín de primeros auxilios:

- Desfibrilador

- Tanque de oxígeno

Desfibrilador

Un desfibrilador es un dispositivo que "electrocutará" el corazón para reiniciarlo. Si bien los DEA no son el dispositivo más económico para agregar a su botiquín de primeros auxilios, un desfibrilador puede ser lo mejor que pueda traer. Las compañías médicas han diseñado los dispositivos para que sean pequeños, fáciles de almacenar o transportar, para aquellas situaciones médicas de emergencia en las que un hospital o centro médico está demasiado lejos para ayudar a un paciente cuyo corazón deja de funcionar.

Antes de comprar este equipo, debe tomar el curso de primeros auxilios y resucitación cardiopulmonar a través de cualquier proveedor regulado, como una empresa de buceo, un centro médico o un centro de salud.

También debe leer las instrucciones detenidamente antes de considerar usarlo en una persona. La mayoría de estos dispositivos le costará unos cientos de dólares, pero vale la pena si tiene la intención de viajar a lugares donde viven animales e insectos peligrosos.

Tanque de oxígeno

Al igual que el desfibrilador, los tanques de oxígeno para botiquines de primeros auxilios se han vuelto más comunes y menos costosos que en el pasado. De hecho, una empresa fabrica una botella de oxígeno para el mal de altura. Se ajusta al rostro y proporciona aire a la persona. No se fija en su lugar, lo que dificulta su uso cuando necesita proporcionar aire a una persona inconsciente.

A través de las tiendas de suministros médicos y de supervivencia, puede comprar un pequeño tanque de oxígeno completo con una manguera de aire y una máscara que se asegurará en su lugar.

RCP

Las técnicas de RCP han alertado en los últimos años. Solía ser una cierta cantidad de compresión y luego una bocanada de aire. Ahora, se pide a las personas que realicen al menos 100 compresiones en sesenta segundos, dos respiraciones y luego reanuden las compresiones cuando no haya latidos del corazón o respiración. A continuación se describirá el procedimiento; sin embargo, es mejor si se inscribe en una clase a través de la Cruz Roja, centro médico, centro de buceo. Quiere asegurarse de estar certificado para proporcionar primeros auxilios y resucitación cardiopulmonar; especialmente, si tiene la intención de pasar mucho tiempo al aire libre, viajando y porque puede salvar una vida sin importar la situación en la que se encuentre. Si Covid-19 nos ha enseñado algo, es difícil determinar qué podría suceder.

La Cruz Roja es la autoridad estadounidense en CPR. Ofrecen clases en todos los estados y puede inscribirse en línea para una clase cerca de usted. Estos son los pasos que la Cruz Roja solicita que realice:

1. Revise la escena en busca de algún peligro restante, como un escorpión que todavía está rondando o un oso listo para continuar su ataque.

2. Ve hacia la persona, tócala en el hombro y grita "¿estás bien?" Debe asegurarse de que una persona necesite ayuda antes de proporcionar primeros auxilios o RCP. La voz fuerte es para ayudar si la persona está en estado de shock, y se necesitan uno o tres momentos para que sus palabras se escuchen.

3. Llame al 911 para el personal de emergencia cuando esté claro que una persona necesita ayuda. También puede hacer que otra persona en la escena haga la llamada de emergencia.

4. Si tiene un desfibrilador externo automático (DEA), asegúrese de tenerlo a mano, junto con el botiquín de primeros auxilios y la mascarilla.

5. Para que se administre la RCP, la persona deberá estar boca arriba, en una posición boca abajo.

6. Gire con cuidado a la persona, moviéndola lo menos posible.

7. Abra las vías respiratorias inclinando ligeramente la cabeza hacia atrás para levantar la barbilla y proporcionar un flujo de aire más directo.

8. Compruebe si respira colocando su oído cerca de la boca y la nariz. Al mismo tiempo, observe si su pecho sube y baja con la respiración. Escuche con atención si hay aire durante no más de 10 segundos. Si no hay signos de respiración, es hora de comenzar con las técnicas de reanimación.

9. Además, verifique el pulso. Normalmente, no respirar significará que el corazón también se ha detenido, pero debes asegurarte. Verifique el pulso en el cuello, usando dos dedos o usando dos dedos en la muñeca para buscar un pulso. El cuello es a menudo una opción más natural porque el pulso es más enérgico cerca de la vena yugular.

RCP de 3 pasos

1. Empuje fuerte y empuje rápido. Ubique el corazón entre los esternones. Coloque una mano plana sobre el área y

entrelace la otra mano sobre la parte superior. El uso de su peso corporal proporciona 100 compresiones por minuto y asegúrese de empujar hacia abajo al menos 2 pulgadas de profundidad. (Si está haciendo la RCP correctamente, existe la posibilidad de que se rompa las costillas alrededor del corazón). Si tiene un DEA, puede usarlo para reiniciar el corazón.

2. Realice respiraciones de rescate después de proporcionar un minuto de compresión. Asegúrese de que la cabeza esté inclinada hacia atrás y la barbilla ligeramente levantada. Apriete la nariz y coloque la mascarilla sobre la boca para crear un sello perfecto. También puede colocar su boca sobre la boca de la persona para hacer un sello completo. Sople en la boca de la persona y observe si el pecho se eleva. Una vez que se hayan proporcionado dos respiraciones, vuelva a las compresiones.

3. Continúe con la reanimación cardiopulmonar hasta que llegue el servicio de urgencias médicas u otro personal médico capacitado.

Nunca use un DEA si no ha leído cómo usarlo y cómo lo usó durante un curso de capacitación en RCP. Muchas cosas pueden salir mal, incluso ponerse en peligro si usa uno sin la capacitación adecuada. Además, una persona o la familia de la persona pueden demandarlo si administra RCP incorrectamente.

Además, el Servicio Nacional de Salud, una organización del Reino Unido, tiene una visión ligeramente diferente de la RCP. Si bien solicitan de 100 a 120 compresiones por minuto y respiraciones, se dice que debe proporcionar 30 compresiones, proporcionar 2 respiraciones y luego reanudar las compresiones durante otras 30. También tienen una RCP solo con las manos donde solo proporciona compresiones y no respiraciones de rescate.

No importa dónde reciba su capacitación o qué país le proporciona la certificación si recuerda su capacitación durante una emergencia.

Torniquetes

Muchas mordeduras de animales requerirán torniquetes o vendajes para detener la pérdida de sangre. Estos son los pasos para usar un torniquete.

1. Determine dónde está ocurriendo la pérdida de sangre y si pone en peligro la vida. Grandes cantidades de sangre requerirán un torniquete.

2. Se debe enrollar un cinturón u otro material similar a una faja alrededor de la extremidad, como una pierna o un brazo. Debe ser más alto que la herida pero dentro de una pulgada o dos del área.

3. Apretar el material lo más posible. Puede usar un palo para torcer el material lo más apretado que pueda. La interrupción del flujo de sangre a una extremidad puede significar la extracción de esa extremidad dependiendo de la rapidez con que el personal médico pueda llegar a la lesión. Sin embargo, un flujo sanguíneo constante significará la muerte.

4. También querrá tapar la herida con una gasa y envolverla con un vendaje para ayudar a detener el flujo sanguíneo.

Si la herida está en el abdomen o en la parte superior del cuerpo, un torniquete no ayudará. Deberá tapar la herida con la mayor cantidad de gasa posible, envolver a la persona con un vendaje apretado y continuar colocando gasas y vendajes alrededor de la herida hasta que pueda obtener ayuda médica.

Siempre debe detener el flujo sanguíneo antes de intentar revivir a una persona, ya que la pérdida de sangre, el impacto de la misma puede ser la razón por la que el corazón y la respiración se detienen.

SECCIÓN 2

Insectos

Las picaduras de insectos pueden variar desde una irritación leve, como un pequeño bulto y picazón, hasta algo muy potencialmente mortal. Debido a que las mordeduras y picaduras pueden diferir entre las personas, se analizará brevemente cómo las mordeduras y picaduras leves pueden afectarlo a usted oa otra persona y el tratamiento para ayudar. En esta sección también se proporcionarán más detalles sobre qué hacer con insectos específicos como las arañas reclusas pardas y las arañas viuda negra.

Capítulo 3

Mordeduras leves

Las picaduras leves de insectos ocurren con frecuencia y, a veces, no se nota que hay un bulto hasta que se rasca la picazón que se presentó de repente. Después de unos minutos, la irritación desaparece. Este tipo de picadura es algo que puede parecer inocuo, pero la picazón a veces permanece más tiempo de lo que le parece cómodo. Por ejemplo, las pulgas, las moscas, las abejas y las hormigas pueden proporcionar una picadura o picadura leve que es irritante durante treinta minutos a varios días.

Después de rascarse constantemente, abres la herida. Podría contraer una infección leve porque no pensó en limpiar el área o aplicar un remedio contra la picazón. Aquí hay algunos pasos y algunos remedios caseros que puede utilizar para tratar una picadura de insecto leve y prevenir una infección:

1. Lave el área de la picadura. Es posible que no sienta la picadura, pero una sensación de picazón constante y una pequeña roncha le indican que hay una. Limpiar el área de la

picadura ayudará a prevenir infecciones en caso de que el pequeño orificio causado por la picadura esté abierto.

2. Aplique un producto contra la picazón, como StingEze o Hydrocortisone. Algunos productos contienen benzocaína y fenol, que ayudan a aliviar la picazón. El alcanfor también puede ser un ingrediente natural que actúa como antiséptico. La hidrocortisona, como su nombre lo indica, es una sustancia química que ayuda a aliviar la picazón. Dichos productos están destinados a ayudar con las picaduras de garrapatas, mosquitos, abejas, hormigas, moscas de los ciervos, hormigas de fuego, tábanos, pulgas de arena y niguas. Aplica la crema para evitar rascarte la picadura y crear una herida abierta. Si no tiene un producto de primeros auxilios a mano como StingEze, puede usar productos naturales o vinagre. El vinagre tiene un analgésico que adormecerá el dolor o la picazón. Simplemente aplique un poco en una bola de algodón alrededor y en la parte superior del ribete.

3. Use una compresa fría o una compresa fría para aliviar la hinchazón alrededor del área de la herida.

4. Cubra con un vendaje del tamaño adecuado.

5. Lave el área dos veces al día, aplique crema anti-picazón según sea necesario y evite crear una herida abierta.

6. Vigile la roncha en busca de infección.

7. Controle sus síntomas si tiene dificultad para respirar, sarpullido, dolor o aumento de la hinchazón, visite a un médico.

8. Si sale pus de la herida, visite a un médico.

Hierbas para aliviar las picaduras leves de insectos

Las hierbas o plantas, incluidos los aceites esenciales que se pueden obtener de las plantas, son útiles para detener la sensación de picazón que puede crear una picadura de insecto.

1. Albahaca

2. Manzanilla

3. Lavanda

4. menta

5. Romero

6. Árbol de té

Las seis plantas mencionadas anteriormente se pueden encontrar en forma de aceite esencial, o puede tomar una hoja directamente de la planta y aplicarla a la picadura de un insecto. Hay más de una docena de hierbas y plantas que pueden ayudar con picaduras leves, como eucalipto, poleo, tomillo, caléndula, hierba de limón y clavo.

Es una buena idea aprender a identificar estas plantas en la naturaleza y tener algunas a mano en casa. La menta es extremadamente fácil de cultivar y puede ayudar con más que las picaduras de insectos. Es conocido por sus propiedades digestivas, lo que hace una hermosa tisana a base de hierbas, cuando se deja reposar durante 10 a 15 minutos en agua caliente. La menta puede aliviar el malestar estomacal, las náuseas y el dolor abdominal.

Los pasos y consejos anteriores ayudarán con las picaduras leves. Para manejar otras picaduras de insectos que son más graves, siga leyendo.

Capítulo 4

Abejas y avispas

Las picaduras de abejas y avispas pueden variar de una reacción alérgica leve a grave, que incluye anafilaxia. La anafilaxia es una afección en la que la garganta se cierra en segundos o minutos, lo que impide que una persona pueda respirar. La afección comienza porque el sistema inmunológico libera sustancias químicas en el cuerpo que pueden causar que una persona entre en estado de shock. La presión arterial bajará, por lo que se presenta un pulso rápido y superficial, junto con una erupción cutánea, náuseas y vómitos.

Es posible tratar una picadura de abeja si tiene los suministros adecuados en su botiquín de primeros auxilios. Sin embargo, si nunca ha estado expuesto a una picadura de abeja o no sabe si es alérgico, es más difícil tener opciones específicas a mano.

Analicemos la atención de emergencia antes de abordar la dificultad de tener algunos suministros a mano.

Pasos para tratar una picadura de abeja sin una reacción alérgica

1. Revise el área de la picadura.

2. Por lo general, una roncha comienza inmediatamente debido al "veneno" de abeja.

3. A partir de la roncha, puede aparecer una erupción o enrojecimiento.

4. Mire el punto de entrada del aguijón para determinar si el aguijón todavía está en la piel. El aguijón de una abeja mide 1,6 milímetros; sin embargo, puede romperse y ser más pequeño. Con una roncha, es posible que no sea evidente que el aguijón está en la piel y aún no está adherido a la abeja.

5. Lave el área suavemente.

6. Ponga hielo en el área, teniendo cuidado con el hecho de que el aguijón puede estar todavía en la piel. Desea aliviar la piel y detener la hinchazón antes de intentar quitar cualquier aguijón que pueda quedar.

7. Si el aguijón permanece en la piel, use unas pinzas pequeñas o pinzas para sacar el aguijón de la roncha suavemente. Es posible que necesite un profesional médico si ve un trozo del aguijón pero no puede agarrarlo con pinzas.

8. Vigile a la persona oa usted mismo para detectar posibles reacciones alérgicas. Si presenta un sarpullido, aturdimiento, vómitos, presión arterial baja o dificultades para respirar, diríjase rápidamente al centro médico más cercano. Puede administrar Benadryl líquido a una persona que comienza a

mostrar una reacción alérgica para ayudar a disminuir los efectos y acudir a un profesional médico.

9. Aplique un tratamiento tópico, ya sea una planta o aceite esencial, o un producto de primeros auxilios como una toallita anti-picazón.

10. Si tiene dolor de cabeza, tome un analgésico.

Dependiendo de dónde te pique la abeja, tu reacción puede ser más dolorosa. Por ejemplo, una picadura de abeja en la parte posterior del cuello puede agrandarse, causar un enrojecimiento extremo y un dolor de cabeza intenso sin ser una reacción alérgica. Es debido a que el centro nervioso está tan cerca o es un golpe "directo" de la abeja que puede causar temporalmente una incomodidad extrema.

Si no hay una reacción alérgica, entonces una combinación de Benadryl u otro tipo de analgésico y antiséptico ayuda a reducir el dolor y prevenir la infección del área.

Cuando una picadura es una emergencia, debe esforzarse al máximo con lo que tenga a mano. Hay varias cosas que puede tener en su botiquín de primeros auxilios, incluso si no sabe si usted o alguien a su alrededor tiene alergia a las abejas.

Picaduras de abeja con reacción alérgica

Va a tratar a alguien de manera ligeramente diferente si tiene una reacción alérgica conocida o si presenta una reacción alérgica inmediata.

1. Coja su Epi-Pen o pluma de epinefrina. La epinefrina es un fármaco que ayuda con el shock anafiláctico en personas con alergias graves. Epi-Pen es solo una marca de este medicamento. Hay otros, y si usted o un miembro de su familia tiene una alergia grave, es posible que le receten este medicamento. Si no tiene una alergia que requiera epinefrina o que sea conocida, entonces no podrá tener este remedio en su botiquín de primeros auxilios o en su persona. Administre el medicamento inmediatamente si hay una alergia conocida.

2. Una vez que se administra el medicamento, puede seguir los pasos anteriores, con respecto a la limpieza de la herida, la aplicación de crema para la picazón y la aplicación de hielo en la roncha.

3. Aún necesita ir a un centro de atención de emergencia. El medicamento está destinado a ayudar a salvar una vida, pero usted quiere que un médico le dé "todo claro" para su reacción alérgica.

Sans el Epi-Pen

Hace unos años, el precio del Epi-Pen se disparó. De repente, la respuesta de emergencia a la anafilaxia más utilizada fue inalcanzable para la mayoría de la población mundial. A las personas con receta se les cobraba más de $ 500 por solo un bolígrafo. Afortunadamente, existen alternativas a esta marca. GoodRx ofrece versiones genéricas de la pluma de epinefrina que son más rentables.

Pero aún debe tener una receta para tales dispositivos.

Si usted o alguien de su familia no tiene una alergia grave que requiera una inyección rápida de epinefrina para salvar su vida, no podrá tenerla como parte de su botiquín de primeros auxilios.

¿Qué puedes hacer tú en su lugar? Aquí hay algunas alternativas.

Proporcionar oxígeno

El principal problema de una reacción alérgica grave a una picadura de abeja es la presión arterial baja y la respiración restringida. Si bien no salvará a una persona, puede administrar oxígeno hasta que pueda comunicarse con el personal médico de emergencia que recibirá epinefrina.

Hay dos opciones para el oxígeno.

1. Botellas de oxígeno para el mal de altura. Estas botellas tienen una tapa bucal que le permite rociar e inhalar oxígeno.

2. Compra de un tanque de oxígeno médico con manguera. Esto puede ser costoso, pero en la mayoría de las ubicaciones de suministros médicos, puede comprar un pequeño tanque de oxígeno de emergencia completo con una manguera para las fosas nasales que administrará oxígeno constante a un paciente a través de la nariz y por las vías respiratorias.

Sin embargo, debe ser demasiado cauteloso con cualquiera de las opciones. La persona puede intentar respirar superficialmente y encontrar su vía respiratoria obstruida, incluso con un suministro directo de oxígeno. La esperanza es que pase suficiente aire a través del pasaje restringido para ayudar a mantener viva a la persona hasta que pueda recibir la atención médica adecuada.

Solo debe hacer una pausa lo suficiente para suministrar el oxígeno antes de ayudar a la persona a los profesionales médicos.

Si la persona también está experimentando una caída en la presión arterial, debe recostarse y elevar sus pies, de modo que el corazón no tenga que trabajar tanto para bombear sangre.

Nuevamente, estas son medidas rápidas antes de llevar a una persona a la sala de emergencias para obtener ayuda con la reacción alérgica.

Benadryl líquido

Otra cosa que debes tener en tu botiquín de primeros auxilios es Benadryl líquido para alergias. Tragar una tableta no es cómodo con una vía respiratoria restringida; sin embargo, cuando se presentan síntomas y antes de que las vías respiratorias estén completamente bloqueadas, la administración de Benadryl líquido puede ayudar a retrasar la progresión de los síntomas.

Benadryl tiene propiedades para ayudar con las reacciones alérgicas, incluida la reducción de la inflamación. De ninguna manera es una solución completa al problema. Aún debe llevar a la persona o usted mismo a un profesional médico para aliviar el problema por completo.

Desafortunadamente, en el caso de las abejas, nunca está claro si alguien es alérgico hasta que le pican. Una vez que sepa que reacciona severamente, puede obtener una receta para una inyección de epinefrina, para ayudarlo en caso de que le piquen en el futuro.

Avispas

Las picaduras de avispas son muy similares en una reacción alérgica a las abejas. La diferencia entre una avispa y una picadura de abeja es el tamaño del aguijón. Las avispas tienen un aguijón más extendido que puede medir hasta 2,5 milímetros.

Si se produce una picadura, debe verificar que el aguijón no se haya roto en la piel. Si se deja adentro, puede provocar una infección y un tiempo de recuperación prolongado.

Tampoco desea empeorar el área de la piel tirando de ella sin usar primero hielo y luego tirando suavemente con unas pinzas. La inflamación podría ocultar el aguijón si se rompiera, razón por la cual necesita el hielo para ayudar a reducir la roncha.

Piel y curación

La mayoría de las veces, una herida puede cerrarse en 72 horas. La piel puede cubrir un pinchazo de un aguijón en tan poco tiempo y dejarla dentro, causándole problemas. Si la piel se cierra y el aguijón todavía está adentro, deberá buscar a un profesional médico que probablemente hará una incisión para quitar el aguijón y permitir que la herida sangre o supura pus.

Sabrá si la piel está infectada por la picadura de abeja o avispa si la roncha permanece durante un período prolongado. Por lo general, cuando se administra hielo o una compresa fría a los pocos minutos de la picadura, la roncha se reducirá de tamaño en dos a cuatro horas. Sin embargo, si el aguijón está dentro, es posible que la roncha no se reduzca de tamaño. Puede que tampoco crezca, pero puede ser muy doloroso al tacto y permanecer rojo.

Tipos de abejas y avispas

Hay varias especies de abejas y algunas avispas diferentes. Conocer los diversos tipos puede ayudarlo a determinar qué tipo de picadura pueden causar.

Abejas africanas: las abejas africanas han estado migrando por todo el mundo, incluido Estados Unidos. Son muy frecuentes en Arizona, Arkansas, California, Florida, Luisiana, Nevada, Nuevo México y Texas. Muchos se refieren a las abejas africanas como abejas asesinas porque han causado más muertes en todo el mundo que cualquier otra abeja. No es que su veneno sea más potente que el de otras abejas. Es que tienden a enjambrar por lo que una persona puede ser picada cientos o miles de veces.

Una picadura no puede matar a una persona que no sea alérgica a las abejas; sin embargo, cientos o miles de picaduras pueden matar a una persona simplemente por la sobreabundancia de veneno en el cuerpo, que es incapaz de combatir. La atención de emergencia rápida es fundamental para salvar a una persona. Si ocurren muchas picaduras, diríjase al hospital más cercano de inmediato.

Chaqueta amarilla: la abeja más común en los Estados Unidos se conoce como chaqueta amarilla. Tiene una apariencia distinta con bandas negras y amarillas que van desde la cintura hasta la parte inferior donde está el aguijón.

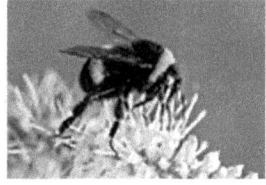

Abejorros: Los abejorros son más importantes que la chaqueta amarilla y tienen marcas amarillas, con negro debajo. El abejorro puede parecer inocente, pero cuando se le provoca, puede picar.

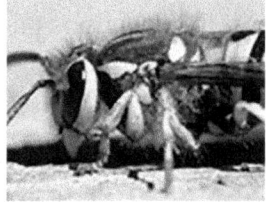

Abejas: las abejas son de color marrón anaranjado con una cintura gruesa. Tienen un aguijón.

Avispa paraguas: La avispa paraguas es de color marrón anaranjado con patas y alas largas. También tienen una cintura "roscada" con un cuerpo estrecho. Es una avispa común en las elevaciones más altas.

Avispón de cara calva : El avispón de cara calva o avispa es principalmente negro con una parte trasera blanquecina.

Barro Dauber:

El Mud Dauber también es una avispa, con un cuerpo negro, brillo azul y marcas alrededor de la cintura roscada. Es más común en lugares como Florida.

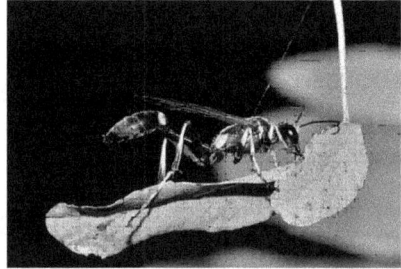

Estas seis abejas y avispas son solo algunas de las especies que existen con aguijones. También son los más vistos. Por ejemplo, hay una avispa de papel que es menos probable que pique a una persona. Lo hará si es provocado. El Dirt Dauber, como el Mud Dauber, tiene un aguijón, pero solo es probable que pique si se le provoca.

La desventaja de las avispas y las abejas es que nunca se sabe qué puede provocar que piquen. Puede que estés caminando sin darte cuenta de que está allí y luego te han picado.

No todas las abejas y avispas estarán alrededor de las flores. Muchos se instalarán en los aleros de los edificios o en las lámparas de exterior. Necesita revisar los árboles en busca de nidos, que pueden ser razonablemente grandes cuando está al aire libre y en la naturaleza. Un nido puede mostrar que hay varias abejas o avispas cerca y desea evitar el área.

Capítulo 5

Arañas

Tipos de número de arañas en miles. Querrá investigar dónde puede estar visitando para determinar si hay una cantidad considerable de arañas venenosas en la región. Si nunca ha investigado las arañas en su ciudad natal, es posible que desee hacerlo para evitar emergencias con arañas.

Como se mencionó en la introducción, a veces una picadura de una pequeña araña doméstica puede provocar una gran reacción en su cuerpo. Todo depende de dónde ocurra la picadura. La mayoría de los investigadores le dirán que una araña no morderá a menos que sea provocada. Podrías estar durmiendo y la araña te pica. Por supuesto, los investigadores también dicen que es más probable que sea una hormiga la que hizo la acción en lugar de una araña, pero si ha notado arañas en su casa o alrededor de su campamento, entonces puede que no sea una hormiga en absoluto.

La mayoría de las personas se meten en problemas con las arañas al no reconocer los insectos peligrosos que se encuentran alrededor de su hogar. Por lo tanto, se proporcionará una guía rápida sobre los tipos de arañas, y luego se explicará cómo lidiar con las picaduras más venenosas cuando ocurran.

Cabe señalar que no todas las arañas que parecen peligrosas son venenosas o mortales. A veces, los mitos superan con creces la verdad. Un buen ejemplo es la araña camello. En 2004, se supuso que la araña camello podría tener varios pies de tamaño, casi la longitud de la pantorrilla o el muslo de un hombre. La comunidad científica lanzó de inmediato su refutación del incidente explicando que una araña camello puede tener como máximo 4 centímetros de largo. El otro hecho es que estas arañas no son propensas a morder a los humanos y no tienen las toxinas mortales que tienen algunas de las arañas más peligrosas del mundo.

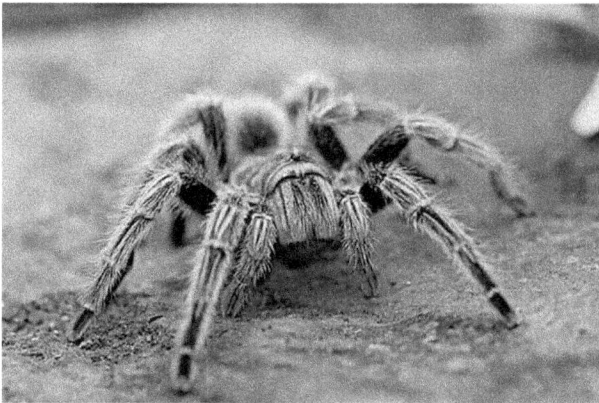

Las tarántulas son otra criatura feroz a la que se le da mala reputación. Las tarántulas son arañas grandes y peludas, pero no tienen una neurotoxina como la reclusa parda o la viuda negra. De hecho, rara vez muerden a un ser humano y se les mantiene como mascotas porque no son agresivos ni peligrosos para los humanos.

La mayoría de las arañas discutidas con respecto a la atención de emergencia están bajo la etiqueta de "mortales solo en casos extremos", lo que significa que una persona debe tener alergia al veneno de araña o recibir una dosis suficiente que ponga en peligro la vida. La mayoría de las arañas, incluso la viuda negra, no pican con suficiente envenenamiento como para causar una reacción severa o mortal. Las siguientes arañas pueden ser mortales para unos pocos, algunas incluso hasta el 20% de las que muerden, pero las picaduras son raras porque solo son agresivas cuando se ven amenazadas o se encuentran en un espacio reducido como un zapato, ropa, ropa de cama o alrededor huevos.

Existen medidas preventivas para evitar cualquier picadura de araña, ya sea que esté de campamento, en casa o alquilando un espacio para unas vacaciones.

1. Evite los espacios oscuros y secos como espacios de acceso, sótanos, garajes, cobertizos de leña, pilas de leña y áreas vegetativas oscuras y frías.

2. Sacuda su ropa, zapatos y ropa de cama antes de meterse en cualquier cosa, incluso en un saco de dormir.

3. Mantenga su casa rociada contra plagas para evitar que las arañas aniden o pongan huevos alrededor de su casa.

4. Si alquila, alquila o se queda en un hotel / motel de vacaciones, verifique la habitación y la ropa de cama. Si detecta una araña, pregunte al personal de limpieza sobre sus métodos de control de plagas. En particular, en lugares como

Australia, que se sabe que tiene al menos dos arañas mortales que requieren antiveneno si son mordidas.

Una buena regla general cuando se trata de arañas es llegar rápidamente a un centro médico si le preocupa que la araña sea venenosa. Es mejor ser cauteloso que darse cuenta más tarde de que ocurrió suficiente envenenamiento como para causar un daño grave a usted oa la salud de otra persona.

Se discutirá cada araña, pero aquí hay algunas consideraciones generales de tratamiento:

- Intente matar a la araña, si la ve, y llévela al centro médico.

- Verifique que el área esté libre de otras posibles picaduras.

- Proporcione primeros auxilios según los síntomas.

- Si ocurre una reacción severa, es posible que deba administrar oxígeno o RCP para resucitar a la persona.

- La histeria y el shock pueden ocurrir si la persona tiene aracnofobia o si fue una de las arañas más venenosas.

Reclusa parda

Estados Unidos es conocido por su araña reclusa parda, aunque puede vivir en otras regiones. La reclusa parda puede llegar a medir de 6 a 20 milímetros. Sin

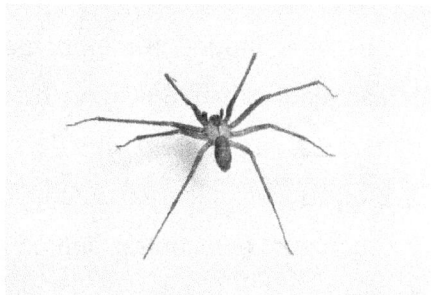

embargo, se sabe que algunos crecen mucho más. Su nombre denota el color, aunque la parte trasera puede ser de un color marrón oscuro o negro a simple vista. Los reclusos pardos tienden a vivir cerca de pilas de leña, cobertizos, garajes, armarios, sótanos y otros espacios secos y tranquilos. Tienden a habitar cartón, por lo que si tiene cajas de almacenamiento y observa telas de araña, es una buena idea dejar que una bomba de insectos estalle antes de mover esas cajas.

Las picaduras de la reclusa parda generalmente no se sienten de inmediato. Es posible que no sean dolorosos en el primer momento en que vea la picadura. Sin embargo, debido a que tienen un veneno "hemotóxico", la picadura puede pasar de leve a mortal. La hemotoxina destruye los glóbulos rojos, lo que puede afectar la coagulación de la sangre, dañar la piel o los tejidos y provocar la degeneración de órganos.

Una mordida menor aparecerá como una roncha, quizás un poco dolorosa, pero no se presentará necrosis. Los estudios muestran que el 37% de las picaduras de reclusa parda causarán necrosis de la piel, mientras que solo el 14% mostrará una variedad de reacciones hemotóxicas.

Se cree que la reclusa parda es una de las arañas más mortíferas de los Estados Unidos. Sin embargo, cuando observa las estadísticas, la cantidad de personas con reacciones alérgicas es baja. Esto se debe a que la araña no muerde a menos que se la provoque, por lo que deslizar accidentalmente un pie en un zapato, poner una mano en un guante o encontrar uno en las sábanas a menudo causará una mordedura. De lo contrario, la araña dejará a los humanos en paz.

No puede morder la ropa. Las tenazas son demasiado pequeñas para pasar por material fabricado.

Cuándo buscar atención médica

La picadura de la reclusa parda todavía puede causar problemas a una persona si ocurre. Si bien puede no ser potencialmente mortal o incluso causar necrosis de la piel, no debe ignorar los síntomas de una picadura de reclusa parda.

Debe buscar atención médica si:

- Siente el dolor que se extiende más allá de la roncha.

- El área se hincha.

- Tiene dificultad para respirar.

- Nota oscuridad en su piel.

Por ejemplo, la roncha puede tener un tamaño menor a una moneda de diez centavos, pero el área de la picadura puede hincharse o inflamarse. Más allá de esa área, la piel o los músculos pueden sentirse doloridos. Puede parecer que debería haber un hematoma, pero en cambio está hinchado y doloroso.

Cada vez que tenga problemas para respirar después de una posible picadura de insecto, incluida una picadura de araña, debe visitar a un médico para asegurarse de que no tenga una reacción de apoplejía. Puede ser leve, pero prolongado, puede resultar incómodo.

Por último, una mancha oscura o negra alrededor de la picadura puede mostrar necrosis. A veces, la herida solo forma costras y, a menudo, los médicos diagnostican erróneamente una pequeña cantidad de necrosis. Una forma de saberlo es mirar el área con una lupa o buscar a un dermatólogo.

En el ejemplo de la introducción se dijo que la herida acababa de formar una costra; sin embargo, nunca hubo una abertura en la herida y la piel negra comenzó a aparecer tres días después de la picadura. Además, la herida de la barbilla después de que la infección de la mordedura desapareció mostró una abolladura donde la piel se volvió negra. Afortunadamente, el médico recetó un medicamento tópico para ayudar con el problema de la piel, lo que evitó una mayor propagación y daño, a pesar de pensar que era una costra.

Las personas que han dejado una necrosis e inflamación prolongada debido a una reclusa parda han tenido problemas de salud importantes. También han perdido una cantidad significativa de piel alrededor de la herida que queda cicatrizada. No es algo que quieras dejar.

Ahora que sabe cuándo buscar atención médica, incluso si han pasado varios días después de una mordedura, podemos ver qué hacer en el momento en que se dé cuenta de que una reclusa parda lo ha mordido.

Coche de emergencia para una picadura de reclusa parda

Es posible que la picadura no pique, incluso después de unos días. Puede aparecer como un granito o roncha roja. Si experimenta problemas respiratorios o un cambio en la presión arterial, acuda a un profesional médico de inmediato; de lo contrario, siga estas instrucciones.

1. Lave el área.

2. Aplique hielo a la roncha. El hielo ayudará con la inflamación.

3. Sienta cualquier sensibilidad que pueda extenderse alrededor de la picadura. Sus músculos o glándulas pueden hincharse si tiene una reacción más que leve a la picadura de una araña.

4. No rompa la piel. Por lo general, hay pequeños orificios microscópicos por donde entraron las tenazas.

5. Aplique una crema o líquido tópico contra la picazón para evitar que se rasque la roncha si siente picazón.

6. Inicie Benadryl o un medicamento similar. Benadryl contiene difenhidramina, que es un antihistamínico. Cualquier medicamento antihistamínico puede aliviar una reacción a las picaduras de insectos.

7. Desea vendar la mordedura para asegurarse de no rayarla; especialmente, durante el sueño.

Para una reclusa parda, desea verificar sus síntomas. Si el área circundante de la picadura se vuelve sensible, aumenta de tamaño o nota inflamación de la piel, busque atención médica; de lo contrario, puede seguir tomando Benadryl para ayudar a combatir el veneno inyectado por la araña.

- Pueden pasar de 3 a 8 horas para que el área se inflame. La piel puede aparecer seca y hundida, azulada o roja cerca de la lesión con un centro pálido. Normalmente, la roncha se parece a una ampolla. Si ocurre algo de esto, busque a un médico y controle su hemograma para detectar cualquier reacción hemotóxica o infección.

- Después de 3 a 5 días, el veneno se localiza en el área central de la picadura y cualquier malestar desaparecerá.

- Sin embargo, de 7 a 14 días después de una picadura, puede experimentar una ampolla creciente o una necrosis de la piel.

- Pueden pasar hasta 3 semanas para que la herida sane, dependiendo de la gravedad de su reacción.

Viuda negra

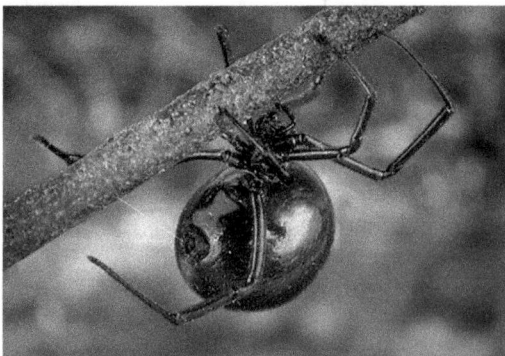

La araña viuda negra es muy temida debido a su veneno, y los científicos han informado que el veneno es diez veces más fuerte que una serpiente de cascabel. Las arañas viudas negras se encuentran en regiones templadas. Es una araña negra con una mancha roja en la espalda. También tiene forma de reloj de arena en el abdomen. La araña viuda negra hembra matará a los machos después del apareamiento. A pesar de toda la mala prensa que reciben estas arañas, rara vez son fatales para los humanos.

Las viudas negras se encuentran en los EE. UU., El sur de Europa, África, Asia, América del Sur y Australia. Suelen vivir en los estados del oeste y sur de los EE. UU. Al igual que la reclusa parda, a la viuda negra le gustan los lugares oscuros y secos, como garajes, graneros, sótanos, tocones, agujeros de roedores, matorrales, basura, vegetación densa y baños.

Además, al igual que las arañas reclusas pardas, es poco probable que la viuda negra muerda a menos que se la moleste. Entonces, las películas que muestran a una viuda negra arrastrándose sobre una persona dormida y mordiendo a la persona que no se mueve no son correctas. Las hembras son más venenosas que los machos y pueden considerarse una amenaza para la salud humana. Las personas que corren mayor riesgo de sufrir una mordedura de viuda negra son las personas jóvenes, las personas mayores o las enfermas.

Una mordedura se sentirá como un pinchazo o incluso no se sentirá. El dolor suele comenzar en unos momentos y se extenderá a otras partes del cuerpo. Pueden producirse náuseas, dolor abdominal y de espalda, sudoración, dolores musculares e hipertensión. La parálisis del diafragma también puede provocar problemas respiratorios. Sin embargo, esto no significa que todas las personas reaccionen de la misma manera. Esta es una reacción más severa. El dolor puede durar 12 horas, mientras que otros síntomas pueden durar varios días.

Aquellos que no tienen una reacción a la araña notarán un poco de dolor localizado, una erupción y picazón, quizás un poco de sudoración. Aquellos que tienen una respuesta más severa pueden no sentir que sus músculos se ponen rígidos o duelen hasta que hayan pasado casi 8 horas después de una mordedura. Dependiendo de la reacción, los párpados pueden hincharse y pueden ocurrir temblores en las piernas.

La reacción a la picadura de una araña también está determinada por el lugar donde la araña muerde a una persona. En una zona de grasa, es posible que la mordedura no provoque las mismas reacciones que una mordedura en la cara, las manos, los tobillos, los pies oa lo largo de la columna. El veneno se puede propagar, pero se propagará más rápidamente en áreas vasculares (áreas con más flujo sanguíneo).

Tratamiento inicial

Si se presentan problemas respiratorios o cardíacos después de una mordedura, busque atención médica de inmediato; de lo contrario, siga estos pasos y verifique su estado.

1. Lave el área donde ocurrió la picadura.

2. Use una bolsa de hielo para reducir la hinchazón.

3. Tome Benadryl u otro antihistamínico.

4. Tome un analgésico.

5. Eleve sus extremidades si la picadura ocurrió en un brazo o pierna para ayudar con la hinchazón.

6. Aplique una crema antibiótica sobre la picadura.

7. Aplique una crema anti-picazón si hay picazón para evitar rascar el área y abrir una herida que podría conducir a otro tipo de infección.

8. Busque atención médica si la picadura empeora en apariencia o si experimenta dolor extremo, parálisis o temblores.

Si ve la araña que lo muerde y puede matarla, hágalo y llévelo a la cita con su médico. Ayudará al profesional médico a confirmar el tipo de araña que lo pica.

Debe visitar a su médico si sospecha que una viuda negra lo muerde. Revisarán el área de la picadura y, según sus síntomas; pueden proporcionar antiveneno.

Si tiene una enfermedad autoinmune, su salud está comprometida o es un anciano, siempre debe buscar un profesional médico después de una presunta mordedura de viuda negra. Cualquier niño debe ser llevado rápidamente a la sala de emergencias o atención de urgencia porque puede ser fatal o extremadamente perjudicial para su salud.

A diferencia de la reclusa parda, puedes ver las heridas punzantes de una viuda negra. La picadura de una araña viuda negra no suele provocar necrosis de la piel. Sin embargo, siempre debe tener en cuenta que cada persona reaccionará de manera diferente a las picaduras de arañas.

Araña plátano

La araña errante brasileña o la araña banana pueden ser agresivas. Las arañas errantes se encuentran generalmente en hojas de plátano; de ahí su otro nombre. No debe confundir esta araña con la araña banana estadounidense que se llama el orbe dorado. La araña errante brasileña es de color marrón, con cuerpo peludo y pinzas largas. La araña bananera que vive en los estados del sur de los Estados Unidos es un orbe dorado con apariencia negra y amarilla. Puede tener un tamaño de dos a tres pulgadas. El orbe dorado no se considera mortal, mientras que la araña plátano real o la araña errante brasileña sí pueden serlo. Esta araña no prefiere morder a los humanos, pero lo hará cuando esté amenazada. La mordedura suele ser incómoda, pero no tan dañina como la de la viuda negra o la reclusa parda.

Una picadura puede aparecer roja, con dolor alrededor de la ampolla o roncha que se forma. Puede ocurrir una reacción alérgica, que incluirá problemas respiratorios, hinchazón y urticaria. En cuestión de minutos, una reacción alérgica, si la hay, se presentará con sudoración o piel de gallina, un cambio en la presión arterial, náuseas, vértigo, problemas de visión, calambres abdominales y puede provocar convulsiones.

Para los hombres, puede ocurrir una erección prolongada debido al aumento de óxido nítrico, que aumenta el flujo sanguíneo. Según una investigación de Vetter, el 2,3 por ciento de las picaduras requieren antiveneno y solo 10 muertes pueden atribuirse a la araña en Brasil. Este fue un estudio realizado en 2008 y muestra que con el tiempo solo ocurrieron 10 muertes, no solo en un año. En todo el mundo, el número de muertes es de aproximadamente 53, después de 1980, cuando se creó el antiveneno. Aproximadamente el 96% de los pacientes experimentarán un dolor intenso, sin problemas respiratorios ni la muerte.

Es menos probable que la araña use suficiente veneno para causar daño personal, y solo alrededor del 0,5 por ciento de los casos tienen un envenenamiento severo que conduce a la muerte.

Atención de emergencia para picaduras de araña banana

Si una araña errante brasileña realmente muerde, busque atención médica. En el lugar equivocado, una mordedura puede bloquear el sistema nervioso y causar la muerte en dos horas. Es más probable que se produzcan molestias leves. El antiveneno está disponible para cualquier picadura de este tipo de araña.

Cuando sospeche por primera vez una picadura de araña banana, debe hacer lo siguiente:

1. Empiece a conducir hasta un centro de emergencia.

2. Limpiar la herida, si es posible.

3. Aplique hielo a la roncha que se forma para ayudar con la inflamación.

4. Pregúntele a su médico qué tipos de medicamentos puede tomar si sus síntomas siguen siendo leves. Un médico puede recetar un antihistamínico y un analgésico como único curso de acción si se produce una reacción leve. Puede comprarlos sin receta; sin embargo, es aconsejable obtener la aprobación de un médico para

cualquier medicamento antes de tomarlo, ya que puede provocar síntomas relacionados con la picadura de araña. Por ejemplo, la aspirina puede diluir la sangre y causar problemas cardíacos asociados con la toxina en su cuerpo.

Desea buscar atención médica incluso si no siente una reacción alérgica o si ha ocurrido un envenenamiento severo. Probablemente, el médico observará la picadura y lo enviará a casa para que controle sus síntomas. Sin embargo, no desea esperar para ver si se producirá una reacción retardada.

Debido a la baja incidencia de insuficiencia respiratoria y muerte, el antiveneno no se usa con frecuencia. Sin embargo, para ayudar a contrarrestar cualquier reacción al veneno, un médico puede proporcionar narcóticos para controlar el dolor u ofrecer un antibiótico para reducir la infección.

Cuando el veneno ingresa al cuerpo, el sistema inmunológico de una persona reacciona. La severidad con la que reacciona determinará qué tan amenazante cree el sistema inmunológico que es la sustancia. Debido a la calidad neurotóxica del veneno, los pacientes pueden sufrir mareos, dolor y taquicardia (aumento de la frecuencia cardíaca), junto con problemas de visión. Con un tratamiento rápido, el paciente sobrevive a la mordedura.

Araña de saco amarillo

Las arañas de saco amarillo tienen un tamaño de 3 a 15 mm y tienden a vivir cerca de piedras, hojas y pasto. Recibe su nombre por su color. Todo el cuerpo es amarillo, aunque las patas pueden ser negras en las puntas. La araña vive en la parte baja de Estados Unidos, México y en toda Sudamérica. El veneno de la araña contiene citotoxina, que puede destruir células y afectar su función, en una dosis suficientemente alta para los humanos. Al igual que la reclusa parda, se sabe que crea lesiones necrotizantes en algunas personas. Por lo general, se encuentra en interiores, por lo que es esencial para cualquier persona que visite un área donde comúnmente se encuentra alerta.

A pesar de una mordedura rara, si uno es mordido, el sitio generalmente se enrojecerá y se hinchará. Las arañas hembras son más agresivas, principalmente si están cuidando huevos.

Nota: se necesita una cantidad significativa de veneno para dañar a un ser humano. Sin embargo, si uno es particularmente susceptible a reacciones alérgicas a los insectos, es imperativo buscar atención médica si es picado por una araña de saco amarillo. Además, hay dos especies con este nombre, y una es menos preocupante que la otra.

Atención de emergencia para la mordedura del saco amarillo
Si lo muerden, debe recibir la atención de emergencia adecuada, incluida la visita a un profesional médico.

1. Lave el área de la picadura.

2. Aplique hielo o un paño frío sobre la picadura.

3. Controle usted mismo o la persona afectada para detectar una reacción alérgica. Es posible que algunos problemas no se presenten hasta el tercer día.

4. Si hay dolor localizado, hinchazón o dificultad para respirar, busque atención médica de inmediato.

5. Antes de comenzar a tomar un medicamento para la alergia con antihistamínico y un analgésico, consulte a un profesional médico. Estos medicamentos pueden enmascarar los síntomas que causa la toxina o crear un problema médico más grave debido a la toxina en su cuerpo. Nunca tome nada hasta que se lo haya pedido a un profesional.

Es posible que su médico quiera proporcionarle un antibiótico para combatir la toxina. Dependerá de la gravedad de los síntomas y de la zona de la picadura. Cualquier mordedura que comience a verse necrótica será atendida con un esteroide tópico, además de antibióticos.

Siempre observe la picadura de una araña de saco amarillo para detectar cualquier cambio en el color de la piel, el tamaño o los síntomas relacionados con el dolor. Acuda a un médico si ocurren cambios.

Araña lobo

La araña lobo es parte de un grupo más grande de arañas Lycosidae (Lycosidae es el nombre científico de la especie). Hay un total de 125 especies en América del Norte y unas 50 en Europa, como parte de esta especie de araña. Debido a las muchas especies, hay diferentes estilos. Sin embargo, tienden a ser grandes y peludos, de media pulgada a 2 pulgadas de largo. Son de color gris con manchas marrones o gris oscuro. Debido al tamaño y al color, algunas personas confunden la araña lobo y la reclusa parda. Tienen varias características en común con la reclusa parda. Les gusta cazar cuando hace frío y vivir en espacios oscuros como sótanos, armarios y garajes.

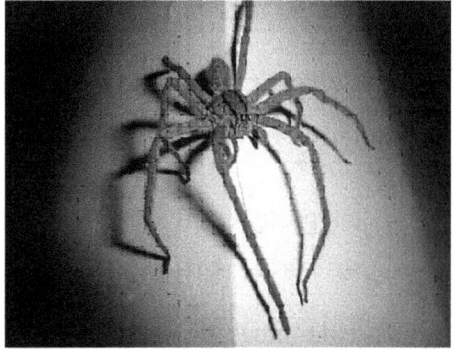

Una araña lobo no es agresiva, pero si la encuentra y la amenaza puede morder. Como la mayoría de las arañas, si la encuentra en su cama, puede sentirse amenazada y morder.

Si bien el veneno puede ser dañino para algunas personas, una araña lobo no se considera mortal para los humanos. La mayoría de las autoridades solo consideran que la viuda negra y la reclusa parda son arañas mortales en los Estados Unidos, no arañas lobo.

La picadura típicamente se parecerá a la picadura de cualquier otro insecto. Puede notar una roncha roja que está hinchada y con picazón. La mayoría de las personas descubren que la ampolla desaparecerá en unos pocos días sin más problemas. Sin embargo, puede ocurrir una reacción alérgica al veneno.

Los síntomas de una reacción alérgica

Los síntomas específicos marcan reacciones alérgicas.

1. La protuberancia aumenta de tamaño y puede parecerse a la urticaria.

2. Una línea roja puede comenzar a extenderse desde el área de la picadura, lo que indicaría una infección en la sangre.

3. Los problemas respiratorios pueden presentarse inmediatamente o hasta unas horas más tarde.

4. Puede presentarse hinchazón en la cara y alrededor de la boca.

5. Las reacciones extremas incluyen mareos o pérdida del conocimiento.

Incluso con una reacción alérgica, la mordedura de una araña lobo no se volverá necrótica ni provocará dolor e incomodidad extremos.

Atención de emergencia para una picadura de araña lobo

Siempre querrá lavar el área afectada con agua y jabón.

1. Aplique un ungüento tópico y una crema contra la picazón para ayudar a eliminar la picazón.

2. Cubra la picadura con una venda para evitar que se raye. No querrás crear una herida abierta que pueda infectarse.

3. Tome un antihistamínico si tiene picazón, después de hablar con un profesional médico y descubrir que está bien.

4. Si usted u otra persona experimenta dificultad para respirar, pérdida del conocimiento o hinchazón y urticaria, busque un profesional médico inmediatamente.

Araña viuda marrón

Se cree que es una araña africana, pero la viuda marrón se puede encontrar en África y América del Sur. También se considera una especie altamente invasiva, habiendo llegado al sur de California, los estados del sur de los Estados Unidos, el Caribe, Sudáfrica, Japón, Australia, Madagascar y Chipre. Como la mayoría de las arañas, esta especie disfruta de edificios, llantas viejas, estar debajo de automóviles, arbustos y plantas.

La araña varía de color tostado a negro. Algunos tienen marcas marrones, negras, amarillas, blancas o anaranjadas ornamentadas en el abdomen. Tiene forma de reloj de arena. Los científicos creen que la viuda marrón tiene una mordedura que es "dos veces más poderosa" que la viuda negra (Britannica, 2020). Al igual que la viuda negra, la araña no es agresiva y por lo general desperdicia una pequeña cantidad de veneno cuando muerde a un humano.

Hasta la fecha, solo 2 personas en la década de 1990 han muerto por una picadura de araña viuda marrón. Ambos individuos padecían problemas de salud y no recibieron antiveneno.

La viuda marrón hembra tiene la mayor cantidad de veneno e inyectará un veneno neurotóxico (una toxina que afecta el sistema nervioso) a su presa. Los machos, según la investigación, no muerden. El consenso es que la araña viuda marrón hembra inyecta menos veneno que la araña viuda negra, por lo que una reacción puede no ser tan común.

Las picaduras, aunque son poco frecuentes, ocurren y se mostrarán mediante una roncha roja en la piel. Los pacientes suelen sentir dolor, localmente, alrededor de la herida. Para la mayoría, la mordedura no pone en peligro la vida.

Si se libera suficiente toxina en la víctima o si hay una reacción alérgica, es imperativo buscar atención médica.

Síntomas de la mordedura de una viuda marrón

Los síntomas más comunes son:

1. Dolor al morder

2. Protuberancia roja cerca del área dañada

3. Dolor o malestar alrededor de la picadura.

Atención de emergencia para mordeduras de viuda marrón

Puede tratar una picadura de viuda marrón en casa, sin buscar atención médica, en la mayoría de los casos. Pero si surge algún problema respiratorio, cambios en la frecuencia cardíaca o mareos, busque atención médica de inmediato.

1. Lave la picadura con agua tibia y jabón y seque la piel con palmaditas.

2. Aplique hielo o un paño frío sobre la piel para ayudar a reducir la hinchazón alrededor del área de la picadura.

3. Si es posible, mantenga la picadura elevada para ayudar a minimizar la hinchazón.

4. Use una crema contra la picazón en la picadura para ayudar a reducir la picazón.

5. Pregúntele a un médico sobre los medicamentos de venta libre que puede tomar. Es posible que desee tomar un antihistamínico o un analgésico si siente molestias prolongadas.

6. Siempre debe buscar asistencia médica profesional si la picadura parece empeorar, muestra signos de infección o se excreta pus de la herida. Si tiene fiebre o la piel alrededor de la picadura se calienta, deberá consultar a un médico.

Como siempre, si una reacción alérgica se presenta más tarde que cuando ocurrió la picadura, con dolor, hinchazón y problemas respiratorios, busque ayuda médica de inmediato. Es posible que pueda reducir los problemas con un antihistamínico; sin embargo, un profesional médico puede estar en contra de esta autoadministración debido a reacciones con la toxina. Cuando continúa la respiración, la pérdida del conocimiento o el dolor extremo, necesita un profesional médico.

Araña viuda roja

La araña viuda roja se caracteriza por patas rojas, cuerpo negro, cabeza roja y marcas rojas en el cuerpo. Como otras arañas "viudas", tiene forma de reloj de arena. Las hembras adultas pueden medir entre 1,5 y 2 pulgadas de largo, mientras que el macho es un tercio de ese tamaño. La viuda roja es nativa de Florida; Sin embargo, los científicos creen que está comenzando a expandirse a otras partes de Estados Unidos. Muerde cuando protege sus huevos o si queda atrapado contra la piel de una persona. Tiene un mordisco similar al de la viuda negra, con dolor, calambres y náuseas. La muerte es rara debido a la pequeña cantidad de veneno que se inyecta durante una mordedura. Sin embargo, los ancianos, los niños pequeños y las personas con problemas de salud son susceptibles a un aumento de los síntomas y posiblemente a la muerte sin tratamiento.

Tratar una picadura de araña viuda roja

Si sabe que una araña viuda roja lo mordió a usted oa otra persona, deberá vigilar cuidadosamente los síntomas. Para la mayoría de las personas, es común una roncha roja, con malestar localizado. Sin embargo, para aquellos con una reacción alérgica o intolerancia a cantidades bajas de veneno, puede ocurrir lo siguiente:

- Dolor que se propaga desde la roncha

- Inflamación alrededor de la herida

- Calambres abdominales

- Náuseas

- Dificultad para respirar

- Dolor muscular

Revise a un paciente para ver si tiene hinchazón, particularmente en la cara y alrededor de la garganta. Cualquier dificultad para respirar, urticaria o dolor significativo requiere una visita al médico.

Al igual que con la viuda negra y la viuda marrón, existen antivenenos para ayudar a una persona a combatir los efectos de la toxina. Como mínimo, serán necesarios antihistamínicos, una crema local contra la picazón y, potencialmente, un antibiótico para tratar los efectos del veneno.

1. Determine si están ocurriendo síntomas graves y, de ser así, vaya a un centro médico.

2. Si la persona parece estar bien, lave el área de la herida.

3. Aplicar una crema anti-picor.

4. Cubra la picadura de araña.

5. Vigile los síntomas. Si se presentan niveles prolongados o aumentados de dolor, náuseas o síntomas respiratorios unos minutos a horas después, busque ayuda médica.

6. Hable con un médico antes de tomar medicamentos de venta libre, como antihistamínicos o analgésicos. Algunos medicamentos pueden provocar una reacción con la toxina que empeora los síntomas leves.

Araña de espalda roja

Es fácil confundir a la araña lomo roja con la viuda negra debido a las similitudes en su apariencia y al hecho de que se las considera una especie "prima". La araña de espalda roja es común en Australia, pero se ha extendido a Nueva Zelanda, Japón y Bélgica a través de las uvas. A la araña le gusta construir telarañas en hojas de parra, pero no le va bien en condiciones desérticas extremadamente frías o calientes. Tiene un cuerpo negro, con una marca roja en la espalda. No son agresivos y solo las hembras muerden cuando se les molesta.

Tanto las hembras como los machos pueden morder, pero la mayoría de las mordeduras venenosas son el resultado de la hembra. Alrededor del 10 al 20 por ciento de las personas mordidas experimentan un envenenamiento. La neurotoxina producirá inflamación en los ganglios linfáticos, latidos cardíacos irregulares, sudoración y dolor. Según Britannica, cada año se tratan 250 o más picaduras de araña espalda roja en Australia, muchas con antiveneno. La última muerte asociada con esta araña ocurrió en 1956 antes de que se produjera el antiveneno.

Una persona necesita buscar tratamiento si cree que una araña de espalda roja hizo la picadura.

Atención de emergencia de Redback Spider
No importa qué tan lejos se encuentre de un centro médico, siga estos pasos.

1. Conduzca a un centro médico o llame para pedir ayuda.
2. Lave el área de la picadura.
3. Aplique una compresa fría sobre la roncha para ayudar a reducir la hinchazón.
4. Cubra la picadura para prevenir infecciones.

5. Eleve el área de la picadura, si es posible.

6. No masajee el área de la picadura.

Vigile a la persona para detectar problemas respiratorios, inflamación de los ganglios linfáticos, fiebre, sudoración y dolor extremo. Si alguien está teniendo una reacción severa, no se detenga para lavar la herida o aplicar una compresa fría. Sin embargo, consulte con un profesional médico si le proporciona un antihistamínico y un analgésico para ayudar a la persona a encontrar consuelo.

Cuando los problemas respiratorios y el dolor extremo se presentan rápidamente, proporcionar medicamentos para aliviar los síntomas puede ayudar al paciente a sobrevivir hasta que llegue a un centro de tratamiento médico, donde se le puede administrar el antídoto. Sin embargo, se sabe que algunos interactúan negativamente con la toxina, por lo que debe consultar a un médico antes de proporcionar cualquier cosa. El antiveneno para arañas Redback no está disponible en el mercado para comprarlo y mantenerlo en su botiquín médico. Es algo que debe encontrar en un centro médico.

Debes saber cómo es esta araña, evitar tocar las uvas (alrededor de las hojas) y revisar tu ropa antes de ponértela para evitar que te muerda. Dado el porcentaje de posibles picaduras venenosas, es necesario tener precaución al visitar o vivir en Australia.

Araña de tela en embudo

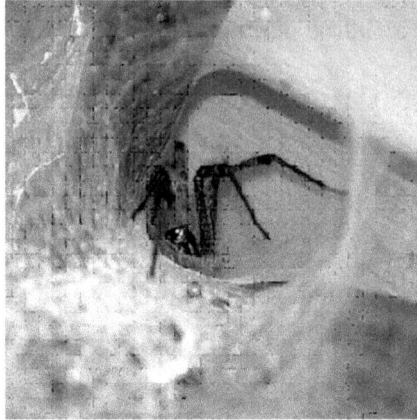

La araña de tela en embudo se llama así por la telaraña que tejen. Es una araña más masiva con patas peludas y un cuerpo negro y marrón, en su mayoría de color oscuro con anillos más claros en las patas y rayas en la cara. La araña de tela en embudo tiene varias especies, tres que viven en los EE. UU., Una en América del Sur y una en Australia. Sin embargo, no todas las arañas de tela en embudo se consideran venenosas. El género Atrax, que vive en Australia, es la araña venenosa. Es muy temido en las partes sur y este de Australia. Se ha producido la muerte de estas especies australianas. Los estudios comenzaron a registrar muertes en la década de 1920. Según el Museo Australiano, solo se han producido 13 muertes por arañas de tela en embudo en Australia. The Guardian, un periódico del Reino Unido, enumera 14 muertes reportadas y afirma que la muerte puede ocurrir en 15 minutos. Las arañas se consideran agresivas.

Se debe proporcionar un antiveneno tan pronto como la víctima haya sido mordida para evitar la muerte o una discapacidad grave. El antídoto se encarga de la principal toxina inyectada durante una picadura.

Una persona debe considerar que cualquier picadura de araña de tela en embudo por parte del Atrax australiano es médicamente peligrosa. Puede ocurrir parálisis en el sitio de la picadura o por vía oral. En las mordeduras graves pueden producirse espasmos musculares, dolor abdominal, vómitos, dolor de cabeza, náuseas, edema pulmonar, lesiones del miocardio (problemas cardíacos) y efectos del sistema nervioso central como ansiedad, somnolencia o coma.

Atención de emergencia para la picadura de araña de tela en embudo

Si sospecha que le ha picado una araña de tela en embudo:

1. Sube a un vehículo de inmediato.

2. Conduzca hasta el centro médico más cercano.

Ya sea que esté solo o ayudando a alguien, necesita obtener atención médica. El antiveneno puede marcar la diferencia entre la vida y la muerte.

Consulte con un profesional médico ya que usted u otra persona pueden tomar un antihistamínico para contrarrestar una reacción alérgica. También puede ayudarlo a usted o al paciente mientras espera atención médica y antiveneno.

- Si viaja a Australia, siempre lleve consigo un antihistamínico y llévelo con usted.

- Para quienes viven en Australia, un antihistamínico debe ser parte de cada botiquín médico de emergencia.

Un antihistamínico está diseñado para reducir las alergias, incluido cualquier problema con las vías respiratorias restringidas. No evitará que la toxina se propague ni evitará la muerte. Sin embargo, puede ayudarlo a seguir siendo capaz de respirar hasta que llegue a un centro médico, siempre que no tenga una reacción adversa al antihistamínico y la toxina que se encuentran juntos en su sistema.

Tomar un analgésico también puede ayudar a reducir el dolor que experimenta en los músculos. Aún así, la aspirina es un anticoagulante, por lo que cualquier signo de problemas cardíacos significa que no debe tomar un analgésico, ni siquiera acetaminofén (Tylenol).

Se sabe que la toxina de las arañas causa latidos cardíacos irregulares. La aspirina es un ayudante conocido para quienes sufren un ataque cardíaco porque ayuda a aumentar el flujo sanguíneo. Sin embargo, una toxina de la picadura de una araña puede hacer que los glóbulos rojos estallen y provoquen hemólisis. No existe una descripción médica clara sobre si se debe administrar aspirina para ayudar a regular el corazón y el flujo sanguíneo cuando se inyecta con veneno de araña de tela en embudo. La aspirina también está diseñada para reducir la presión arterial alta, por lo que si tiene presión arterial baja debido a una picadura de araña, no es una idea prometedora tomar aspirina.

3. Durante el viaje, inmovilice el área de la mordedura, como un brazo o una pierna, pero no restrinja de manera anormal el flujo de sangre al área. Desea reducir la propagación de la toxina, sin poner en peligro el área de la picadura.

4. Aplique una compresa fría en el área para ayudar a reducir la hinchazón.

Las reacciones alérgicas a las picaduras de araña de tela en embudo son raras. El tratamiento actual dice que un paciente debe aplicar el vendaje de presión y llegar al hospital. Los profesionales médicos administrarán el antiveneno en dos viales. Esto se puede repetir cada 15 a 30 minutos hasta que se resuelva cualquier problema de envenenamiento. Los pacientes también son atendidos durante 2 a 4 horas después de una mordedura. Solo una vez que el antiveneno esté disponible, se debe quitar el vendaje de presión. Si parece que no hay un envenenamiento severo después de 4 horas, es posible que el paciente pueda irse a casa.

Sin embargo, todas las picaduras de araña marrón grande en Australia deben tratarse como una picadura de araña de tela en embudo, aunque la picadura de una araña de ratón es similar en apariencia. Además, algunas personas no muestran síntomas de envenenamiento de inmediato, razón por la cual una persona debe ser examinada, incluso en casa, después de una posible picadura de araña de tela en embudo. Busque siempre atención médica inmediata si los síntomas empeoran.

Araña Hobo

La araña vagabunda es parte del género que pertenece a la araña de tela en embudo; sin embargo, no es como la araña australiana de tela en embudo. Los Centros para el Control y la Prevención de Enfermedades (CDC) no consideran que la araña vagabunda tenga ningún efecto tóxico en los humanos. La araña vagabunda se encuentra en el noroeste del Pacífico de los Estados Unidos en lugares como Washington, Oregon, Utah e Idaho. El nombre común de la araña proviene de encontrarla a lo largo de las vías del tren. Pero también le gustan los agujeros, las grietas, las rocas, los materiales de construcción y los cimientos.

A la araña vagabunda no le gusta vivir en casas. Es una araña marrón con patas largas y cuerpo negro y fuego, aunque a veces se nota que tiene marcas amarillas. La araña suele medir de un cuarto a media pulgada de largo y tiene de 1 a 2 pulgadas de pata.

La mayoría de las picaduras de arañas vagabundas ocurren en los meses de verano, cuando las hembras buscan machos. Las personas no suelen sentir la picadura o pueden sentirse como un pinchazo. En 2014, el personal médico de Oregon verificó una reacción alérgica a la picadura de una araña vagabunda por parte de un individuo. La persona tuvo enrojecimiento, dolor y espasmos en las piernas durante 12 horas. Sin embargo, después de que se produjo la necrosis, el equipo y los Centros para el Control y la Prevención de

Enfermedades cambiaron de opinión. No se sabe que la araña vagabunda cause necrosis, incluso si hay una reacción alérgica.

Si lo muerde una araña y puede atraparla o matarla, debe hacerlo. Si experimenta alguna reacción alérgica o sospecha de toxicidad, lleve a la araña a un centro médico para ayudar al personal a verificar la picadura y el culpable.

Dado que las picaduras de arañas vagabundas no se consideran tóxicas para los humanos, el tratamiento es simple.

Tratamiento para la picadura de una araña hobo

Como siempre, vigílelo a usted oa la persona mordida para detectar una reacción alérgica y busque ayuda médica si se presenta.

1. Limpiar el área de la picadura con jabón y agua tibia.

2. Aplique una compresa fría en el área de la picadura para ayudar a reducir la hinchazón o el dolor.

3. Eleve el área donde ocurrió la picadura, si es posible.

4. Use una crema contra la picazón para evitar rascarse.

También debe considerar tomar un antihistamínico durante uno o dos días si hay dolor prolongado cerca del sitio de la picadura o hinchazón adicional. Si bien una reacción alérgica o toxicidad no tiene fundamento por la picadura de una araña vagabunda, debes tener cuidado y controlar la picadura. Cualquier cambio en su salud podría significar una reacción alérgica o que se equivocó al identificar la araña.

Arañas y toxicidad

Hay muy pocas arañas "mortales" en el mundo. Si bien son mortales para pequeños insectos o roedores, el nivel de toxicidad en una picadura suele ser lo suficientemente bajo como para evitar matar a un humano. Como leyó anteriormente, hay algunas excepciones como la araña de tela en embudo.

Nunca querrá evitar buscar la atención médica adecuada por una picadura de araña si experimenta síntomas graves. Puede significar que se equivocó sobre el tipo de araña, o puede tener una intolerancia antinatural al veneno de una araña. Un simple mordisco en la cara también puede ser motivo de alarma debido a la naturaleza vascular de la piel. Es más fácil obtener un mayor nivel de veneno en la sangre por una mordedura en la cara que en otras áreas del cuerpo.

También puede desarrollar una afección sanguínea si se establece una infección, por lo que cuando un médico o enfermero practicante ve una reacción alérgica a una picadura de araña, a menudo ejecutarán un panel de CBC para verificar sus recuentos de células sanguíneas. Si hay un cambio en el nivel que sugiere infección, es posible que deban recetar medicamentos. Además, si han pasado 10 años desde su última vacuna contra el tétanos, probablemente le proporcionarán una vacuna de refuerzo para ayudar a prevenir cualquier infección.

Debe tener mucho cuidado al obtener medicamentos para las picaduras de arañas. La opción ideal es un antibiótico; sin embargo, puede que no sea penicilina o derivados del primer antibiótico.

Podría tener una sulfonamida. Los antibióticos sulfa como Bactrim tienen un componente similar al de los mariscos. Una persona puede desarrollar una erupción cutánea, picazón, dolor de cabeza, mareos, diarrea, cansancio, náuseas, vómitos, piel pálida, dolor en las articulaciones y sensibilidad a la luz debido a una reacción alérgica al antibiótico.

La peor parte de los antibióticos, si nunca te han recetado uno, puedes seguir el tratamiento completo de 14 días sin parecer alérgico a ellos.

Desea realizar un seguimiento de las alergias a los antibióticos, medicamentos y arañas para ayudar a los profesionales médicos a tratarlo en consecuencia. Además, lo que haga en el campo puede ayudar a salvar una vida si se produce una reacción alérgica.

Capítulo 6

Escorpiones

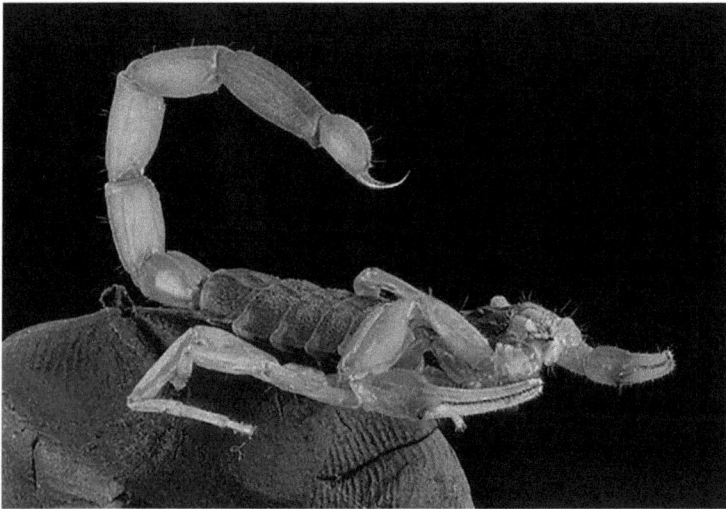

Existen muchos insectos "mortales", desde hormigas hasta escorpiones si eres un pequeño roedor, insecto, joven, anciano o persona enferma. Esta sección examinará los escorpiones y sus niveles de toxicidad. Al igual que las arañas, se necesita una cantidad significativa de toxina para que muchos de estos escorpiones provoquen la muerte. Sin embargo, algunos sin duda matarán y otros que pueden provocar una reacción alérgica que puede llegar a ser letal. También puede aparecer una infección, que no es el resultado del insecto, sino más bien del cuidado del área de la picadura.

Hay varios tipos de escorpiones. Viven en climas cálidos y desérticos como Arizona, África, Medio Oriente, Asia e incluso Florida. Pasan sus días en agujeros, rocas o madrigueras, escondiéndose del sol. Por la noche saldrán escorpiones a cazar pequeños roedores como ratones, zarigüeyas, ratas. También matan pájaros y ciempiés.

La mayoría de los escorpiones estarán al nivel de una picadura de abeja, irritantes, levemente dolorosos, pero por lo demás no dañinos para los humanos. Se dice que un escorpión bebé puede tener una mayor tasa de envenenamiento, dependiendo de la especie. Algunas especies contienen una neurotoxina que puede ser mortal para los humanos. La toxina afecta el sistema nervioso central paralizando a la víctima, incluso imposibilitando la respiración. Se dice que el escorpión acechador de la muerte es uno de los más mortíferos, incluso para los humanos. A pesar de que estos escorpiones y otros causan la muerte, se aplican las mismas reglas que los que tienen arañas (jóvenes, ancianos o enfermos) son los más susceptibles. Una persona sana generalmente puede sobrevivir a los escorpiones tóxicos. No quiere saberlo y, si le pica, debe buscar atención médica.

Si puede, querrá llevarse el escorpión con fines de identificación. Es posible ser picado por un escorpión no letal, por lo que saber qué especie cometió el hecho es imperativo para la atención médica adecuada.

Según los investigadores de Mayo Clinic, solo 30 especies de escorpión de 1500 pueden producir un veneno tóxico que resultaría fatal para los humanos. National Geographic afirma que hay 2,000 especies de escorpiones, y de 30 a 40 de ellos tienen suficiente veneno para matar a una persona. Aquí se resumen los 7 escorpiones más mortíferos, con tratamiento para las picaduras. Cada año ocurren más de un millón de picaduras de escorpión, con una cantidad moderada de muertes, por lo que es imperativo comprender la atención médica requerida.

Escorpión de corteza

La revista American Survival Guide Magazine escribió un artículo sobre el escorpión de corteza dada su prevalencia en América del Norte. Se encuentra en Arizona, Nuevo México, Nevada, Utah y México. El estudio mostró que el veneno contiene una potente neurotoxina que causará dolor al sujeto. Los pacientes han dicho que es como recibir una sacudida eléctrica. Los casos graves han provocado entumecimiento, vómitos y diarrea. Los síntomas, si son lo suficientemente graves, pueden provocar la muerte por deshidratación y anafilaxia. Si la picadura del escorpión de corteza no se trata, puede reducir la tasa de supervivencia de uno a un 25% en función de la salud y la edad de la víctima. Hay un antiveneno. La última muerte conocida por la picadura de un escorpión de corteza en los Estados Unidos fue hace 40 años.

El escorpión de corteza es delgado, con una cola delgada y tenazas delgadas en comparación con otros escorpiones. Es de color tostado o marrón amarillento. También puede tener marcas o rayas que van de la cabeza a la cola. El Sonora (un tipo de escorpión de corteza) es diferente porque tiene un cuerpo completamente negro, con una cola amarilla, patas en pinzas y aguijón. También hay un triángulo en su cabeza. El escorpión de corteza mide aproximadamente 2,75 a 3 pulgadas tanto para hembras como para machos, respectivamente.

Para atención de emergencia:

1. Lave el área de la picadura.

2. Controle su salud.

3. Cubra la roncha con una compresa fría o hielo.

4. Busque un centro médico lo antes posible.

5. Tome un analgésico, como acetaminofén (Tylenol). No debe tomar aspirina o ibuprofeno, ya que ambos podrían contribuir a problemas neurológicos.

6. No corte la herida ni aplique succión.

7. No puede aplicar un torniquete alrededor del área de la picadura.

8. Inmovilice el área de la picadura.

Un torniquete a la presión correcta puede ayudar a evitar que la toxina fluya demasiado rápido, pero no se considera atención médica adecuada o adecuada. Nunca querrás abrir la herida o usar la succión para tratar de sacar el veneno, ya que esto puede provocar una infección y una recuperación más preocupante que la picadura en sí.

Cuando visite un centro médico, es probable que le proporcionen antibióticos solo si está preocupado por la infección del área de la picadura o si su recuento de células sanguíneas indica que está ocurriendo una infección. Los antibióticos no ayudan a reducir o detener los efectos del veneno.

Siempre debe buscar un profesional médico si ha picado a un niño, una persona mayor o una persona enferma. Si se encuentra en el desierto y está cerca de cualquier centro médico, puede llamar al departamento de emergencias para enviar ayuda con antiveneno. Debido al costo prohibitivo de producir el antiveneno aprobado, no está disponible para su compra de forma privada.

Escorpión Deathstalker

Si vive en los EE. UU. Y nunca planea visitar el Medio Oriente y el norte de África, estará a salvo del escorpión acechador de la muerte. Es originaria de países desérticos como Argelia, Chad, Egipto, Israel, Etiopía, Jordania y Somalia.

A diferencia de los escorpiones de la película, este es de color amarillo translúcido con un dorso ligeramente oscuro. El color puede variar entre amarillo y marrón anaranjado.

La evidencia clínica sugiere que el escorpión acechador de la muerte tiene una neurotoxina mortal, pero no tiene algunos de los otros venenos como miotoxina, procoagulante, anticoagulante, hemorragia, nefrotoxina, cardiotoxina o necrotoxina. Sin embargo, sigue siendo un veneno incómodo ya que se dirige al sistema nervioso. No provocará hemorragias ni necrosis de la piel.

La información indica que tiene un nivel peligroso de envenenamiento que puede ser letal. La tasa de envenenamiento es del 80%, lo que significa que proporciona una dosis de veneno en el 80% de los casos de picadura, con una tasa de letalidad sin tratar del 1 al 10%. Esto significa que solo del 1 al 10 por ciento de las personas picadas que dejan la afección sin tratar mueren a causa del envenenamiento.

Los efectos alrededor del área de la picadura incluyen dolor e hinchazón. No se han observado casos de necrosis, según los CDC y otras agencias de informes. Sin embargo, puede haber efectos sistémicos o síntomas como dolor de cabeza, dolor abdominal, náuseas, diarrea, dificultad respiratoria, mareos, hipotensión, convulsiones o colapso.

Si sospecha que alguien o se ha encontrado con un escorpión acechador de la muerte y ha sido picado, debe asegurarse de que no haya más riesgo de picaduras. Asegúrese de que el área esté despejada e intente matar al escorpión sin causarle más daño a usted ni a nadie más.

1. Haga que la persona se acueste. Es esencial estar boca abajo y quieto. Debido al dolor y el miedo a la muerte del escorpión, los pacientes pueden reaccionar irracionalmente o volverse histéricos. Incluso con el Deathstalker, la muerte es rara.

2. No se debe tocar la herida de la picadura, excepto con un paño frío para limpiar el área rápidamente.

3. No masajee la herida, no la corte ni intente succionar el veneno.

4. Se ha considerado útil una compresa fría para aliviar el dolor alrededor de la herida, pero no hay prueba clínica de esto.

5. Debido a la inflamación, si la herida está en el brazo o la mano, se deben quitar las joyas.

6. La zona de la picadura debe inmovilizarse con una férula o cabestrillo temporal. Un torniquete no es algo que deba usarse. Si bien puede parecer esencial cortar el suministro de sangre y detener la propagación del veneno, se ha demostrado que un torniquete hace más daño que bien a la persona picada.

7. Cualquier problema respiratorio o de las vías respiratorias debe tratarse con boca a boca (mascarilla) para ayudar a mantener el flujo de oxígeno para el individuo. Si tiene un tanque de oxígeno con máscara, esa es la mejor opción. El veneno puede dañar la función cardíaca y la circulación, y es posible que se requiera RCP. (Consulte la sección 1 para obtener instrucciones de RCP).

El área de la picadura debe permanecer inmóvil. Mover una extremidad afectada, como caminar a un lugar de emergencia, puede hacer que el veneno se propague. Se debe atar al paciente a una camilla y llevarlo a la espalda, o permanecer inmóvil hasta que se pueda administrar el tratamiento.

Si es posible, lleve el escorpión muerto a la instalación de emergencia.

No se debe administrar alcohol ni sedantes al paciente. Solo un médico calificado debe recetar medicamentos. En muchos casos, se requiere antiveneno para ayudar a una persona picada por un escorpión acechador de la muerte.

Clínicamente, ningún remedio popular o tradicional fuera de la atención médica correcta ha demostrado ser eficaz contra la picadura de un escorpión acechador de la muerte. Incluso no se ha demostrado que funcione el uso de un "aparato de veneno". La herida no debe extirparse ni tocarse de otra manera, ya que esto podría causar una infección en lugar de ayudar al individuo a sobrevivir a la picadura.

Escorpión negro de cola gruesa escupiendo

El escorpión negro de cola gruesa que escupe se encuentra en Sudáfrica y también se lo conoce como el escorpión de cola gruesa. Se considera el escorpión más peligroso de las regiones del sur del continente africano. Tiene una cola grande con un aguijón que puede liberar 4,25 miligramos de veneno en su presa. Según la revista American Survival Guide Magazine, los 4,25 mg de veneno son suficientes para matar a un humano. El sitio web de WCH Clinical que proporciona información toxicológica afirma que este escorpión tiene una neurotoxina excitadora que puede provocar un envenenamiento severo. Puede ser potencialmente letal debido a la parálisis del sistema nervioso. Sin embargo, los efectos clínicos generales indican que la tasa de envenenamiento es inferior al 80% y la tasa de letalidad no tratada es inferior al 1%.

La revista American Survival Guide dice que se sabe que Fat-tail libera dos dosis de veneno, y es más probable que la segunda liberación cause un envenenamiento fatal en humanos. La razón por la que este escorpión es conocido como un escorpión negro de cola gruesa que "escupe" es su color y su capacidad para "escupir" su veneno. Los objetivos pequeños pueden quedar ciegos temporalmente cuando el veneno se "escupe" hasta un metro.

La baja tasa de mortalidad de los humanos picados por este escorpión no significa que una picadura sea agradable. Los síntomas incluyen:

- Convulsiones musculares

- sudoración

- Dolor intenso

- Palpitaciones del corazón

- Babeo

El escorpión se identifica por su color negro. Puede tener un tamaño de seis pulgadas. Tiene pequeñas pinzas y una gran cola negra que puede apuñalar a su víctima y liberar su veneno. Tiene vello en el cuerpo, que utiliza para leer las vibraciones y perturbaciones en el aire que puede causar el movimiento.

A diferencia de algunos escorpiones, tiene un sonido de advertencia similar al de la serpiente de cascabel porque frota su aguijón en el área rugosa de su espalda. Si bien es predominantemente un escorpión sudafricano, se ha visto en el Medio Oriente y otras partes de África. Prefiere una ubicación semiárida.

Querrá mantenerse alejado de cuevas, rocas, recovecos o cactus, ya que le gusta permanecer en lugares oscuros y frescos. Caza de noche.

Debe comprender la atención médica adecuada si tiene la intención de visitar o vivir en una región donde se encuentra.

Atención de emergencia para el escorpión negro escupidor de cola gorda

Asegúrese de que el área esté libre de escorpiones y otros escorpiones. Es casi seguro que una segunda picadura sea letal si no hay atención médica cercana. Mata al escorpión si no es peligroso hacerlo.

1. Intente calmar a la persona picada. Con demasiada frecuencia, alguien picado por un escorpión entra en pánico o se pone histérico debido a los mitos de las picaduras de escorpión mortales. Cuanto más se mueve una persona, más posibilidades hay de que el veneno se propague a otras partes del cuerpo.

2. El dolor suele ser intenso, pero no debe intentar cortar o extirpar la herida de ninguna manera, incluido el intento de succionar el veneno.

3. Puede limpiar el área de la picadura y cubrirla para mantenerla limpia.

4. Si tiene hielo o una bolsa de hielo, puede intentar aliviar la hinchazón en el área de la picadura, pero no se ha demostrado clínicamente que ayude de ninguna otra manera.

5. Dependiendo del área de la picadura, es posible que deba quitarse las joyas o los zapatos en caso de que se presente hinchazón.

6. La mayoría de las picaduras se producen en una extremidad, como una pierna o un brazo. Inmovilice a la persona, especialmente el área afectada, usando una tablilla o una camilla.

7. Administre RCP si ocurre algún daño en las vías respiratorias o la circulación. De lo contrario, mantenga a la persona inmóvil y diríjase al centro médico más cercano que pueda encontrar.

8. No debe usar un torniquete para intentar detener la propagación del veneno. Esto cortará la circulación y podría causar un daño irreparable a la extremidad de una persona.

9. No se debe administrar alcohol ni sedantes, ya que esto podría causar más problemas de salud o cubrir los causados por el veneno.

10. Mantenga a la persona hidratada; especialmente, si le llevará mucho tiempo llegar a un centro médico.

No corte ni cauterice la herida. No intente utilizar remedios caseros o locales para el envenenamiento. Es imperativo llevar al paciente a un centro médico lo antes posible. Con el escorpión de cola gorda, no es probable que sea necesario administrar antiveneno. Aún así, las reacciones alérgicas al veneno deben ser monitoreadas, o los síntomas prolongados pueden requerir más tratamiento médico. Sin embargo, para la mayoría de las personas, los efectos de la picadura de un escorpión de cola gorda son de corta duración, lo que significa que no hay efectos sistémicos en la mayoría de los seres humanos picados por este escorpión. Existe un antiveneno llamado SAIMR producido por South African Vaccine Producers LTD. Solo está disponible en instalaciones médicas locales y no está disponible para compra privada.

Según WCH Clinical Toxicology, la mayoría de las picaduras de escorpión de cola gorda no conducen a la admisión, durante un período prolongado, en un centro médico. Esto se debe al enfoque de dos picaduras. Por lo general, la primera picadura no letal alerta a una persona de la presencia del escorpión y puede evitar la segunda picadura que contiene una dosis más alta de antiveneno.

Nunca debe considerar una picadura de escorpión como menor hasta que los síntomas indiquen solo dolor local e hinchazón, en lugar de asumir que es menor y esperar demasiado para recibir tratamiento en caso de que ocurra una reacción.

Escorpión de cola gorda amarillo

Al igual que el escorpión negro de cola gruesa que escupe, el amarillo se llama así por su color. Su nombre científico es "Androctonus" significa "asesino de hombres" en griego. Tiene una de las neurotoxinas más potentes que tiene cualquier escorpión. El veneno está diseñado para atacar el sistema nervioso central y causar parálisis e insuficiencia respiratoria en su presa.

Las pinzas de la cola gorda amarilla son pequeñas junto con el cuerpo en comparación con otros escorpiones; sin embargo, su cola es grande. Las patas, la cola y las tenazas son amarillas, mientras que el cuerpo suele ser marrón o negro. Crece de 2,5 a 3,5 pulgadas de largo. Este escorpión vive en el norte de África y el sudeste asiático.

Según estudios científicos, la cantidad de veneno que se libera durante una picadura es de 2,95 miligramos. Se cree que tiene una neurotoxina y posiblemente una cardiotoxina. Si lo encuentra un humano, es posible que se produzca un envenenamiento severo, con una dosis potencialmente letal de veneno. La tasa de envenenamiento es del 10 al 20 por ciento, con una tasa de letalidad sin tratar entre el 1 y el 10 por ciento.

En general, un paciente sentirá:

- Dolor severo en el área de la picadura.

- Ver enrojecimiento local y sudor.

Los efectos sistémicos pueden ocurrir en una situación de mayor envenenamiento:

- Náuseas

- Dolor de cabeza

- Vómitos

- diarrea

- Dolor abdominal

- Dificultad respiratoria

- mareos

- Hipotensión

- Pueden ocurrir convulsiones o colapso

Es muy poco probable que una picadura provoque hemorragias o problemas de coagulación. Sin embargo, en casos raros, se ha visto como un efecto secundario. Con un envenenamiento severo, puede ocurrir insuficiencia cardíaca o arritmias. La hipotensión hipovolémica, es decir, problemas de presión arterial, puede ocurrir debido a una gran pérdida de líquido debido a la sudoración y los vómitos.

La picadura del escorpión de cola gorda amarilla no es agradable. Primero, la ayuda debe administrarse basándose en la idea de un envenenamiento severo.

Los niños pequeños, los ancianos o las personas en riesgo son más susceptibles al envenenamiento severo. No deben demorarse en obtener la atención adecuada.

Atención de emergencia para la cola de grasa amarilla
Si sospecha o sabe que usted o alguien de su grupo ha sido picado por un escorpión amarillo de cola gorda, busque el centro médico más cercano.

1. Revise el área en busca del escorpión para evitar otra picadura, así como cualquier otro escorpión que pueda picar.

2. Intente mantener la calma del paciente para evitar una mayor propagación del veneno.

3. Inmovilice a la persona o extremidad que ha sufrido la picadura.

4. No masajee, extirpe ni intente quitar el veneno de ninguna manera de la herida.

5. Lave la herida y cúbrala.

6. Puede intentar usar una compresa fría para reducir la hinchazón, pero esto es secundario a otros cuidados médicos.

7. Vigile al paciente para detectar cualquier signo sistémico, como dificultad para respirar, cambios en la presión arterial o parálisis.

8. No proporcione ningún medicamento que pueda dificultar la presentación general de los síntomas a menos que ayude a abrir las vías respiratorias. Las picaduras de escorpión pueden provocar el cierre de las vías respiratorias, por lo que la administración de oxígeno es útil.

La administración de un antihistamínico no ayudará. No es el cierre de las vías respiratorias por una reacción alérgica, sino una parálisis del sistema nervioso central lo que impide que el cerebro y el cuerpo sigan manteniendo la respiración de una persona.

9. Lleve al paciente a una clínica médica para obtener antiveneno; principalmente, si se presenta dificultad cardiovascular o respiratoria.

Es fundamental saber qué regiones tendrán el antiveneno. En algunas regiones, rara vez se usa o se evita por completo debido a la controversia sobre su efectividad. Si está visitando un área que no cree en el antiveneno, es posible que deba solicitar atención médica temporal. Alternativamente, cambie sus planes y vaya a una región que tendrá el tratamiento monovalente o antiescorpiónico. Argelia es una región que utilizará antiveneno para tratar a un paciente.

Escorpión amarillo brasileño

El escorpión amarillo brasileño tiene un cuerpo de color marrón amarillento, con patas, cola y tenazas de apariencia amarillo pálido. Como sugiere su nombre, se encuentra en Brasil, pero también en la mayor parte de América del Sur. Crece hasta 2,7 pulgadas. Come insectos y pequeños roedores. Prefiere esconderse entre escombros, como montones de madera junto a las casas.

Las personas son picadas cada año por este escorpión debido a su prevalencia en América del Sur. La mayoría de los casos son leves y el paciente siente dolor, fiebre, sudoración, taquicardia y náuseas. Sin embargo, en casos más graves, un paciente puede experimentar hiperestesia, lo que significa que el cuerpo se paraliza. Por el contrario, el paciente siente un dolor intenso, calambres de estómago y problemas respiratorios. Para las personas mayores, jóvenes o en riesgo, una picadura de escorpión amarillo brasileño puede provocar la muerte. Según la revista American Survival

Guide Magazine, un promedio de 3.000 personas mueren a causa de su picadura cada año a pesar de los protocolos antiveneno. En 2016, el antiveneno figuraba como no 100% efectivo. De hecho, algunas personas tienen una reacción alérgica letal al antiveneno.

El veneno se considera una neurotoxina y cardiotoxina. El envenenamiento severo es posible por una picadura. La mayoría de las picaduras provocarán una reacción local alrededor de la herida; sin embargo, en niños menores de 14 años, tiene una tasa de letalidad del 1 por ciento cuando no se trata. Para todas las demás picaduras, está por debajo del 0,28%.

Los síntomas pueden incluir:

- Inflamación y dolor local alrededor de la herida por picadura.

- Vómitos

- Taquicardia (latidos cardíacos rápidos)

- sudoración

- Inquietud

- Somnolencia (somnolencia)

- Hiper o hipotermia

- Hipertensión

- Cardiotoxicidad con taquicardia

- Con menos frecuencia, bradicardia, hipertensión y arritmias cardíacas.

En algunos pacientes, una picadura ha provocado insuficiencia cardíaca y paro cardíaco, por lo general en menos del 5% de los casos de niños.

Manejo médico de la picadura de escorpión amarillo brasileño

Para los adultos, debido al tamaño del cuerpo, una picadura rara vez causa una dosis significativa de envenenamiento; sin embargo, es necesario un cuidado sintomático. Es posible que no se requiera la admisión a un centro médico; sin embargo, cualquier niño menor de 14 años, anciano o persona en riesgo debe buscar atención médica de inmediato. Brasil es conocido por proporcionar un antiveneno intravenoso en todos los casos pediátricos cuando un escorpión amarillo brasileño es el culpable.

1. Comience por verificar que el escorpión no esté o esté muerto, y que no haya ninguna otra amenaza presente.

2. Intente calmar al paciente, ya que un mayor movimiento puede provocar la propagación del veneno. Debido al dolor, los niños pueden volverse extremadamente histéricos o irracionales.

3. Dependiendo de la edad del paciente, puede decidir lavar la herida e inmovilizar el área. Sin embargo, para los pacientes en riesgo, es mejor comenzar a conducir hasta un centro de atención de emergencia.

4. Si se produce hinchazón, quítese el calzado o las joyas que puedan comprometer la circulación.

5. Proporcione resucitación cardiopulmonar si presenta algún problema respiratorio o cardíaco.

6. No intente tratar este tipo de picadura de escorpión en casa.

Es mejor buscar un profesional médico después de cualquier picadura de escorpión, incluso si sus síntomas parecen leves. Es posible que necesite algo para el dolor extremo que puede causar el veneno o que se libere para volver a casa. En el caso de los niños, la anestesia, la intubación y la ventilación pueden ser necesarias para ayudar a mantener el flujo de oxígeno, así como para minimizar el dolor que siente el veneno. A los niños se les pueden administrar betabloqueantes o atropina para ayudar con la hipertensión y el shock circulatorio.

El escorpión amarillo brasileño vive en áreas densamente pobladas y tiene una cantidad suficientemente severa de veneno que cuando pica a un humano puede provocar la muerte, particularmente en los niños. Nunca debe ignorar el incidente.

Escorpión árabe de cola gorda

Muchos de los escorpiones más peligrosos tienen una cola y un aguijón enormes, lo que les permite proporcionar una mayor dosis de veneno a sus presas. Esto lo hace particularmente peligroso para los humanos. El escorpión árabe de cola gruesa, al igual que sus otras especies, es muy frecuente en África y Oriente Medio. Para los soldados que sirven en el extranjero en el Golfo Pérsico, estos escorpiones se consideraban un peligro significativo. Varias referencias de la cultura pop tienden a involucrar al escorpión árabe de cola gruesa.

Turquía ha cultivado este escorpión por su veneno para producir antiveneno desde 1942. Cabe señalar que las pinzas de este escorpión son más importantes que otros escorpiones de cola gruesa. Este es el escorpión negro que ves en las películas, con el exoesqueleto blindado, pinzas grandes y una cola gruesa y curva. Puede crecer hasta 4 pulgadas de tamaño. A diferencia de la mayoría de los escorpiones discutidos anteriormente, el escorpión árabe de cola gruesa es agresivo y atacará en lugar de huir si se siente amenazado.

Vive en la arena durante el día, por lo que es posible encontrarlo simplemente caminando por un sendero desértico. También se esconderá en ruinas, pilas de leña, piedras, escombros y en casas. Cualquier cosa oscura y pequeña atraerá a este escorpión.

Este escorpión tiene una neurotoxina excitadora pero no contiene otras toxinas. Aunque clínicamente no se ha demostrado que contenga cardiotoxinas, tampoco se ha descartado. Es posible un envenenamiento severo, con una dosis potencialmente letal de veneno. La tasa de envenenamiento es del 1 al 20 por ciento, con una tasa de letalidad sin tratar del 1 al 10 por ciento.

Para la mayoría de las picaduras, se presentará dolor intenso, enrojecimiento y sudoración, limitados al área de la picadura. Es posible que se presenten efectos sistémicos, que incluyen dolor de cabeza, vómitos, dolor abdominal, diarrea, náuseas, dificultad respiratoria, colapso, mareos, convulsiones o hipotensión. La cardiotoxicidad se considera directa o indirecta debido a un envenenamiento grave y ha provocado insuficiencia cardíaca en algunos pacientes. Debido a la pérdida de líquidos, se sabe que se produce un cambio en la presión arterial.

Atención de emergencia para una picadura de escorpión árabe

Siempre comience por asegurarse de que nadie esté en peligro de ser picado por un escorpión. Si es posible, mata al escorpión y luego llévalo contigo a la instalación de emergencia.

1. Debido al envenenamiento, este escorpión puede conducir a; es mejor empezar calmando al paciente.

2. Deje a la persona inmóvil para evitar que el veneno se extienda más por el cuerpo. Ponga a la persona en una camilla, recostada en un vehículo o boca arriba.

3. Camine o maneje hasta la instalación más cercana, dependiendo de lo que tenga disponible, a menos que pueda conseguirle ayuda antes de lo que pueda.

4. Sólo deténgase si necesita administrar RCP. Este escorpión puede provocar problemas respiratorios y cardíacos. Si las funciones vitales están dañadas, intente facilitarle la respiración o reiniciar su corazón. De lo contrario, continúe hasta el centro médico.

5. No evite buscar ayuda profesional.

El envenenamiento del escorpión de cola gorda árabe puede causar reacciones tardías en algunos pacientes, lo que significa que la aparición de los síntomas no es evidente. A veces, los síntomas sistémicos pueden aparecer rápidamente. Nunca querrás esperar incluso si tú o la otra persona no sienten ningún efecto.

Si una picadura provoca dolor local, el centro médico puede proporcionar infiltración anestésica en el sitio de la herida. Sin embargo, si se presentan síntomas más graves, se ingresará al paciente y, según la región, se utilizará un antiveneno para tratar el caso grave. A menudo, se proporcionan líquidos de reemplazo para la sudoración y los vómitos para prevenir la deshidratación.

Cuando le tome varias horas llegar a un centro médico, asegúrese de ayudar a hidratar a la persona picada.

Las instalaciones médicas afirman: Todos los casos deben tratarse como urgentes y potencialmente letales. Deberá pensar en el mismo sentido y hacer lo que pueda para ayudar al paciente a llegar a un lugar médico. Sin embargo, nunca debe meterse con la herida, intentar succionar el veneno o estimular el músculo alrededor de la picadura, ya que esto provocará más problemas.

Escorpión rojo indio

El último escorpión del que se habla es el escorpión rojo indio. Esto no significa que otros escorpiones no puedan picar y causar envenenamiento. Todo lo contrario, todos los escorpiones tienen aguijones y, cuando se les provoca, pueden envenenar a un humano. Sin embargo, la dosis de veneno dispensada por otras especies de escorpiones no ha demostrado ser letal, excepto en casos raros, en ancianos, enfermos o jóvenes. Las picaduras suelen ser dolorosas pero no mortales. El escorpión rojo indio tiene un alto potencial de ser letal.

El escorpión rojo indio habita en India, Pakistán y varios países de Asia occidental. Su nombre se deriva del color marrón rojizo de su cuerpo y cola. Sin embargo, también puede ser amarillo o marrón oscuro y sus ojos y marcas pueden ser negros. Es un cazador nocturno de insectos, lagartos y ratones. Puede crecer hasta 4 pulgadas de tamaño. Según WCH Toxicology, la dosis de veneno estimada es de 3,6 miligramos, que, como vimos con otros escorpiones, es suficiente para ser letal para un humano.

Los efectos de este escorpión no están tan documentados como otros escorpiones mortales. De hecho, el WCH no tiene ningún efecto clínico ni una lista del tipo típico de veneno proporcionado por este escorpión. Sin embargo, es probable que el dolor intenso, los vómitos, las náuseas, los mareos, los problemas circulatorios y respiratorios puedan presentarse en una situación de alto envenenamiento. Una fuente, Planet Deadly, afirma que es posible tener líquido en los pulmones y que los problemas cardíacos son el resultado del veneno tóxico, y esto generalmente le sucede a un humano en 24 horas.

Es necesario buscar tratamiento médico inmediato. Cabe mencionar que la mayoría de las regiones donde se encuentra este escorpión no tendrán procedimientos antiveneno. Es posible que tenga suerte en las ciudades más grandes de la India para encontrar antiveneno. Sin embargo, en los lugares más pequeños, el tratamiento consistirá en intentar proporcionar líquidos, analgésicos y tratar los síntomas con medicamentos en lugar de un antiveneno.

Puede ayudar a cualquiera que haya sido picado por este escorpión ofreciéndole asistencia médica rápida.

1. Asegúrese de que nadie esté en peligro de sufrir picaduras.

2. Mata al escorpión, si es posible, y llévalo al centro médico más cercano para su identificación.

3. Calme al paciente lo mejor que pueda.

4. Inmovilice a la persona, principalmente alrededor del área de la herida, especialmente si es una extremidad. Desea evitar una mayor propagación del veneno.

5. Evite la escisión de la herida, la succión del veneno o los estímulos musculares, ya que esto puede provocar más complicaciones.

6. Si se presenta un deterioro de las funciones vitales, proporcione RCP.

Es muy útil llevar algún tipo de oxígeno con usted en su botiquín médico de emergencia para ayudarlo a suministrar oxígeno; especialmente, si necesita que el corazón vuelva a arrancar.

No proporcione ningún medicamento en el lugar. Si bien los analgésicos pueden ayudar con el dolor insoportable, pueden enmascarar otros síntomas o hacer que el corazón reaccione de manera errática.

Su mejor defensa es acudir a la asistencia médica más cercana lo antes posible.

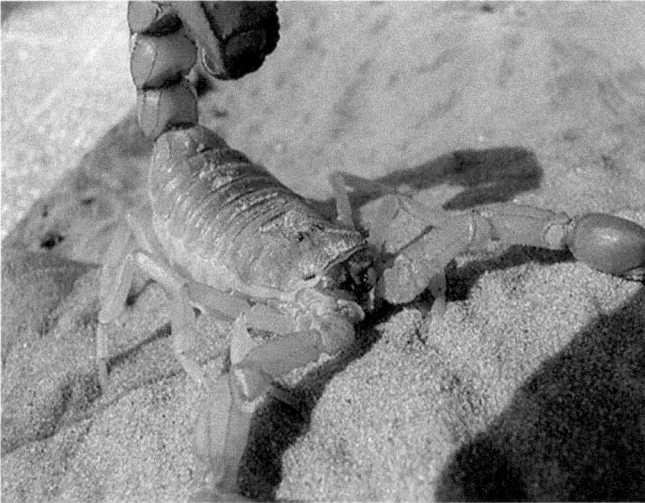

Capítulo 7

Hormigas: ¿Son dañinas?

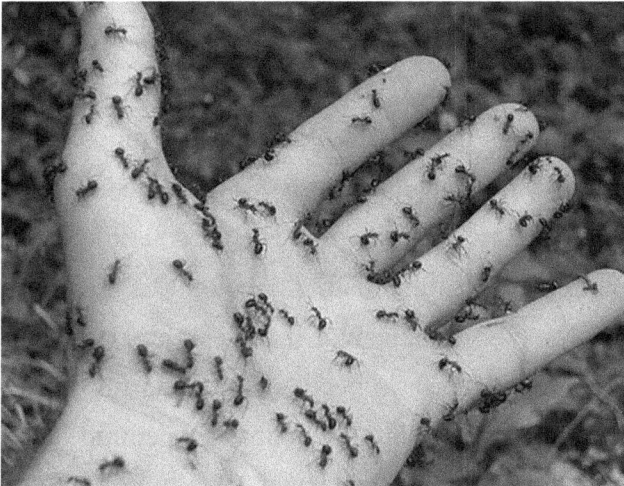

Las hormigas parecen bastante inofensivas. Vienen a nuestras casas, se arrastran sobre las cosas, pero no parecen hacer ningún daño. Pero siempre hay excepciones a las reglas. Por ejemplo, las hormigas carpinteras miden aproximadamente media pulgada de largo y comen madera. Pueden "morder", lo cual es más irritante que mortal. Las hormigas de fuego y las hormigas rojas ciertamente no son divertidas, pero nuevamente, la mayoría de las veces, son más irritantes que dañinas.

Aunque las picaduras de hormigas rara vez son mortales, una reacción alérgica o una infección en el lugar de la herida pueden provocar la muerte. El veneno de hormigas es producido por la glándula gastor. Por lo general, es una comunicación de feromonas (olor hormonal) para decirles a otras hormigas que hay algo para comer. La hormiga recolectora Maricopa es considerada la más venenosa. Por el contrario, la hormiga Bullet tiene la picadura más dolorosa en el índice de Schmidt Pain.

La hormiga recolectora Maricopa es solo un tipo de hormiga recolectora. Estas hormigas son conocidas por sus mandíbulas más grandes que muelen las semillas y las convierten en "pan" para almacenarlas en sus graneros o usarlas en sus nidos. Esta hormiga vive principalmente en el suroeste de América, pero se puede encontrar en México. Viven en el desierto, con nidos que alcanzan los 4,5 metros de profundidad. La colonia es de unas 10 mil hormigas. Si bien no es agresivo, si se ve amenazado, el Maricopa muerde o pica, dejando a la persona sintiendo un dolor local por hasta 8 horas. La mayoría de las personas encuentran su picadura en el mismo nivel de dolor que una abeja.

La Maricopa es solo una de las 12.500 especies de hormigas, según Lake Norman Pest Control. Siempre debes saber qué hormigas hay en tu área o el lugar que vas a visitar. Asegúrese de saber cómo se ven y evite las colonias.

A continuación, se analizarán distintas especies de hormigas que pueden causar daños graves a los humanos y se analizarán las mejores opciones de atención de emergencia.

Hormiga bulldog

Según los récords mundiales Guinness, la hormiga bulldog (Myrmecia Pyriformis), es la hormiga más peligrosa del mundo y vive en Australia. Encontrado a lo largo de la costa, pica y muerde al mismo tiempo. Desde 1936, tres muertes humanas se han relacionado con esta hormiga, incluido un agricultor en 1988.

Debido a la naturaleza agresiva de esta hormiga, se teme. Morderá y picará en rápida sucesión, proporcionando más veneno con cada picadura. Las muertes registradas muestran que un adulto murió en 15 minutos debido al envenenamiento extremo. La longitud del cuerpo de la hormiga es de solo 20 milímetros. Afortunadamente, la vida útil de estas hormigas es de 21 días, a excepción de la reina, que puede vivir más.

La muerte ocurre en aquellos que tienen reacciones alérgicas al veneno, al igual que la muerte de una abeja. Esta hormiga suele estar al aire libre en el suelo, debajo de troncos o rocas. Es mejor mantenerse alejado de una colonia. Si se detecta una colonia, es necesaria la erradicación adecuada.

Cuidado de una picadura

1. Mata a la hormiga inmediatamente. Continuará mordiendo y picando a menos que lo aplastes rápidamente.

2. Controle a la persona mordida y picada para detectar cualquier signo de shock anafiláctico, lo que significa problemas respiratorios.

3. Busque atención médica si se produce una reacción alérgica; no deje que la reacción quede sin tratamiento.

4. Use un antihistamínico para ayudar con la reacción alérgica, especialmente si la atención médica está bastante lejos de su ubicación. No conviene proporcionar analgésicos o antihistamínicos si se sabe que causa latidos cardíacos irregulares, ya que el veneno también puede aumentar o disminuir la frecuencia cardíaca.

Llame a un centro médico para obtener el asesoramiento médico adecuado según la reacción que tenga una persona a esta hormiga. Si está lo suficientemente cerca de un centro médico que pueda enviar una unidad de emergencia, trate la reacción alérgica lo mejor que pueda mientras espera al personal de emergencia.

Si no se observa una reacción alérgica:

- Limpie el área de la picadura y la picadura con agua tibia y jabón.

- Use una compresa fría para ayudar con la hinchazón local.

- Aplique un producto contra la picazón para ayudar con la picazón.

- Cubra el área de la herida para evitar que se produzca una llaga abierta.

- Controle cualquier dolor que parezca extenderse desde el sitio de la herida.

- Si hay problemas respiratorios, busque atención médica inmediata.

- Proporcione un analgésico si el dolor es incómodo.

- Vigile al paciente para detectar cualquier reacción tardía a la picadura.

La muerte ocurre debido a vías respiratorias restringidas, por lo que si puede ayudar a una persona a obtener oxígeno y recibir tratamiento, es poco probable que ocurra la muerte.

También debe mencionarse: más de una hormiga, con múltiples picaduras, puede provocar un envenenamiento severo y el potencial de ser letal. No se quede parado si una hormiga comienza su ataque agresivo. Aléjese del área, intente matar a la hormiga y busque atención médica. Es posible que no sepa si ha entrado en una colonia, ya que tienen amplias redes subterráneas.

Hormiga Siafu

La hormiga Siafu es una hormiga militar que vive en África central y oriental. Se sabe que el Siafu destruye todo a su paso y no construye nidos. Son nómadas que van de un lugar a otro en busca de su fuente de alimento. Una vez que todo es devorado en su camino, pasan al siguiente lugar. Su tamaño es pequeño, pero es su número lo que los hace mortales. Pueden enjambrar a un animal, picar y morder y dejarlo muerto en cuestión de minutos.

Esta es la única hormiga en el mundo que podría devorar a un humano. Por supuesto, tienes que quedarte quieto y dejar que las bestias hagan su trabajo, por lo que la probabilidad de morir por esta horrible criatura es extremadamente baja. Por lo general, la hormiga Siafu te percibirá como una amenaza, te picará y morderá hasta que no puedas hacer nada, y luego te dejará morir en lugar de dejarte como un hueso.

No significa que deba permanecer en el camino de un enjambre de hormigas Siafu o permitir que se arrastren sobre usted. Estas hormigas quieren encontrar comida, que son plantas, así que si te apartas del camino, seguirán devorando las plantas que comen y te ignorarán.

Mientras sigas moviéndote, los derribes o los mates, podrás escapar con vida.

Desafortunadamente, hay personas alérgicas a las hormigas, incluida la Siafu, por lo que es más probable que muera a causa de una reacción alérgica o infección del sitio de la herida que un enjambre.

Puede buscar atención médica y debería hacerlo si encuentra múltiples picaduras.

Atención de emergencia de Siafu

Salga del camino del enjambre subiéndose a un vehículo o saliéndose de su camino.

1. Esté atento a cualquier reacción alérgica al veneno que produce esta hormiga.

2. Limpie el área de la mordedura / picadura con agua y jabón.

3. Aplique un medicamento contra la picazón.

4. Tome un antihistamínico.

5. Cubra el área de la herida.

6. Continúe monitoreándose usted mismo para detectar una reacción alérgica tardía.

7. Mantenga la herida cubierta, aplique crema anti-picazón siempre que sienta picazón, continúe tomando un antihistamínico para reducir el dolor y la sensación de picazón.

8. Busque atención médica si se presenta una reacción alérgica.

Su mejor defensa contra la mordedura / picadura es asegurarse de brindar la atención adecuada sin causar una infección en el sitio de la herida. Si tiene fiebre, pus alrededor de la herida o un dolor que se extiende, busque atención médica. Cualquier infección debe ser tratada por un profesional para evitar cualquier posibilidad de muerte debido a la infección. Es más probable que desarrolle una infección o gangrena por una herida mal tratada que muera por el enjambre, principalmente porque puede seguir moviéndose y alejarse de las bestias.

Hormiga de fuego

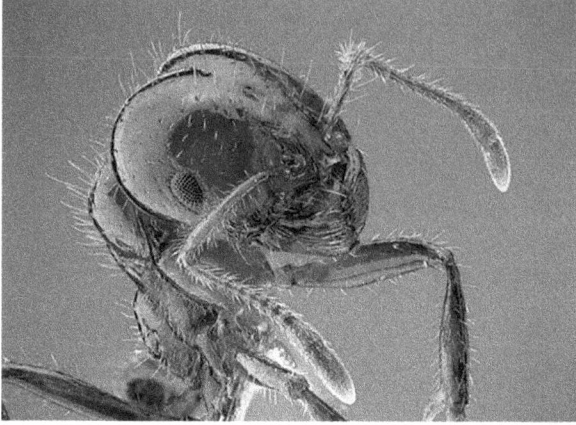

Las hormigas rojas son agresivas cuando se las provoca. Producen una feromona que llamará a otras hormigas en su colonia, lo que significa que puede pasar de ver una hormiga a varias hormigas en momentos. Una picadura de hormiga de fuego es insoportable y puede provocar hinchazón, pus y enrojecimiento del área de la herida. Las personas han desarrollado reacciones alérgicas a las hormigas bravas y han muerto por un shock anafiláctico.

Hay más de 200 especies de hormigas rojas en el mundo. Pertenecen al género Solenopsis y al orden Hymenoptera. Los nombres comunes incluyen hormigas rojas importadas, sureñas, negras importadas, cosechadoras rojas, jengibre y tropicales. Son hormigas que pican. 13 estados de los EE. UU. Tienen una especie de hormiga roja. Miden aproximadamente media pulgada de largo y son de color rojo a marrón. Construyen montículos, por lo que es fácil detectar un área que puede estar infestada de hormigas rojas.

Según Medical News Today, el veneno de la hormiga de fuego tiene 46 proteínas que normalmente irritan la piel, pero no provocan un problema significativo. Sin embargo, las pruebas han demostrado que una cantidad suficiente de veneno de hormigas bravas puede afectar el sistema nervioso. Sentirá una picadura / mordedura de una hormiga de fuego. El dolor en la mayoría de las personas es de corta duración, pero puede producir una herida parecida a un grano y una sensación de picazón. La picazón aumentará durante los próximos días, a medida que su sistema inmunológico combate el veneno ofensivo. Siempre que no abras las heridas; las picaduras se curarán sin tratamiento. Sin embargo, algunos se llenarán de pus o se ampollarán, lo que podría provocar una infección.

Lo importante de las hormigas bravas es que algunas personas son alérgicas y pueden tener una reacción grave. La picadura puede hincharse, arder, picar y el veneno puede provocar dificultad para respirar, hinchazón de la garganta o la lengua, mareos, confusión y pérdida del conocimiento. Las reacciones alérgicas no tratadas pueden hacer que el cuerpo entre en estado de shock y, finalmente, puede ocurrir la muerte.

Una reacción alérgica es relativamente rara. Sin embargo, si es alérgico a las abejas y otros insectos, debe evitar las hormigas rojas y buscar asistencia médica inmediata si lo muerden o pican. Puede controlarse a sí mismo oa los demás para detectar una reacción alérgica para asegurarse de no tener una reacción grave. Hay dos niveles de atención, dependiendo de la reacción de usted o de otra persona a las picaduras de hormigas rojas.

Atención de emergencia para picaduras de hormigas rojas

Si lo pican, debe controlarse a sí mismo oa la persona picada para detectar una reacción alérgica. Siempre que haya múltiples picaduras de varios agresores, querrá buscar atención médica. Cuantas más mordeduras / picaduras experimente, más veneno de la hormiga llegará a su sistema. Puede ser extremadamente incómodo o provocar problemas de salud más graves.

1. Lave el área de la picadura con agua y jabón.

2. Aplicar una crema tópica contra la picazón.

3. Si hay hinchazón alrededor de la herida por mordedura / picadura, use una compresa fría para ayudar a limitar la hinchazón.

4. Cubra el área para evitar rasguños e infecciones.

5. Repita estos pasos hasta que se alivie el problema.

El dolor puede ser incómodo, al igual que la picazón. Puede usar un antihistamínico para ayudar con la picazón y un analgésico para el dolor. Sin embargo, si la persona afectada comienza a experimentar problemas para respirar o palpitaciones del corazón, debe buscar un profesional médico.

El segundo nivel de atención se presenta si hay una reacción alérgica o demasiadas picaduras de estas hormigas. Un profesional médico examinará el recuento sanguíneo para detectar cualquier infección, controlará la respiración y la frecuencia cardíaca. Si parece que no hay reacción, entonces una persona puede ser liberada y monitoreada durante las próximas 72 horas. Sin embargo, si surgen complicaciones, se puede administrar un antibiótico, junto con medicamentos, para ayudar al paciente a respirar. Si no está cerca de la atención médica en el momento en que se presenta una reacción alérgica, ayude a mantener la calma del paciente, pida ayuda, mantenga a la persona inmóvil, verifique que no se produzcan otras mordeduras / picaduras y proporcione RCP si es necesario.

Hormiga bala

Algunas personas comparan la mordedura de la hormiga bala con la de un disparo, de ahí el nombre común. Esta hormiga vive en América del Sur. También se le llama la hormiga de las 24 horas debido a las reacciones de las personas a las picaduras. Los expertos dicen que puede sentir el dolor de la picadura durante aproximadamente 24 horas antes de que la herida comience a supurar pus. También se afirma que se necesitarían 2250 picaduras antes de que las hormigas liberaran suficiente veneno para matar a un humano de 165 libras. Quienes han sido mordidos dicen que el dolor es insoportable. Sin embargo, una vez que la toxina abandona el cuerpo y toda la adrenalina todavía está en el sistema, te sientes fantástico. Personalmente, averiguarlo no sería la mejor opción. Nunca se sabe qué alergias podría tener, y definitivamente no querrá pisar una pila de miles de estas hormigas para demostrar cuántas picaduras necesita para que le inyecten letalmente su neurotoxina.

La atención de emergencia para una hormiga así es sobrellevar el dolor. Hay poco que hacer además de usar un analgésico para ayudar a reducir el dolor que se siente y permitir que la herida excrete pus.

Por supuesto, desea mantener el área de la herida limpia, cubierta y controlarla para detectar infecciones. El peor problema con las hormigas es la posibilidad de que se produzca una infección debido a una herida sucia.

1. Use agua tibia y jabón para limpiar el área.

2. Aplique una crema contra la picazón para ayudar a disminuir el deseo de rascarse el área.

3. Use un envoltorio suelto para cubrir la herida.

4. Tome un analgésico.

5. Lave la herida cada 8 horas, incluso durante el punto álgido del dolor, para mantenerla limpia, especialmente cuando el gato comience a supurar.

6. Manténgalo cubierto sin apretar.

7. Vigile el área para detectar cualquier infección.

8. Busque atención médica si siente que la herida no se recupera, si el dolor persiste o si se presenta una reacción alérgica.

Hormiga Cosechadora de Florida

Como se discutió en una sección anterior, las hormigas cosechadoras pueden ser extremadamente incómodas si muerden o pican. También pueden considerarse una de las hormigas más mortíferas del mundo debido a su veneno; aunque se necesitaría una cantidad significativa para matarlo a usted oa otra persona. Los niños son los que corren mayor riesgo de estas hormigas porque son más pequeñas, por lo que se necesita menos veneno para dañar a los niños.

Las hormigas cosechadoras de Florida no se limitan a un estado. Están ubicados en América del Norte, del Sur y Central. Según el control de plagas de Lake Norman, el veneno entregado por las hormigas recolectoras puede ser tan letal como la picadura de una cobra. Afortunadamente, estas hormigas no muerden ni pican a menos que las provoquen, así que si ves muchas hormigas que llevan comida a su colonia, no intentes matarlas con los pies. Evítalos y pide control de plagas para erradicar la colonia.

Atención médica cuando están involucradas las hormigas cosechadoras de Florida

Una hormiga no va a ser letal; sin embargo, toda una colonia trastornada puede ser mortal para un humano.

1. Aléjate de las hormigas.

2. Sáquelos de su cuerpo o de la persona que está siendo picada.

3. Cuando esté libre de hormigas, verifique el estado de salud de la picada. ¿Tiene problemas para respirar? La frecuencia cardíaca puede aumentar debido a la respuesta de huida o lucha (descarga de adrenalina) experimentada.

4. Si no se observan síntomas inmediatos que pongan en peligro la vida, limpie las áreas de la picadura con agua y jabón.

5. Aplicar una crema contra la picazón.

6. Si es posible, cubra las ronchas con vendajes.

7. Continúe monitoreando a una persona para detectar cualquier síntoma potencialmente mortal o infección en las áreas de la herida.

Busque profesionales médicos de inmediato si se presenta una reacción alérgica, si ocurrieron cientos de mordeduras / picaduras, o si el individuo es un niño, un anciano o una persona en riesgo.

Una vez que se proporcione la atención médica, lleve el control de plagas al área para evitar problemas adicionales.

Hormiga de acacia megáfono

La hormiga de acacia megáfono tiene una estructura similar a una avispa. Si bien es más pequeño, tiene un golpe de avispa si se pica. La hormiga inyectará veneno que provoca una sensación de ardor. En algunas personas, esta hormiga ha causado un shock anafiláctico. Curiosamente, se ha descubierto que, en pequeñas dosis, este veneno puede ayudar a la depresión y el asma. Algunas investigaciones combinan el veneno con otras sustancias químicas conocidas para ayudar a tratar ambas afecciones.

Tu mejor movimiento es evitar esta hormiga cuando la veas. No lo amenace ni permanezca cerca para que lo pique. Si le pica, proporcione el siguiente tratamiento médico.

1. Aléjese del área y busque otras colonias de estas hormigas. Manténgase alejado de ellos para evitar que le vuelvan a picar.
2. Lave el área de la picadura con agua tibia y jabón.

3. Aplicar una crema anti-picor.

4. Cubra la roncha.

5. Controle la roncha para detectar cualquier sarpullido, aumento del dolor o inflamación.

6. Si una persona comienza a mostrar signos de dificultad para respirar o latidos cardíacos irregulares, llame al 911 o llévela al centro médico más cercano.

7. Proporcione RCP si la persona deja de respirar o el corazón se detiene.

8. Si no se presenta una reacción alérgica, continúe limpiando y controlando el área de la picadura hasta que sane.

Uno de los problemas más importantes es la infección del área de la herida si se convierte en una llaga abierta o no se mantiene limpia.

Hormiga arborícola verde

La hormiga arbórea verde vive en Australia y partes del sudeste asiático. También se le llama hormiga tejedora porque anida en árboles y hojas. Unen sus nidos para formar un hogar de colonia. Una colonia puede tener al menos medio millón de hormigas. Las hormigas verdes no pican; ellos muerden. Sus picaduras son dolorosas y, aunque no se dice que contengan veneno, pueden provocar una infección. Las hormigas arborícolas verdes también se recolectan por sus ventajas médicas, incluso en el tratamiento de los dolores de estómago y la fertilidad.

Un mordisco de esta hormiga no te matará; incluso unas pocas docenas no lo harán. Sin embargo, como sucede con la mayoría de los insectos, si sufre cientos o miles de picaduras, podrían volverse letales. El aspecto más preocupante de cualquier mordedura será una infección o una reacción alérgica. A lo sumo, las personas experimentan dolor durante varios días, junto con picazón y una pequeña hinchazón localizada alrededor de las áreas de la picadura.

Tratamiento médico

A menos que usted u otra persona experimente una reacción alérgica a las picaduras de las hormigas, no tendrá que llamar al 911 ni ir a un centro médico cercano.

1. Aléjese de la colonia de hormigas.

2. Quite todas las hormigas de usted o de la otra persona lo más rápido posible.

3. Limpiar las picaduras.

4. Aplicar una crema anti-picor.

5. Cubra las picaduras.

6. Tome un antihistamínico para la picazón y un analgésico para el dolor.

7. Controle usted mismo hasta 8 horas para detectar cualquier reacción alérgica.

8. Repita la limpieza, la crema para la picazón y la medicación según sea necesario hasta que la (s) herida (s) sanen.

Puede ocurrir una infección, por lo que debe mantener limpias las áreas de la picadura y controlar si hay excreciones de pus, enrojecimiento, hinchazón u otras reacciones. Si sospecha que hay una infección, consulte a su médico. La mayoría de las infecciones, cuando se detectan temprano, toman tratamiento con antibióticos y aliviarán cualquier problema. Las infecciones prolongadas en las que aparece la gangrena pueden poner en peligro la vida.

Hormiga saltadora

La última hormiga de la que hablar es la hormiga saltadora, que es similar a una picadura como un pequeño escorpión. La investigación indica que ha habido al menos 4 muertes por una hormiga saltadora desde 1980. No es la picadura lo que puede matar a una persona. En cambio, es el shock, el ataque cardíaco, la inflamación y la irritación que pueden presentarse debido a una picadura. La picadura de un jumper debilita el sistema inmunológico y, en algunas personas, se sabe que causa latidos cardíacos irregulares e incluso la muerte. Una persona joven, anciana o propensa a enfermarse es más susceptible a los efectos de Jack Jumper.

La mayoría de los casos terminan con una mordedura dolorosa, molestias que duran unos días y la necesidad de controlar la infección. Sin embargo, debe consultar a un médico si una de estas hormigas lo muerde.

La hormiga saltadora vive en Australia. Pueden tener de 10 a 15 milímetros de largo y tienen un cuerpo negro con pinzas y extremidades anaranjadas o marrones. El saltador Jack agarrará a su presa con las pinzas y luego se inclinará para picarla. Son agresivos y tienen un movimiento de salto. Viven en vegetación como jardines.

Síntomas

- La hinchazón localizada suele ser el resultado de una picadura.

- El dolor alrededor del área de la picadura también es común.

- La hinchazón y el dolor pueden durar varios días.

Reacciones alérgicas

- Dificultad para respirar

- Hinchazón de la lengua y la garganta

- Una tos persistente

- Vómitos

- Dolor abdominal

- Pérdida del conocimiento

- Hinchazón en la cara, ojos y labios.

- Ronchas o ronchas

La anafilaxia es en realidad común entre las personas en Australia y otras áreas donde se puede encontrar esta hormiga. Una encuesta mostró que entre el 2 y el 3 por ciento de las personas tienen reacciones alérgicas localizadas, y aproximadamente la mitad de las que muestran una reacción tienen síntomas potencialmente mortales. Un sitio web australiano afirma que ha habido varias muertes registradas por hormigas saltadoras Jack, incluso en los últimos años. La alergia no aparece de inmediato. En aproximadamente el 70% de las personas con alergia al veneno de la hormiga, la reacción hará que parezca que han recibido picaduras varias veces.

Es mejor tener un protocolo de manejo implementado si se sabe que una tiene una reacción alérgica a estas hormigas (generalmente solo ocurre una alergia conocida después de la primera picadura). Royal Adelaide Hospital, Monash Hospital, Melbourne y Royal Hobart Hospitals tienen terapias de tratamiento que han demostrado una tasa de efectividad del 90% en los pacientes.

Evita las hormigas. Tenga control de plagas en el área. Nunca trabaje en un jardín sin guantes y botas. Se sabe que estas hormigas tienen tenazas duras que pueden atravesar la ropa.

Tratamiento médico para las picaduras de hormigas Jack Jumper

Debido a la reacción alérgica más alta de lo normal a las picaduras de la hormiga saltadora, es mejor estar preparado para la situación potencial.

1. Si esta hormiga lo muerde, aléjese rápidamente de cualquier área de nido potencial e intente matar a la hormiga.
2. Si tiene alergias conocidas, como las picaduras de abeja, tenga a mano un autoinyector de adrenalina como el Epi-Pen. La adrenalina debe considerarse el tratamiento más eficaz si tiene alguno a mano.

3. Ya sea que tenga una inyección de adrenalina o no, diríjase inmediatamente al centro médico más cercano. No espere a ver si se producirá una reacción alérgica. Es mejor estar en camino que esperar y no hacerlo; especialmente, dado que algunos hospitales pueden estar bastante lejos de la ubicación de una persona en Australia.

4. Lleve un registro del número de picaduras sostenidas, más picaduras de las que una pueden provocar una reacción en unas pocas horas.

5. Durante el viaje, si alguien puede ayudar, limpie el área de la picadura.

6. En el hospital o centro médico, los profesionales limpiarán el área, preguntarán sobre sus síntomas y brindarán el tratamiento adecuado, que puede incluir una inyección de adrenalina y luego un antibiótico para ayudar con cualquier posible infección. También pueden proporcionar un analgésico que no interfiera con su frecuencia cardíaca.

Si no muestra signos de anafilaxia, es posible que lo den de alta y le indiquen que controle su afección desde su casa o su alojamiento. Si se producen otras reacciones, como urticaria, dolor extremo o problemas cardíacos, deberá regresar al centro médico o lo mantendrán en observación si estos problemas surgen mientras se encuentra en el centro de atención.

Se sugiere que usted:

- Lleve consigo un teléfono móvil o satelital si va a estar en el interior o en la selva tropical de Australia, Nueva Zelanda o el sudeste asiático.

- No viaje solo en áreas remotas.

- Cuando vaya a lugares donde las hormigas saltadoras son comunes, tome un antihistamínico antes de salir. Un antihistamínico aliviará los síntomas leves pero no evitará una reacción alérgica grave.

Si tiene una alergia conocida, su médico puede recetarle un inyector de adrenalina más medicamentos para la presión arterial o para el corazón para tratar una reacción alérgica grave. No existe una prueba cutánea para esta hormiga; por lo tanto, a menos que le piquen, es posible que no sepa que es alérgico a esta hormiga.

SECCIÓN 3

Mordeduras de animales

Las mordeduras de animales son raras, pero no desconocidas, por lo que debe saber qué hacer en caso de emergencia. De hecho, algunas listas de "animales peligrosos" no contienen todos los animales. En cambio, son una combinación de reptiles, peces y mamíferos. Por lo tanto, esta sección analizará los animales más peligrosos que se ajustan a estas categorías, por qué podrían atacar y la atención de emergencia que debe implementar cuando algo sucede. Sus primeros auxilios inmediatos pueden marcar la diferencia entre la vida y la muerte de alguien.

Capítulo 8

Estampida, mordedura, picadura y más

En este capítulo, veremos la lista de los ocho animales, peces y reptiles que se deben evitar. La clave para estar a salvo con estas criaturas es saber dónde viven y cuándo podría encontrarlas, además de qué hacer en una situación de emergencia.

Cape Búfalo

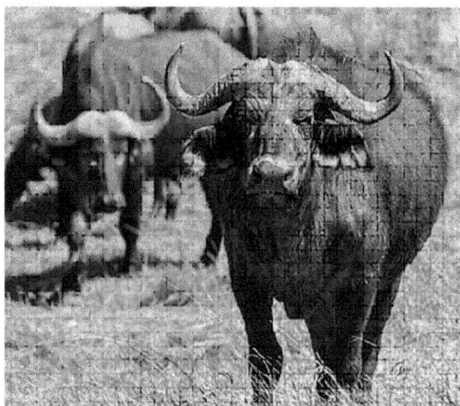

El búfalo del Cabo es un animal de casi seis pies que pesa casi 2,000 libras. Vive en el África subsahariana. Para cualquiera que viva en esta área o desee visitarla, definitivamente debe tener cuidado. No van a morder, pero sus cuernos pueden atragantarse y su peso pesado puede pisotear a una persona. Los búfalos del Cabo suelen ser criaturas suaves, pero cuando están amenazados o heridos, pueden convertirse en la "muerte negra" que te matará a ti oa alguien de tu grupo. Son conocidos por matar cazadores. Tampoco dudan en cargar un vehículo.

1. No adopte un comportamiento amenazante cuando esté cerca de un búfalo del Cabo o de su manada.

2. Si algo causa una estampida o un ataque, intente entrar en un vehículo o elevarse del suelo.

3. Si ocurre una lesión, proporcione atención médica según el problema.

Es probable que haya dos cosas con el búfalo del Cabo: pisotear o devorar sus enormes cuernos. También se puede arrojar a una persona cuando el búfalo usa los cuernos para apuñalar y luego arrojar a la víctima.

Manejar un pisoteo

1. No intente distraer al búfalo. La manada o el individuo seguirá adelante cuando la amenaza percibida desaparezca. Espere a que el área se vacíe.

2. Verifique de inmediato que la persona esté respirando y que el corazón todavía esté latiendo.

3. Evalúe las lesiones si están respirando y el corazón late. ¿Está la persona consciente? ¿Hay signos inmediatos de lesión en la cabeza o huesos rotos? Si la persona puede

hablar, haga preguntas para determinar cualquier posible lesión.

4. Inmovilice cualquier hueso roto con una férula. Si tiene miedo de sufrir daños en la columna, utilice una camilla. Asegúrese de que una persona mantenga quieta la cabeza y el cuello mientras dos personas la colocan en la camilla (si tiene suficientes personas para ayudar).

5. Si la persona no está consciente, realice un examen físico en busca de hematomas, cortes, gargantas o huesos rotos. Trate a la persona como si tuviera una lesión en la columna.

6. Si una persona no respira o no tiene latidos del corazón, proporcione métodos de reanimación cardiopulmonar, mientras lleva a la persona a un vehículo y la transporta al centro médico más cercano lo antes posible.

   Una lesión en la cabeza puede ser fatal y es posible que no pueda resucitar a una persona. Además, si uno de los cuernos ha perforado o cortado una arteria principal, es posible que no haya nada que pueda hacer.

   Si los cuernos o los huesos rotos han causado un problema de sangrado grave, deberá abordar la pérdida de sangre antes de cualquier otra preocupación.

7. La aplicación de un torniquete puede provocar la pérdida de una extremidad, pero es mejor que la pérdida de la vida. Debe asegurarse de que el torniquete esté lo suficientemente

apretado para detener el flujo sanguíneo o minimizarlo. No intente coser el área.

8. Una vez que tenga el torniquete en su lugar, aún necesita tapar la herida con una gasa para absorber la sangre.

9. Envuelva la herida una vez que esté empaquetada con gasa. Mantenga la herida envuelta para evitar que entre suciedad o partículas en el área y cause una infección. La herida ya es un desastre por el ataque, pero en este punto, debe administrar un cuidado rápido que garantizará un transporte rápido a un profesional calificado. No se preocupe por limpiar la herida; acaba de detener la pérdida de sangre.

10. Trate otras lesiones que podrían conducir a condiciones potencialmente mortales. Los problemas menores pueden esperar; es mejor buscar atención médica lo antes posible.

11. Una vez que tenga a la persona en condiciones de transportarla, busque atención médica rápidamente.

Debido a las ubicaciones remotas, muchas de estas lesiones ocurren, es poco probable que un equipo médico de emergencia llegue a usted lo suficientemente rápido. Es mejor intentar el transporte al lugar de emergencia más cercano.

Caracol cónico

Un caracol cono es un gasterópodo tropical que vive en Hawai, Indonesia y el Caribe. Tienen una concha de mármol marrón y blanco que se puede ver al bucear o hacer snorkel. Les gusta estar cerca de arrecifes de coral, rocas o bancos de arena. El caracol cono tiene dientes. Desea evitar levantar a este animal o, peor aún, pisarlo. Estos dientes tipo arpón tienen una conotoxina (veneno) que es venenosa para los humanos en dosis altas. La toxina como la del veneno de escorpión ataca el sistema nervioso central y no hay antídoto.

Si sostienes un bocado:

1. Salga inmediatamente del agua.

2. Avise a cualquier persona cercana sobre la lesión.

3. Inmovilice la extremidad que sufrió la mordedura para evitar la propagación de la toxina en su cuerpo.

4. Esté atento a una reacción tóxica mientras obtiene transporte al centro médico más cercano. Si no hay nadie cerca para ayudar, tendrá que llegar al lugar de atención de emergencia lo más rápido posible y con el menor pánico y movimiento posible.

5. No espere para acudir a un profesional médico. No se mueva ni masajee el área, ya que esto hará que la toxina se propague.

6. Dependiendo de sus síntomas, es posible que lo den de alta después de que un profesional trate la herida y cualquier dolor. Si sus síntomas son más graves, es posible que lo ingresen y le administren una vía intravenosa de líquidos para mantenerlo hidratado.

7. Si le dan de alta, mantenga el área limpia, controle la herida para detectar cualquier signo de infección y siga las indicaciones de su médico.

Los síntomas pueden incluir:

- Dolor local

- Verdugón local

- Náuseas

- Vómitos

- Dolor intenso que se irradia por todo el cuerpo

- Parálisis

- Convulsiones

- Irregularidades cardíacas

- Problemas respiratorios, incluida la dificultad respiratoria

No todas las mordeduras producirán suficiente veneno para matar a un humano; sin embargo, no debe esperar y permitir que el veneno se extienda por todo su cuerpo.

Rana dardo venenosa dorada

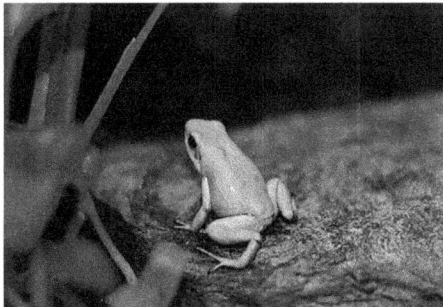

Esta rana dardo se llama así por su color de piel dorado. Hay varias ranas venenosas que viven en el norte de Sudamérica, típicamente en la selva amazónica y a lo largo de la costa del Pacífico de Colombia. Es un anfibio de dos pulgadas de largo. El punto es que este anfibio tiene una batracotoxina. Solo dos microgramos de la toxina pueden matar a un humano adulto. Todo lo que tienes que hacer es tocar esta rana para que te envenenen. Las glándulas venenosas están en la piel, por lo que rozarlas o tocarlas puede dispersar la toxina.

No lo toques. Si, por alguna razón, lo rozas o salta sobre tu piel desnuda, deberás buscar atención de emergencia.

Tratamiento de emergencia para la rana dardo venenosa dorada

Debido a la letalidad de estas ranas, no querrás demorar la atención médica.

1. Tenga un teléfono móvil o satelital con usted cuando vaya a áreas donde estas ranas son comunes.

2. Tome un antihistamínico antes de salir a la selva. No detendrá una reacción al veneno; sin embargo, puede ayudar a mantener despejadas las vías respiratorias, incluso marginalmente, en caso de que surja un problema.

3. Si tiene una alergia conocida, lleve consigo un autoinyector de adrenalina. Si bien el veneno no provoca una reacción alérgica, como una picadura de abeja, la adrenalina puede ayudar a reactivar el corazón debido al shock o la parálisis de la toxina.

4. Nunca vayas solo a un área con estas ranas.

5. Solicite ayuda inmediata si encuentra una rana dardo venenosa.

6. Asegúrese de que usted o la persona afectada ya no estén cerca de la rana u otras personas para la segunda ronda de veneno.

7. Mantenga a la persona inmóvil y tranquila para ayudar a prevenir la propagación del veneno y evitar reacciones relacionadas con el shock.

8. Administre oxígeno, si lo tiene, en caso de que se presente dificultad para respirar.

9. Si el corazón del paciente deja de latir o si ya no puede respirar por sí solo, comience a administrar las técnicas de RCP adecuadas. Para la parálisis del diafragma, deberá inclinar la cabeza hacia atrás y levantar la barbilla para abrir las vías respiratorias y proporcionar una respiración constante.

10. Si el corazón se detiene, utilice un DEA o compresiones manuales para intentar que el corazón vuelva a arrancar.

11. Continúe proporcionando resucitación cardiopulmonar hasta que llegue la ayuda médica.

12. Si no tiene que proporcionar reanimación cardiopulmonar, mantenga al paciente tranquilo, trate de minimizar cualquier impacto y, utilizando una camilla u otro dispositivo de inmovilidad, lleve al paciente a la ayuda más cercana.

También puede esperar la ayuda si llega más rápido de lo que puede salir del área.

Nunca espere a ver si una persona sufrió una intoxicación suficiente como para poner en peligro su vida. Reaccione como si la persona hubiera recibido una dosis letal y acuda a un centro de atención lo antes posible.

Medusa - Caja, Man-o-War, Melena de león, Avispa marina, Irukandji

Las medusas son criaturas simplistas, con solo unas pocas células que conforman su capacidad para vivir y sobrevivir en el océano. Una de las adaptaciones que tienen es picar a sus presas. La mayoría de las medusas se encuentran en grupos, flotando en las corrientes oceánicas, por lo que si uno mira desde un punto de vista hacia el mar, es fácil detectarlas y mantenerse fuera de su camino. A veces, llegan a la orilla, pero no confunden su muerte en tierra con el hecho de que ya no son letales ni dolorosas. Al pisar, sus aguijones pueden ser peligrosos.

Algunas medusas son más peligrosas que otras. Por supuesto, las picaduras múltiples, como las de las hormigas, pueden provocar la muerte; sin embargo, otros son letales y solo uno te pica. La medusa de caja se considera la más peligrosa, y existen múltiples especies de esta medusa. Las medusas de caja tienden a vivir en aguas del Indo-Pacífico cerca de Australia, Japón y el sudeste asiático. Su estructura es en forma de caja con 15 tentáculos. El cuerpo más los tentáculos pueden crecer hasta 15 pies, por lo que es posible que no vea el cuerpo, pero puede sentir la picadura. Todos los tentáculos tienen nematocistos (células punzantes) que contienen toxinas. El buque de guerra portugués, la melena del león, la avispa marina y el Irukandji son las otras medusas letales que no querrás encontrar mientras estás en el agua.

El Irukandji son unas medusas pequeñas, que se pueden ver a simple vista, pero es posible que no las veas hasta que te hayan picado varias veces.

Síntomas de una de estas picaduras de medusa:

- Ataque cardíaco

- Apagado del sistema nervioso central

- Dolor en el sitio

Si recibe una picadura, la víctima puede sufrir un shock, sufrir un ataque cardíaco y posiblemente ahogarse antes de llegar a un bote oa la orilla. Los sobrevivientes han podido llegar al hospital lo suficientemente rápido como para obtener un antídoto para las picaduras de medusa de caja, pero el dolor puede durar semanas y las cicatrices de los tentáculos pueden permanecer de por vida.

Se dice que el Irukandji tiene una toxina que es 100 veces mayor que la de una cobra, y varias picaduras son mortales. Los síntomas incluyen:

- Calambres musculares

- Dolor de riñón

- Sensaciones de ardor

- Dolor de cabeza

- Vómitos

- Latido cardíaco irregular

Las muertes de avispas marinas ascienden a 5.500. Los tentáculos, como la mayoría de las medusas de caja, miden más de 10 pies de largo, con muchos dardos o aguijones. Se dice que un dardo tiene suficiente toxina para matar a 60 personas, en teoría.

El barco de guerra puede tener tentáculos largos, y un cuerpo de color púrpura y rosa, con un tinte azul, permanece cerca de la superficie. Viaja en un grupo grande y por eso puede ser mortal. Demasiadas picaduras de este pariente medusa pueden liberar demasiada toxina en el cuerpo. Uno solo no puede matarte, pero como viajan en manadas, pueden ser muy peligrosos.

La medusa melena de león puede alcanzar los 8 pies de tamaño corporal y más de 100 pies de longitud de tentáculo. Si bien uno puede no ser mortal, las picaduras múltiples sin duda pueden conducir a la muerte. No querrás quedar atrapado en uno de estos porque, como mínimo, la picadura será bastante dolorosa durante días.

Tratamiento de picaduras de medusas

Dependiendo de la medusa infractora, es posible que deba buscar atención médica inmediata. Discutiremos tanto las picaduras no letales como las potencialmente mortales y qué cuidados proporcionar.

1. Primero, si nota alguna medusa arrastrada a la orilla o flotando cerca de su bote, no se meta en el agua.

2. Mantenga siempre a una persona en el barco para estar atento a los peligros potenciales y para ayudar en una emergencia médica.

3. Si le pica, avise a la persona a bordo o en tierra sobre el problema. Deben llamar de inmediato para solicitar asistencia de emergencia si se encuentra en un área con medusas de caja u otras especies mortales. Es mejor pedir ayuda y no necesitarla que llamar demasiado tarde para obtener ayuda.

4. Nada lejos de las medusas y trata de evitar a otras en el área. No se quede quieto y espere que la medusa siga adelante; está alimentado principalmente por la corriente, por lo que debe alejarse nadando.

5. Intente llegar a la orilla o en el bote. Si se trataba de una medusa muy peligrosa, es posible que la gelatina de caja, la persona en tierra o a bordo, deba venir a buscarlo a usted oa otra persona. Nunca nade para rescatar a otra persona. Usa el bote para maniobrar más cerca o toma un vehículo acuático desde la orilla. Si está en el agua, no intente acercarse a la persona afectada, sino nade y controle el agua para evitar picaduras.

6. Aplique vinagre sobre la picadura, a menos que aparezcan otros problemas de salud más preocupantes. El vinagre ayudará a aliviar la picadura. Según muchas fuentes, orinar

no ayudará. Sin embargo, sugieren que orinar liberará más toxinas de la medusa si todavía está a tu alrededor. En cambio, la idea de orinar en la picadura es cuando está libre de picaduras y posibles picaduras adicionales. Aún así, es mejor usar vinagre o un producto similar para aliviar la quemadura y el dolor de las picaduras.

7. Si una avispa marina, Irukandji o una especie de medusa de caja es la culpable de la picadura, es posible que deba utilizar RCP. Verifique si la persona está respirando y si el corazón está latiendo. Si ocurrió un ataque cardíaco, proporcione RCP.

8. Asegúrese de que haya ayuda en camino o de que alguien más lo esté ayudando a llevar a la persona lesionada a la ayuda más cercana.

Si bien es posible que una picadura no sea letal, no conviene evitar que la toxina se propague y se vuelva letal. Las medusas de caja son las más letales, pero una reacción alérgica o un sistema inmunológico comprometido pueden provocar la muerte. Las personas mayores, más jóvenes o en riesgo pueden morir a causa de las picaduras de medusas mencionadas anteriormente. Trate cualquier picadura como potencialmente letal si se encuentra en la región del Indo-Pacífico, cerca de Japón o del sudeste asiático.

Mamba negro

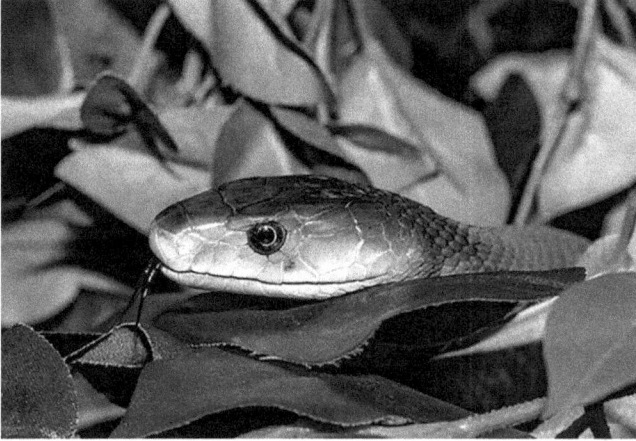

La mamba negra es una serpiente y se considera extremadamente peligrosa. Las mordeduras de serpientes de cascabel, boomslang y cobra real son peligrosas debido a su veneno y pueden provocar la muerte, pero la mamba negra es más rápida y tiene más probabilidades de atacar. La mamba negra se encuentra en zonas rocosas de África. La serpiente viva más rápida, crece hasta 14 pies de largo y puede moverse 12.5 millas por hora. Como ocurre con la mayoría de las serpientes, ataca cuando se ve amenazada. También muerden repetidamente cuando se sienten amenazados, por lo que pueden ser letales. Un bocado tiene suficiente combinación de neuro y cardiotoxina para matar a diez personas. Se necesita antiveneno dentro de los 20 minutos posteriores a la mordedura. Los estudios indican que las picaduras, cuando ocurren, son casi un 100 por ciento letales. Hay menos de un 0.01 por ciento de posibilidades de que una mordedura no sea letal en 20 minutos.

Antes de ir a cualquier lugar donde viva esta serpiente, deberá reconocer cómo se ve. A pesar de su nombre como mamba "negra", no tiene por qué ser de apariencia negra. Puede ser de color gris. Le gustan las rocas y los árboles.

Protocolo de emergencia para mordeduras de mamba negra

Lo mejor que puede hacer es mantenerse alejado de su hábitat. No suba ni camine en un lugar donde pueda encontrarse con esta serpiente. Si es así, asegúrese de tener algunas cosas a mano.

1. Nunca vayas solo.
2. Lleve consigo un teléfono móvil o satelital para asegurarse de poder llamar para pedir ayuda.
3. Use botas altas de pantorrilla para evitar ser mordido.
4. No coloque sus manos cerca de grietas, rocas o árboles.
5. Observe el área antes de moverse.
6. Si una serpiente muerde a alguien de su grupo, intente que no pueda volver a morder. Un segundo mordisco sin duda sería letal para un humano adulto.
7. Recuerde que la mayoría de las serpientes, incluso cuando reciben un disparo o resultan heridas, no mueren de inmediato; es mejor cortar la cabeza.
8. La persona afectada necesitará antiveneno en 20 minutos.
9. El veneno se esparcirá por todo el cuerpo, afectando el corazón, causando parálisis e imposibilitando la respiración cuanto más tiempo esté en el cuerpo.

10. Un torniquete no detendrá la propagación del veneno, aunque la cultura pop le hará creer que es apropiado usar uno. Tampoco debe intentar succionar el veneno ni tocar de ninguna manera el área de la picadura. Podría causar una infección que produciría efectos a largo plazo.

11. En lugar de un torniquete, asegúrese de que el área sea segura e inmovilice a la persona. La peor parte de la mordedura de una serpiente es el miedo a la muerte, que puede provocar histeria y movimiento. Un corazón palpitante llevará la toxina a través del cuerpo más rápido que alguien en reposo.

12. No es cierto que una posición boca abajo impida que el veneno circule. En cambio, una posición boca abajo e inmóvil es para proporcionar RCP más rápido si es necesario. Quiere que el corazón haga el menor trabajo posible para ayudar a mantener viva a la persona.

13. No se detenga en buscar ayuda o administrar resucitación cardiopulmonar cuando sea necesario.

14. Tiene una ventana de 20 minutos para reunirse con profesionales médicos y obtener el antídoto.

Es poco probable que una persona sobreviva a una mordedura si el antídoto no se administra dentro de la ventana de 20 minutos. Desafortunadamente, el antiveneno no es algo que pueda comprar para llevar en su botiquín de primeros auxilios. El costo de producción es demasiado alto para que sea asequible o se venda en el mercado privado.

Si bien la mamba negra es sin duda la serpiente más peligrosa de África, de ninguna manera es la única serpiente mortal. Las serpientes de cascabel, la víbora de escamas de sierra, el habu, la serpiente de mentón amarillo, el boomslang, la cobra australiana, el krait con bandas, la cobra real y el taipán son serpientes mortales para los humanos.

De hecho, el interior o el oeste de Taipan tiene una mezcla de toxinas, que incluyen neurotoxinas, procoagulantes, miotoxinas y taipoxinas que causarán parálisis en unos momentos, problemas respiratorios, hemorragia de los vasos sanguíneos y daño muscular, si sobrevive.

No todas las serpientes tienen un antiveneno o uno que esté lo suficientemente extendido como para llegar en caso de emergencia. Dependiendo del tipo de serpiente, la muerte puede ocurrir en diez minutos a una hora, dependiendo de la ayuda médica proporcionada. Lo mejor que puede hacer es seguir los pasos anteriores para inmovilizar a la persona y reducir la posibilidad de que el veneno se propague demasiado rápido a través de su sistema para que el antiveneno o el tratamiento hospitalario llegue demasiado tarde.

Nunca ignore una mordedura de serpiente, principalmente, en áreas con serpientes mortales conocidas. Podría ser la diferencia entre la vida y la muerte si duda en pedir ayuda o si no considera peligrosa la mordedura. Las reacciones pueden tardar un poco en manifestarse, según el tipo de serpiente, pero una vez que el veneno se propaga, es difícil asegurarse de que la vida prevalezca sobre la toxina. Además, las serpientes como el Taipan, que tienen más de una toxina en su veneno, son más mortales que aquellas con una sola toxina.

Cocodrilo de agua salada

Los cocodrilos son reptiles, pero aún terminan en muchas listas de animales porque sus mordeduras pueden ser extremadamente mortales. A diferencia de la serpiente, un cocodrilo no tiene veneno, solo dientes afilados, para destrozar a una persona. La muerte ocurre comúnmente debido a la pérdida de sangre como resultado de un ataque de cocodrilo.

Si bien aquí se menciona al cocodrilo de agua salada, no debe olvidar que los caimanes en Florida son tan mortales como los cocodrilos. La razón por la que los cocodrilos están en la lista y los caimanes solo se mencionan se debe a la agresividad de la especie. Los cocodrilos son increíblemente agresivos, se enojan fácilmente y tienen mal genio. El cocodrilo de agua salada es el más grande de todos los cocodrilos e incluso más masivo que la mayoría de los caimanes. Viven en las regiones del Indo-Pacífico, incluidas Australia, India y Vietnam. Crecen hasta 23 pies de largo y pueden pesar más de 2,000 libras. Los cocodrilos en estas regiones son responsables de cientos de muertes cada año, muchas más muertes que las atribuidas a los tiburones por año.

Los cocodrilos de agua salada son ágiles nadadores, y el hecho de que prefieran el agua salada no significa que no puedan sobrevivir en agua dulce. Un mordisco de este cocodrilo proporciona 3700 libras por pulgada cuadrada de presión.

Prevenir un ataque de cocodrilo:

Puedes evitar ser comida de cocodrilo.

- Manténgase alejado de las aguas en la región del Indo-Pacífico.

- Esté atento si está cerca del agua.

- No tenga heridas y no se pare en el agua cuando pesca.

Atención de emergencia por mordedura de cocodrilo

La pérdida de sangre es la principal causa de muerte de un cocodrilo.

1. Un cocodrilo, cuando se enoja, atacará. Dependiendo de lo que esté más cerca de la boca, una mordedura puede causar una extremidad grave, un desgarro en el abdomen o, lo que es peor, causar la muerte instantánea por decapitación.

2. Si ocurre una mordedura, cualquier persona en el área debe llamar inmediatamente al personal de emergencia.

3. Intente alejarse del cocodrilo o ayude a la persona atacada a escapar (si puede hacerlo de manera segura). Empujar al cocodrilo en los ojos puede proporcionar un alivio temporal de una mordedura y, con suerte, poner a la persona a salvo. También se dice que cuanto más luches y trates de dañar al cocodrilo, más probabilidades hay de que te suelte, al darse cuenta de que no quiere que la pelea continúe. Golpear el sensible hocico también puede ayudar.

4. Hagas lo que hagas, no te pongas en una posición en la que ganarás un mordisco. Es difícil ver cómo atacan a otra persona, pero solo puedes ayudar si no te lastiman.

5. Los cocodrilos pueden llevarse a sus presas con ellos y no pueden abandonar el área. No se meta en el agua ni intente recuperar a una persona herida hasta que esté 100 por ciento seguro de que no hay cocodrilos en el área.

6. Haga lo que pueda para mantenerse fuera de peligro y rescatar a la persona del agua o la tierra.

7. Una vez que se ha alcanzado la seguridad, es el momento de evaluar las lesiones y encontrar la peor y comenzar la clasificación.

8. Por lo general, la pérdida de sangre es la principal preocupación porque demasiada pérdida de sangre provoca un shock, el cierre de órganos y, finalmente, la muerte.

9. Utilice un torniquete en cualquier miembro que esté sangrando excesivamente. Si se perfora una arteria, el flujo será extremo y solo el mejor torniquete detendrá la pérdida excesiva. Empaque las heridas con una gasa para ayudar a aumentar el flujo y luego enrolle con fuerza el material del vendaje alrededor de la herida empaquetada.

10. Nunca suelte un torniquete ni retire la gasa que ya está empaquetada en una herida. Intente apretar más un torniquete si continúa la pérdida de sangre extrema. Agregue gasa compacta sobre la herida. Intente aplicar presión o

pídale a alguien que le ayude a mantener la presión sobre la peor herida.

11. Puede haber varias heridas, que pueden requerir algunos torniquetes. Recuerde, debe detener toda pérdida de sangre extrema para evitar la muerte.

12. Deje las heridas mínimas o las picaduras superficiales a favor de mantener la presión en las áreas de alta pérdida de sangre o administrar RCP. Es posible que las compresiones torácicas no sean efectivas si presionar el corazón hace que salga más sangre a través de las heridas.

13. Continúe con la RCP y minimice la pérdida de sangre hasta que llegue el personal de emergencia para hacerse cargo.

Cuanto más tiempo se tarde en detener la sangre y conseguir que los profesionales entren en escena, mayor será el peligro de muerte por un ataque de cocodrilo.

Por último, intentar dispararle a un cocodrilo durante un ataque puede provocar la muerte de la persona en peligro. Un cocodrilo tiene la piel muy gruesa, así que si bien quieres hacerle pensar que no vale la pena luchar contra una persona, ten cuidado en tus intentos de ayudar a alguien o a ti de un daño mayor.

Parásitos de la mosca tsetsé

La mosca tsetsé es algo que podríamos haber discutido en el capítulo de insectos voladores sobre abejas y avispas. Sin embargo, no es la mosca la que causa un daño mortal a un ser humano. Es el parásito que portan. La picadura de la mosca tsetsé puede introducir un parásito protozoario (unicelular) en la piel. Los tripanosomas (los parásitos) llaman enfermedad del sueño y meningitis. Si no se tratan, estos parásitos pueden matar.

Desafortunadamente, las moscas tsetsé miden solo 0,7 pulgadas de tamaño, por lo que no son muy grandes y es posible que te piquen sin darte cuenta. Estas moscas viven en el Congo, Sudán y Angola. Debes evitar salir por la noche. También querrás usar colores neutros porque el azul y otros colores brillantes pueden atraer moscas. No entre en arbustos ni use equipo tratado con permetrina.

No existe ningún medicamento ni vacuna para estos parásitos. Es el tratamiento de los síntomas en un hospital lo que puede ayudar a una persona a sobrevivir a una infección parasitaria.

Los profesionales médicos prescribirán un curso de tratamiento basado en la infección y el estadio de la enfermedad. Deberá buscar atención médica si sospecha que está experimentando una infección parasitaria, especialmente por el parásito que vive en las moscas tsetsé. Se pueden recetar suramina, melarsoprol, nifurtimox y eflornitina durante el tratamiento de estos parásitos. El CDC es el único lugar que tendrá protocolos de tratamiento y la mayoría no están disponibles en los EE. UU. La razón por la que el tratamiento no está disponible es que los EE. UU. No tienen estas moscas. Es raro ver una infección parasitaria en los EE. UU. Sin embargo, no es imposible ya que alguien puede visitar un lugar con moscas y volver con una infección sin saberlo.

Cuidados de emergencia

Debido al retraso de los síntomas, una persona puede infectarse sin darse cuenta. Los síntomas incluyen:

- Dolor de cabeza
- Náuseas
- Cambio de personalidad
- Pérdida de peso
- Irritabilidad
- Convulsiones
- Habla arrastrada
- Dificultad para caminar
- Dormir más o desarrollar insomnio

La muerte puede ocurrir en unas pocas semanas o meses, dependiendo de los síntomas de la enfermedad del sueño africana que se presente.

Si experimenta alguno de estos síntomas y ha visitado un área donde se sabe que habita la mosca tsetsé, no dude en hablar con un médico y hacerse una prueba para ver si está infectado.

Es poco lo que puede hacer en casa, a menos que una convulsión o dificultad para caminar cause un problema secundario, como un ataque cardíaco, golpearse la cabeza u otra cosa.

Trate cualquier problema que surja con una respuesta médica adecuada y luego hágase una prueba para detectar cualquier causa subyacente, como el parásito.

Tiburones

Los tiburones son definitivamente un pez, pero entran en una categoría peligrosa y mortal, aunque no tan peligrosa como otros "animales" mencionados en esta categoría. Hay, en promedio, 16 ataques de tiburones por año en los Estados Unidos. Según los datos de ataques de tiburones en todo el mundo del Museo de Florida de la Universidad de Florida. En promedio, ocurren alrededor de 140 ataques de tiburones en todo el mundo, de los cuales 64 no son provocados, 41 son provocados y 12 son ataques desde embarcaciones.

Un ataque no provocado es a menudo un caso de identidad equivocada por parte del tiburón que está cazando en las horas del amanecer o del anochecer, tratando de obtener un alimento completo de leones marinos o focas y se encuentra con un surfista. Los ataques provocados son aquellos en los que alguien irrita intencionalmente a un tiburón. Hace aproximadamente una década o más, un niño tiró de la cola de un tiburón nodriza. El tiburón se dio la vuelta y tomó el brazo del niño en su boca. Los tiburones nodriza son criaturas dóciles, pero tienen dientes dentados. El tiburón se fijó en el niño y no lo soltó. El tiburón murió porque el niño simplemente no podía dejar solo al pobre y dócil tiburón. En realidad, son uno de los pocos tiburones que pueden descansar en el fondo del fondo del océano.

La mayoría de los tiburones necesitan nadar para respirar continuamente.

Los tiburones son depredadores por naturaleza. Atacarán cuando se sientan amenazados, tengan hambre o debido a comportamientos agresivos. Los tiburones individuales son más peligrosos que otros. Los grandes tiburones blancos, tigre y toro son los tres tiburones más peligrosos del mundo. Un tiburón ballena, que es un tiburón, es enorme, pero solo es peligroso si su tamaño lo golpea.

Hay otros tiburones, como los de arrecife y los tiburones limón que también pueden ser dañinos, en las condiciones adecuadas, pero sus ataques son más raros que los tres primeros.

Puede prevenir un ataque de tiburón si se mantiene fuera del agua durante las horas en que tienden a alimentarse porque se acercan a la orilla durante esas horas. Manténgase alejado de las áreas verdes y esté atento a los tiburones alrededor de los arrecifes cuando practique snorkel o buceo.

Estados Unidos tiene un toro, un tigre y grandes tiburones blancos. Los tiburones tigre cazan principalmente en el lado del Pacífico alrededor de Hawai. Al mismo tiempo, los otros dos se pueden encontrar en las costas del Atlántico y el Pacífico. Australia y Sudáfrica también son áreas muy comunes para ver los tres. Sin embargo, los tiburones tigre y los grandes tiburones blancos son más comunes.

Curiosamente, se ha descubierto que los tiburones toro nadan en ríos de agua dulce.

Qué hacer durante un ataque de tiburón

Si eres un espectador en tierra, lo primero que debes hacer es asegurarte de que todos estén alerta sobre el ataque. Saca a todos del agua. Si hay socorristas de guardia en la playa, tendrán el equipo para que esto suceda y estarán disponibles para la emergencia. Sin embargo, no todas las playas tienen salvavidas, por lo que es posible que sea usted quien detecte la situación primero y necesite sacar a todos del agua.

Alguien, si hay alguien más cerca, tendrá que hacerse cargo. Por lo general, aquellos con capacitación en primeros auxilios y resucitación cardiopulmonar tomarán el mando. Si ese es usted, saque a todos del agua y delegue a alguien para que llame al personal de emergencia. Usted o alguien más deberá llevar botiquines de primeros auxilios y cualquier otro equipo de emergencia a la playa.

Es necesario un rescate coordinado para sacar a la persona del agua, a menos que el tiburón se haya soltado y la persona pueda nadar hasta un bote o la orilla.

Los tiburones normalmente muerden una vez y determinan que no han conseguido una foca carnosa, un león marino u otra presa.

Sin embargo, la pérdida de sangre puede causar conmoción y la persona puede ahogarse si no se la rescata del agua. La sangre en el agua puede atraer a más tiburones, así que permanezca en un bote u otro barco para asegurarse de que no lo ataquen.

Una vez que la persona está en el bote o de regreso a la costa, es el momento de brindar atención de emergencia.

1. Si la persona está consciente, pídale a alguien que la mantenga tranquila.

2. Aborde primero el área más grande de pérdida de sangre, mientras espera que lleguen profesionales capacitados.

3. Es posible que deba aplicar un torniquete, puede ser un cinturón o cualquier cosa que se amarre, y puede apretarlo para detener la pérdida de sangre.

4. Esté atento a la conmoción, ya que es posible que deba proporcionar RCP para que el corazón de la persona vuelva a latir y respirar.

5. Su primer paso es detener la pérdida de sangre para evitar la muerte.

6. Otros también pueden ayudar a administrar CPR si es necesario.

Su objetivo principal es mantener a la persona con vida hasta que se pueda llegar a un hospital o hasta que el personal de emergencia capacitado llegue al lugar. Nunca querrá ponerse en peligro a sí mismo ni a los demás al intentar rescatar a una persona lesionada.

Capítulo 9

Ataques de animales
(oso, perro, gato, etc.)

En los Estados Unidos, ser atacado por un oso es algo de lo que preocuparse. Los osos viven en más estados de los que pensamos. Carolina del Norte, Tennessee, Maine, Alaska, Wyoming, Montana y Colorado tienen osos. La mayoría de los estados tienen osos negros, que se cree que son pequeñas criaturas lindas, que no son propensas a atacar a los humanos. Pero, como algunas personas han descubierto, puedes estar durmiendo, sin ser una amenaza y encontrarte con un oso negro que te muerde la cabeza. Sí, los osos más peligrosos siguen siendo los grizzlies, un tipo de oso pardo. De hecho, hay osos pardos Kodiak, osos pardos y grizzlies. Estos osos tienen suficientes rasgos distintos para enumerarlos por separado en la comunidad científica. Vamos a discutir los ataques de osos negros y pardos (incluido el oso pardo) por separado porque los osos pardos en general son más agresivos que los osos negros. Su tamaño también es más sustancial que el de la mayoría de los osos negros o canela.

Osos negros

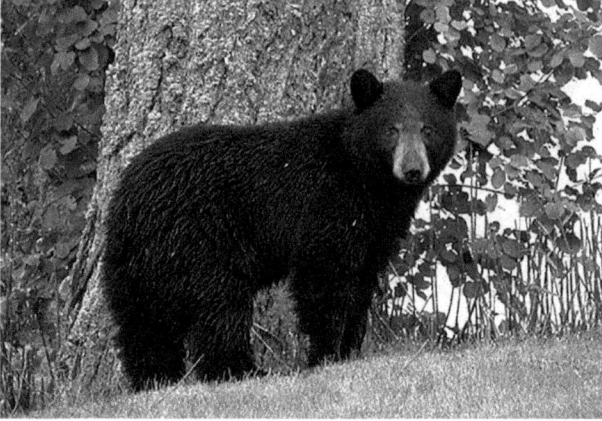

Para aquellos que no viven en el país de los osos, es difícil entender que los osos negros no siempre son de color negro oscuro. Muchos pueden ser canela, con tonos negros. Por lo general, alcanzan de 300 a 400 libras. No se sabe que sean agresivos a menos que se sientan amenazados y, a veces, ni siquiera así reaccionarán. Todo depende de su nivel de miedo.

Dos personas sobrevivieron ilesas a un encuentro con un oso negro, incluso el perro estaba bien. El oso entró a la casa, deambuló tratando de encontrar una salida, y estaba demasiado asustado como para comerse un plato de galletas justo al lado de la puerta por donde entró a la casa. Sin embargo, dos años más tarde, una persona en edad universitaria, acampando con amigos, con la comida debidamente almacenada en el árbol, fue agarrada por la cabeza en su saco de dormir y tenía las cicatrices para mostrar la experiencia traumática que fue.

Nunca debes acercarte a un oso. Si ve un oso, debe alejarse, mantener al animal a la vista y moverse lentamente. Al igual que las personas, los osos pueden percibir el contacto visual como una amenaza, así que mantén la percepción, pero no cierres los ojos. Además, haga todo el ruido posible e intente mirar lo más grande posible. Los estudios han confirmado que el ruido y el tamaño pueden ayudar a disuadir a un oso.

No intente dispararle a un oso. Lo peor que puedes hacer es intentar matarlo, herirlo y asegurar un ataque de oso. No son fáciles de matar.

Un oso de pie sobre sus patas traseras muestra su tamaño. Un gruñido es un signo de agresión. Un oso de cuatro patas, con los ojos puestos en ti, pero ningún gruñido probablemente se alejará mientras no te amenaces.

Qué hacer si un oso ataca

1. Si un oso ataca, deslizará con sus largas uñas e intentará morder. Necesita acurrucarse en una bola para proteger su cabeza y órganos vitales lo mejor que pueda. El mayor daño proviene de un oso que hunde sus dientes o garras en un área que es vital para su supervivencia.

2. El pánico y la conmoción pueden ser un factor; sin embargo, si puedes mantener tu ingenio sobre ti, es mejor esperar una pausa en el ataque e intentar escapar. Sí, el concepto de hacerse el muerto existe porque los especialistas creen que si te relajas y actúas muerto, el oso te dejará en paz. Este no es siempre el caso; sin embargo, si está siendo atacado, es la

mejor opción. También puede intentar hacer ruido, molestar al animal y demostrarle que está dispuesto a luchar. Este método ha funcionado en algunos casos y el oso decidió que el humano no valía la pena.

3. No intente correr ni trepar a un árbol. Los osos negros pueden trepar. También son bastante rápidos.

La atención médica de emergencia requerida después de un ataque de oso dependerá de dónde el animal te haya lastimado a ti oa otra persona. La evaluación de las lesiones es imperativa, pero también debes asegurarte de que el oso haya abandonado el área antes de intentar administrar los primeros auxilios.

Cuidados de emergencia

Empiece por inspeccionar el área. Si el oso se ha ido o se distrae, le resultará más fácil ponerse a salvo. La mayoría de los ataques de osos ocurren en la naturaleza, que puede o no tener servicio de telefonía celular. Si se encuentra en un área con cobertura telefónica, llame al 911 de inmediato. El despachador alertará a las personas adecuadas para que le brinden atención médica. En algunos casos, es posible que deba ayudar a la parte lesionada a salir del área boscosa para obtener atención médica rápidamente. En otras ocasiones, es posible que pueda quedarse donde está y obtener un puente aéreo de un equipo de rescate.

1. Triaje: este es el primer paso que utilizan los profesionales médicos para evaluar la condición de una persona. Está destinado a hacer todo lo posible por estabilizar a una

persona y prepararla para un tratamiento médico más completo.

2. Compruebe si hay una pérdida de sangre excesiva. Cualquier miembro, abdomen u otra mordedura que esté provocando una pérdida de sangre suficiente puede provocar la muerte. Cuanto más rápido bombea la sangre, más rápido puede expirar una persona.

3. Usando una gasa y un vendaje, se detiene el flujo sanguíneo. Es posible que necesite un torniquete para las mordeduras graves que han lesionado una arteria o una vena. La cabeza es dura y puede tener grandes cantidades de sangre derramando incluso una herida superficial. Si el paciente responde, sin confusión, una herida en la cabeza puede no ser tan grave como parece. Sin embargo, aún debe controlar su condición. La pérdida de sangre aún puede afectar a una persona y se pueden producir daños que no se pueden ver fácilmente.

4. Una vez que se reduce el flujo sanguíneo, será el momento de determinar otras posibles lesiones. La pérdida de sangre puede ocurrir debido a un hueso roto, por lo que es posible que deba inmovilizar el hueso roto antes de alejarse del área.

5. Dependiendo de dónde esté la herida, como cerca de la espalda, es posible que necesite una camilla para llevar a la persona de regreso al vehículo y recibir atención médica. Incluso si una persona cree que está bien, si ve algún signo de lesión cerca de la columna, no deje que la persona camine. Si solo es una persona, con una parte lesionada, llevar a la

otra persona puede ser su única opción. Debe hacer todo lo posible para minimizar más lesiones.

A veces, una persona no responde. El choque podría haberlos dejado inconscientes, un fuerte golpe en la cabeza pudo haberlos dormido, o las lesiones pueden ser lo suficientemente graves combinadas con un choque que hace necesaria la reanimación.

Los pasos anteriores describen qué hacer si la persona responde o si hay una pérdida significativa de sangre. A continuación, se le explicará qué hacer si se produce una pérdida de sangre, respiración y paro cardíaco.

1. Debe detener la pérdida de sangre. Nadie puede ser resucitado si pierde demasiada sangre. Por lo tanto, su primera prioridad es determinar cuánta sangre sale del cuerpo y cómo puede detenerla. Debe ignorarse una lesión menor. Una arteria que brota, use un torniquete.

2. Si la pérdida de sangre no es un problema, su prioridad pasa a ser reanudar el corazón y el oxígeno al cerebro. Se requerirá RCP. Si tiene una máscara de oxígeno y un desfibrilador, ahora es el momento de usar ambos. Si no lo hace, siga los procedimientos de primeros auxilios / RCP que aprendió en su curso.

Para aquellos que no han tenido un curso de RCP en años, los métodos han cambiado.

1. Incline la cabeza para abrir las vías respiratorias. Compruebe si esto ayuda a reanudar la respiración; de lo contrario, deberá proporcionar oxígeno.

2. Empuje fuerte y rápido sobre el pecho si no hay pulso. Necesita administrar 100 compresiones por minuto.

3. Dé dos respiraciones.

4. Reanude las compresiones duras y rápidas durante un minuto más.

Idealmente, escuchará romperse las costillas si está haciendo la RCP correctamente. La caja torácica está diseñada para proteger el corazón, por lo que debe empujar con fuerza y rapidez.

Si encuentra pulso, puede detener las compresiones. Si se reanuda la respiración, puede dejar de proporcionar oxígeno.

En caso de que la persona reviva, será el momento de proporcionar primeros auxilios para su transporte al centro médico más cercano. Dado que comenzó llamando al 911, es mejor evaluar la condición de la persona y lo que debe hacer para ayudarla a sobrevivir hasta que lleguen o lleguen los profesionales.

Es más probable que el daño de un oso negro sea cortado por garras y mordeduras muy afiladas. Algunas personas han requerido extensos puntos de sutura e injertos de piel, mientras que algunas han perdido dedos o extremidades. Las mandíbulas pueden romperse y los cráneos pueden aplastarse, pero aún así, las personas sobreviven a estas lesiones. Todo se reduce a los primeros auxilios que proporcione y a asegurarse de que el oso negro ya no esté cerca.

Osos pardos

Los grizzlies son los osos más agresivos que probablemente encontrarás. Los osos polares también son agresivos, pero la mayoría de nosotros no nos aventuramos en su territorio. Los osos Kodiak llevan el nombre de una isla, Kodiak, en Alaska. Siguen siendo osos pardos, aunque se les considera un tipo aparte ya que llevan décadas en la isla. Los osos pardos son más grandes, siendo los grizzlies los más grandes.

Nunca querrás interponerse entre una madre y sus cachorros, ni siquiera accidentalmente. Esto puede percibirse como una amenaza para los osos jóvenes. Los machos tienden a estar solos hasta que llega la temporada de apareamiento o el salmón.

Puede ser una gran aventura salir y ver osos cuando los salmones están nadando y saltando corriente arriba; sin embargo, habrá numerosos osos a lo largo del río, por lo que nunca querrá salir solo o pensar que no representará una amenaza si se acerca. De hecho, desea elegir un río que esté cerca de la civilización para evitar encuentros peligrosos.

Los osos pardos se encuentran en los parques nacionales Glacier, Yellowstone, Denali, todo el estado de Alaska, Montana son algunas otras áreas. Definitivamente desea saber si existe alguna posibilidad de encontrar a estos osos en los senderos cerca de los que va a caminar o acampar.

Asegúrese de no llevar comida consigo o, si se encuentra en la naturaleza, de tenerla empaquetada adecuadamente.

Nunca intentes matar a un oso incluso si te está atacando. Es más difícil matarlos de lo que crees. Incluso las balas de goma diseñadas para asustarlos pueden tener el efecto contrario.

Como con cualquier oso, no querrás parecer una amenaza. Sin embargo, si el oso tiene la intención de atacar, hazte ver lo más grande posible y haz tanto ruido como puedas.

No corras y no pierdas de vista al oso. Como los osos negros, los osos pardos pueden trepar y son rápidos.

Los osos pardos también son más grandes, lo que significa que pueden infligir mucho daño no solo con su peso, sino también con sus garras y dientes. La mayoría de los osos neutralizarán la amenaza y se irán. Pocos seguirán atacando. Si puedes hacer que el oso pierda interés y siga con sus asuntos, esa es la mejor opción.

Atención de emergencia para los ataques de oso pardo

Antes de acercarse a una parte lesionada, asegúrese de que la amenaza del oso haya desaparecido.

1. Empiece por llamar a la persona por su nombre y ver si responde. Si es así, trate de mantener a la persona tranquila mientras evalúa las lesiones y marca los números de emergencia.

2. Marque el 911 o cualquier otra línea de emergencia según su ubicación.

3. Empiece a tratar las lesiones graves, como una importante pérdida de sangre. Cualquier sangrado arterial o pérdida significativa de sangre evitará que usted salve a una persona si no se controla. La conmoción detendrá el corazón.

4. Si la persona no respira y el corazón se ha detenido, su primera prioridad sigue siendo detener cualquier pérdida excesiva de sangre. La RCP solo hará que salga más sangre del cuerpo si hay una gran herida o sangrado arterial.

5. Una vez que haya aplicado un torniquete a las heridas y las haya empacado con una gasa para tratar de detener el sangrado, puede comenzar la RCP.

6. Incline la cabeza hacia atrás y levante la barbilla para enderezar las vías respiratorias. Proporcione dos respiraciones.

7. Siendo 100 compresiones por minuto, empujando lo más fuerte y rápido que puedas sobre el pecho de la persona. Si se hace correctamente, las costillas se romperán al obligar a sus manos a presionar el corazón.

8. Dé dos respiraciones más después de 100 compresiones y continúe repitiendo el proceso hasta que el corazón comience, comience la respiración o llegue la ayuda.

9. Si la persona no ha dejado de respirar y el corazón aún bombea, pero la persona está inconsciente, continúe revisando si hay heridas y trate las lesiones primarias.

10. Es posible que el personal de emergencia le diga que permanezca donde está o que le pida que se dirija a un lugar diferente para acercarse a ayudar.

Desea seguir estos pasos para asegurarse de que no se lastimará. No puedes administrar primeros auxilios o resucitación cardiopulmonar si te lastima el oso. Además, debe marcar el 911 lo antes posible, incluso antes de que termine el ataque, si puede. A veces, el shock puede retrasar nuestra reacción hasta que sea el momento de actuar para ayudar a otro. Solo asegúrese de marcar el 911 o cualquier número que lleve al personal de emergencia a su ubicación lo más rápido posible.

Hipopótamos

A menos que tenga la intención de viajar a un lugar donde viven hipopótamos, debe estar a salvo de este animal mortal. Pero nunca se sabe cuándo podría encontrar uno, como decidir convertirse en biólogo que trabaja en el zoológico. Los hipopótamos son criaturas veloces, más de lo que indica su tamaño. Llegan a tierra, pero pasan la mayor parte de su vida en el agua. Viven en ríos o lagos.

Un hipopótamo tiene dientes muy afilados y su mordida exuda una cantidad significativa de presión que puede aplastar a una persona. No quiere interponerse en su camino. Cada año, unas 500 personas mueren de hipopótamos. En comparación, ocurren menos de 200 ataques de tiburones por año. El tamaño de un hipopótamo también puede aplastar a una persona.

Si tienes la mala suerte de encontrarte con un hipopótamo en la naturaleza, debes atacarle los ojos y evitar que te aterroricen.

Atención de emergencia para los ataques de hipopótamos

Hay algunos escenarios de cómo un hipopótamo puede dañar a una persona: solo un mordisco, ser aplastado o ambos. Dependiendo de la situación, deberá brindar la mejor atención de emergencia que pueda hasta que llegue la ayuda.

1. Haga que alguien pida ayuda, si es posible. Puede ser más rápido llevar a la persona al centro médico más cercano en lugar de esperar ayuda, dadas las áreas de posibles ataques.

2. Asegúrese de que el área esté libre de hipopótamos antes de intentar acercarse a la persona.

3. Revise las lesiones. ¿Se está produciendo una pérdida de sangre significativa?

4. Como ocurre con cualquier situación, es necesario detener la pérdida de sangre antes de poder tratar otras lesiones, incluso una persona sin latidos del corazón o sin respuesta respiratoria.

5. Use un torniquete justo encima de la herida si es una extremidad. Si es abdominal, debe empacar la herida y envolver los vendajes lo más apretados que pueda.

6. Una vez que se detiene la pérdida de sangre, es hora de abordar cualquier problema de pulso o respiración.

7. Recuerde inclinar la cabeza hacia atrás para levantar el mentón y administrar respiraciones cada 100 a 120 compresiones por minuto. Empuja fuerte y rápido.

8. Si el corazón comienza a latir y la respiración se reanuda, puede determinar la mejor manera de llevar a la persona al personal médico.

Tigres

Los tigres de Bengala son conocidos por sus ataques mortales, aunque otros tigres pueden ser igualmente peligrosos. Hay una historia real sobre un ataque de principios de 1900, que se cree que fue un tigre, que desarrolló el gusto por los humanos. Se dice que ha matado a cientos de personas en menos de diez años. Los estudios han examinado las marcas de mordeduras dejadas por el tigre para confirmar que era uno y no varios tigres.

Los tigres son gatos grandes a los que no les gusta ser amenazados ni encontrar nada que perciban como peligroso. Los tigres hambrientos son aún peores porque pueden perderse en territorio humano en lugar de quedarse en la jungla.

La prevención de un ataque de tigre requiere permanecer fuera de las áreas donde viven estos grandes felinos. Pero, si te embarcas en una aventura, prepárate. Déjese guiar por el área y asegúrese de recordar qué hacer en caso de emergencia.

Cuidados de emergencia

Asegúrate de que el tigre se haya ido.

1. No desea reencontrarse con el tigre o, peor aún, ser atacado mientras intenta ayudar a otra persona. Nunca se ponga en peligro ya que no podrá ayudar a la otra persona.

2. Solicite ayuda si se encuentra en un área que tiene un equipo médico que puede ayudarlo.

3. Si la persona está consciente, trate de mantenerla calmada. Se puede producir un shock y es posible que pierdan el conocimiento.

4. Evalúe primero las lesiones importantes, buscando pérdida de sangre.

5. Aplique un torniquete en cualquier miembro que muestre una pérdida de sangre extrema. En algunos casos, se produce la pérdida de una extremidad, por lo que debe detener la sangre.

6. Compruebe el pulso y, si está respirando una vez, la pérdida de sangre está controlada.

7. Utilice CPR, si es necesario.

8. De lo contrario, lleve a la persona a un médico de inmediato, mientras continúa monitoreando la pérdida de sangre y los signos de shock que podrían detener el corazón.

Leones

Los leones son animales que atacan cuando tienen hambre y es más probable que coman presas africanas nativas, pero cuando la comida es escasa, definitivamente no querrás estar en el camino de la caza de leones. Cientos de muertes se pueden atribuir a los leones por año para aquellos que viven en África. Siempre que visite y permanezca con su guía en un safari, debe estar a salvo de un ataque. Pero estar preparado para un incidente es útil si se encuentra con alguien que no tiene tanta suerte.

Protocolos de emergencia

Asegúrate de que el león o los leones hayan abandonado el área antes de ir a ayudar a cualquiera que sea atacado. Llame para obtener ayuda local. A veces, es posible que deba llevar a la persona a la instalación más cercana, pero debe alertar a alguien de su llegada.

1. Llegue hasta la persona lesionada.

2. Trate de calmar a la persona si todavía está consciente.

3. Valorar las lesiones en busca de heridas que puedan provocar la muerte por pérdida de sangre.

4. Trate primero las heridas más peligrosas, usando un torniquete o empaquetando la herida con gasa y envolviendo vendas alrededor del área.

5. Si es necesario, reinicie el corazón y suministre oxígeno a la persona mediante técnicas de RCP.

6. Lleve a la persona a un centro médico, mientras monitorea otros problemas, como un shock que podría conducir a la muerte.

Perros

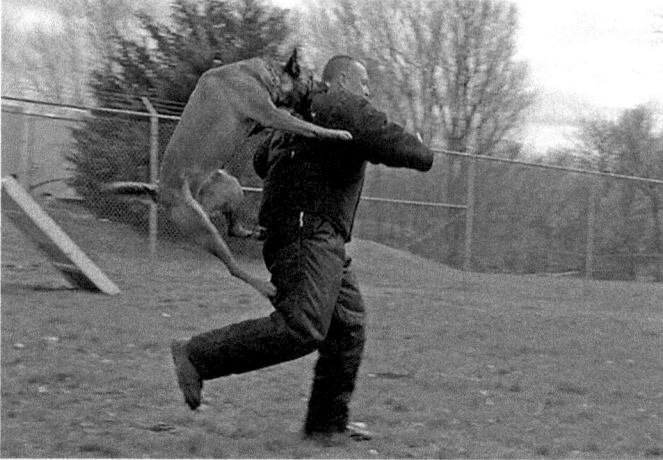

Sí, los perros han hecho la lista, aunque los consideramos mascotas y nuestros mejores amigos. No todos los perros son tan tranquilos como parecen. Algunas personas incluso entrenan a sus perros para que sean animales de ataque y guardia. Cada año ocurren más mordeduras de perro que cualquiera de los otros animales mencionados anteriormente. A veces, un perro no tiene la intención de morder y, otras, lo hace porque se siente amenazado por ti. Es esencial recibir tratamiento para cualquier mordedura de perro que se produzca porque no se trata; estas picaduras pueden poner en peligro la vida.

Atención de emergencia por mordedura de perro

Si un perro lo muerde a usted oa alguien con quien está, debe brindar atención de emergencia.

1. Primero, enjuague la herida con alcohol u otro agente limpiador de su botiquín de primeros auxilios.

2. Envuelva la herida.

3. Use hielo para ayudar con la hinchazón causada por la picadura.

4. Vaya a un centro médico. Si lleva tiempo llegar a una instalación, puede tomar un analgésico para la hinchazón y el dolor. El dolor articular no es infrecuente con las mordeduras de perro.

La saliva del perro puede tener cualquier cantidad de bacterias que podrían causar una infección. Necesita que un médico trate la mordedura de su perro, incluso si parece menor.

El médico le preguntará si conoce al perro o si era un animal desconocido. Algunos perros pueden tener rabia, como cualquier otro animal. La rabia puede matar tanto a una persona como a un perro. Por lo tanto, si algún animal, incluidos los mencionados en capítulos anteriores, hacía espuma por la boca, se veía enfermo o salvaje, es posible que necesite tratamiento para la rabia. Atrapado temprano, puede sobrevivir.

Un médico limpiará la herida. Se le realizará un análisis de sangre para ver si se presenta alguna infección y luego le recetarán un antibiótico. Si su tétanos no está actualizado, le pondrán una vacuna. Controlará la herida para ver si empeora, incluso si la hinchazón o el dolor extremo comienzan un día o más después de la picadura.

Gatos domesticados

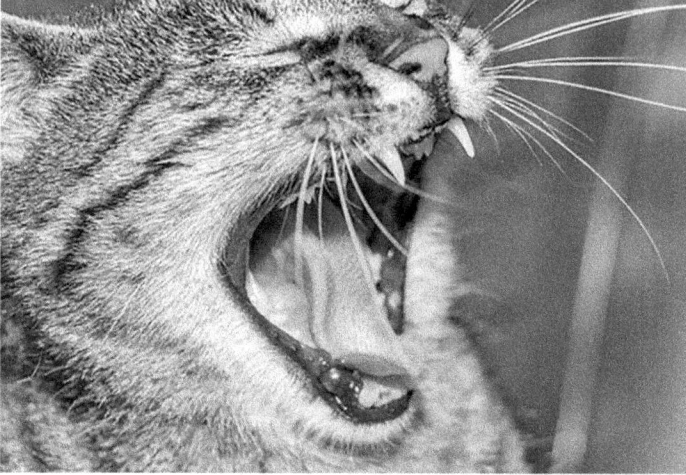

Sí, nuestros gatos domésticos pueden ser tan dañinos como los grandes felinos en libertad. Por supuesto, su apariencia linda y tierno no siempre dice la verdad. Los accidentes y el miedo pueden provocar una mordedura incluso por parte de nuestras mascotas. Al igual que los perros, es una infección o rabia que puede poner en peligro la vida cuando un gato doméstico lo muerde.

A veces, los gatos se asustan en situaciones o muerden durante el juego. Su saliva puede contener bacterias que provocarán una infección, generalmente relacionada con la sangre, por lo que nunca es aconsejable tratar una herida sin que un profesional médico la observe.

Atención de emergencia por mordedura de gato
Comience con primeros auxilios.

1. Limpiar y desinfectar la herida.

2. Si está sangrando abundantemente, lo que puede suceder si el animal tiene una arteria o vena pequeña, asegúrese de detener el sangrado.

3. Envuelva la herida.

4. Aplique hielo.

5. Tome un analgésico.

6. Vaya a un centro médico y haga que le revisen la herida.

7. El médico querrá saber si conoce al animal. Si no lo hace y existe la posibilidad de contraer rabia, le proporcionarán signos y síntomas, además de un protocolo de qué hacer.

8. Se realizará un análisis de sangre para ver si hay signos tempranos de infección. Lo más probable es que si las heridas están inflamadas y enrojecidas, el médico le recetará un antibiótico. Si no está actualizado sobre su vacuna contra el tétanos, recibirá una.

9. Deberá controlar su salud y volver al médico si la herida empeora o en una semana para comprobar el progreso de la cicatrización.

Conclusión

La atención de emergencia que brinde se basa en la situación y el peligro que representa. Siempre debe asegurarse de que el área esté libre de peligro, ya sea un insecto o un animal. No desea que otra persona resulte herida mientras intenta rescatar a la persona atacada.

Las picaduras de insectos pueden no ser letales a menos que se produzca una infección, razón por la cual los primeros auxilios incluyen mantener la herida limpia, seca y sin daños. Debe lavarlo y aplicar una crema contra la picazón para evitar cualquier infección. Para las picaduras de escorpión o reacciones más graves, el mejor método es mantener el corazón en funcionamiento y un buen suministro de oxígeno. Al mismo tiempo, apresura a la persona lesionada al centro médico más cercano.

Cuando se trata de mordeduras de animales, la pérdida de sangre es la principal causa de muerte. Una arteria cortada puede hacer que una persona sangre en unos momentos, por lo que importa menos si el corazón está latiendo y la persona está respirando si no puede detener la pérdida excesiva de sangre.

Recuerda llevar esto contigo como guía; especialmente, si se adentra en el desierto y puede encontrar cualquier número de los animales o insectos mencionados.

Recursos

http://www.toxinology.com/fusebox.cfm?fuseaction=main.scorpio
  ns.results&Common_Names_term=&Family_term=&Genu
  s_term=Androctonus&Species_term=&countries_terms=®i
  on_terms=&General_Information__term=

https://www.nationalgeographic.com/animals/invertebrates/group/s
  corpions/#:~:text=There%20are%20almost%202%2C000%
  20scorpion,against%20that%20species'%20chosen%20prey
  .

https://www.planetdeadly.com/animals/worlds-dangerous-
  scorpions

https://www.asgmag.com/prepping/safety-prepping/fatal-stingers-
  the-6-deadliest-scorpions-in-the-world/

https://www.medicalnewstoday.com/articles/312484#home_remed
  ies_for_fire_ant_stingshttps://lakenormanpest.com/top-8-
  dangerous-ants-time/

https://www.allergy.org.au/patients/insect-allergy-bites-and-
  stings/jack-jumper-ant-allergy

https://www.cntraveller.com/gallery/the-10-most-dangerous-
  animals-in-the-world

https://www.redcross.org/take-a-class/cpr/performing-cpr/cpr-steps

https://www.britannica.com/list/9-of-the-worlds-deadliest-snakes

https://www.cdc.gov/parasites/sleepingsickness/treatment.html

http://www.walkthroughindia.com/wildlife/top-5-wild-animals-responsible-for-killing-most-humans-in-india/

https://www.bbc.com/news/world-36320744

https://www.floridamuseum.ufl.edu/shark-attacks/yearly-worldwide-summary/

https://www.britannica.com/list/9-of-the-worlds-deadliest-spiders

ATENCIÓN DE EMERGENCIAS MÉDICAS

PARA PRINCIPIANTES

Cómo manejar un hueso roto

BRANDA NURT

Introducción

La atención de emergencia es esencial en cualquier sistema de salud porque es la red de seguridad diseñada para atrapar y tratar a pacientes críticos. En 1991, Roemer definió un sistema de salud como "la combinación de recursos, organización, financiamiento y gestión que culminan en la prestación de servicios de salud a la población". La Organización Mundial de la Salud dio otra definición de sistema de salud en 2002: "Todas las actividades cuyo objetivo principal es promover, restaurar y mantener la salud".

El factor crítico en ambas definiciones es la prestación de servicios de salud. Sin embargo, hay cosas que una persona no médica puede hacer para contribuir a salvar la salud de una persona en emergencias médicas. Todos deben acudir al departamento de atención de emergencia en caso de emergencia médica. Aún así, algunas acciones o inacciones pueden empeorar la situación en ausencia de las habilidades necesarias, como los medios para manejar un hueso roto. A veces, el tipo de tratamiento adecuado, proporcionado lo antes posible, puede aumentar en gran medida el resultado de la recuperación del paciente. Esto hace que sea importante brindar asistencia antes de esperar a que lleguen los profesionales médicos al lugar. En otros casos, los profesionales médicos no pueden llegar a la escena en absoluto. En estos casos, los pacientes deben ser llevados a un servicio de emergencia por una persona física. Los profesionales médicos no pueden estar en todas partes a la vez, por lo que es lógico estar preparado para completar cuando no estén presentes en una emergencia.

Alguien que quiera prepararse para desempeñar el papel de un profesional médico en el manejo de una fractura debe aprender un par de cosas en particular. Esta persona necesitaría aprender a identificar una posible fractura con solo mirarla, limitar el daño allí mismo en la escena, preparar al paciente para ser trasladado a un hospital e incluso llevarlo a un hospital evitando más lesiones. Si eres ese tipo de persona, puedes estar seguro de que encontrarás todo lo que necesitas aprender en las páginas de este libro.

La mayoría de las fracturas se pueden curar sin consecuencias, en particular las fracturas de las extremidades, que son los tipos más comunes de fracturas. Siempre que la persona reciba la atención adecuada, el paciente debe poder recuperar la funcionalidad completa de la extremidad afectada. Sin embargo, recibir o no la atención adecuada puede marcar la diferencia entre un paciente con una fractura curada y un paciente que desarrolla una discapacidad debido a una fractura.

La mortalidad como consecuencia de fracturas es, por otro lado, muy infrecuente. Los únicos pacientes fracturados en peligro real de morir son los pacientes politraumatizados. Los pacientes en estas circunstancias son el peor de los casos posibles, lo que no significa que no tengamos que estar preparados para estos casos. Además, un hueso fracturado ubicado en un área peligrosa puede convertirse en una lesión potencialmente mortal si se maneja de manera incorrecta. Entonces, en el peor de los casos, el paciente necesitará un buen tratamiento para mantenerse con vida. En un escenario que no es tan grave, el paciente podría morir si recibe el tratamiento incorrecto. En cualquier caso, su aportación podría marcar la diferencia entre la vida y la muerte de estos pacientes.

Las fracturas pueden tener consecuencias muy graves, y su naturaleza cruda y espantosa nos hace percibirlas como realmente aterradoras, pero no es necesario que lo sean. Por supuesto que las fracturas deben tomarse en serio y es mejor evitarlas, pero no hay nada que temer si sabes cómo tratarlas.

Un hueso roto no es una sentencia de muerte. Puede volverse muy feo y, si se trata de manera incorrecta, podría tener terribles consecuencias. Si eres una de esas personas que quiere poder cuidar a su familia en cualquier situación, este es exactamente el libro para ti. Tome este conocimiento en serio, practique todo lo que necesita saber y prepárese para la extraña posibilidad de enfrentarse a una fractura de hueso. Puede comenzar este libro como alguien sin ningún conocimiento médico, pero dejará este libro como alguien que es completamente capaz de manejar una fractura con confianza.

Si se encuentra en una situación médica de emergencia o que pone en peligro su vida, busque asistencia médica de inmediato.

Capítulo Uno

El fundamento de la
atención de emergencia

Cuando pensamos en la atención de emergencia, nuestras mentes suelen pensar en la imagen de una sala de emergencias. Los programas de televisión famosos han creado una imagen de atención de emergencia que es mucho más dramática que cómo funciona en la vida real. Todo lo que aplicará como tratamiento de fracturas se considera atención de emergencia, por lo que es importante comenzar por comprender el concepto.

Situaciones de emergencia y que amenazan la vida

Se asume que la atención de emergencia es para personas que requieren atención médica inmediata porque su vida está en peligro. En medio de la urgencia, uno podría asumir la postura de que estas personas no eligen la atención de emergencia porque las circunstancias los obligan a buscarla, pero no es del todo cierto. Existen ciertos factores, lo que contribuye a la idea de que existe una necesidad de atención de emergencia. Siempre hay un incidente convincente que necesita atención inmediata, y esto se ilustrará en los dos ejemplos siguientes:

1. Una persona ha estado involucrada en un accidente, lo que ha resultado en un hueso roto que sobresale a través de su piel. El sangrado crea la necesidad de atención inmediata debido al dolor insoportable, la pérdida de sangre y la exposición de los huesos puede provocar una infección. Si la pérdida de sangre es importante, esto podría convertirse en una situación potencialmente mortal. Sin embargo, la mayoría de las fracturas no son afecciones potencialmente mortales; eso no significa que no sean urgentes.

2. La segunda persona es una señora que encuentra un bulto en su pecho una mañana y tiene que programar una cita para ver a un médico que determinará si el bulto es canceroso. Estas dos personas padecen enfermedades graves, pero una es más urgente que la otra; el hueso roto.

En estos ejemplos tenemos una situación potencialmente mortal, que es la posibilidad de cáncer de mama. Sin embargo, el tratamiento del cáncer no es agudo porque es una enfermedad crónica. Incluso si se trata de una enfermedad que podría provocar la muerte, el tratamiento podría esperar hasta que se establezca una fecha de cita adecuada entre el médico y el paciente. El primer ejemplo, por otro lado, no se encuentra en una situación potencialmente mortal. Sin embargo, la situación de este paciente necesita un tratamiento rápido o de lo contrario existe el peligro de consecuencias nefastas. Esta es una situación urgente que necesita atención inmediata o de lo contrario podría tener consecuencias peligrosas.

La pronta respuesta y la respuesta correcta en la atención de emergencia

Las situaciones de atención de emergencia requieren de alguien que tenga conocimientos y habilidades para abordarlas, lo que no está disponible para todos. Las situaciones de atención de emergencia se refieren a asuntos médicos, y cualquier persona que intente resolver la emergencia médica sin conocimiento médico podría dañar aún más a la víctima. Un ejemplo sería en los casos de fractura de hueso. Una persona puede intentar mover a alguien que ha dicho que tiene un dolor extremo, pero si una sección de su extremidad ha cambiado de color, no puede moverla y hay hinchazón, probablemente haya una fractura. Intentar mover a este paciente sin inmovilizar la extremidad podría deteriorar la situación de la fractura, dañar al paciente y empeorar sus posibilidades de recuperación. Entonces, por dura que parezca esta realidad, es mejor esperar a alguien que sepa cómo tratar a un paciente fracturado que intentar ayudar al paciente sin los conocimientos necesarios.

En la atención de emergencia, el tratamiento de un paciente debe llegar lo antes posible. Sin embargo, si la ayuda proviene de una persona sin conocimientos ni capacitación, a veces es mejor no recibir ningún tratamiento inmediato. Si no sabe cómo preparar a un paciente para su transporte a un hospital, es mejor esperar a que un paramédico capacitado lo recoja y lo lleve para recibir atención médica especializada. La atención oportuna es extremadamente importante, pero eso no significa que debas tratar de brindarla bajo ninguna circunstancia. En el caso particular de los huesos fracturados, empeorar la situación es tan fácil que es mejor dejar estas lesiones si no sabes cómo tratarlas. Ésta es la naturaleza de la atención de emergencia. Incluso si requiere una respuesta rápida, esta respuesta no es una obligación para todos los que rodean al paciente lesionado. A veces, la mejor decisión que puede tomar es pedir ayuda y esperar a que llegue.

Si se encuentra en una situación médica de emergencia o que pone en peligro su vida, busque asistencia médica de inmediato.

Capítulo Dos

Consideraciones anatómicas sobre los huesos

Hay varios procesos complejos que ocurren a la vez durante el desarrollo embriológico de un ser humano. El tejido óseo, como cualquier otro tejido del cuerpo humano, se crea a través de las interacciones y la evolución de las células del embrión.

Anatomía del cuerpo humano

Hay un lenguaje particular que se usa para describir la anatomía del cuerpo humano. Este lenguaje asume el corazón como punto de referencia, siendo visto como el centro del cuerpo. Uno debe imaginarse el cuerpo en posición de pie, mirando hacia adelante con los brazos levantados y las manos mirando hacia adelante. Con esta posición anatómica como punto de referencia básico, el resto de términos utilizados en la descripción de la anatomía toman sentido. Los diferentes términos utilizados para referencia anatómica, los mismos que se utilizan como referencia para fracturas, son los siguientes:

Proximal y distal

Proximal se refiere al área que está cerca del corazón, mientras que distal está más lejos del corazón. Un ejemplo de esto sería que el hombro está proximal al codo mientras que el codo está distal al hombro.

Anterior y posterior

Anterior se refiere a la parte frontal del cuerpo humano, mientras que la parte posterior se refiere a la espalda. Un ejemplo sería que los senos estén por delante del esternón, mientras que la espalda está por detrás de los pulmones.

Medial y lateral

Medial se refiere a la parte media del cuerpo, mientras que lateral es el área exterior del cuerpo. Un ejemplo sería la nariz medial a las orejas mientras que las orejas están laterales a los labios.

Localización de fracturas

Una vez que tenemos este conocimiento en mente, podemos usarlo para describir fracturas. Una fractura puede ser distal al codo si está en la muñeca, o puede ser proximal a la rodilla si está en el fémur. Estos términos son universales, por lo que pueden usarse para describir lesiones a cualquier profesional médico sin temor a ser malinterpretado.

Huesos de un ser humano

El sistema esquelético es la unión de los diferentes huesos, cartílagos y articulaciones del cuerpo. Su función principal es actuar como marco de apoyo para el resto de tejidos corporales. Los músculos están unidos directamente a los huesos a través de los tendones y el resto de los órganos se mantienen dentro y alrededor del sistema esquelético. Además, el sistema esquelético nos permite movernos, ya que los músculos no podrían crear movimiento sin las estructuras fundamentales sobre las que actúan. Además, el sistema esquelético nos permite enfrentarnos a la gravedad, esencial para el movimiento. La siguiente función principal del sistema esquelético es brindar protección a los órganos vulnerables. La caja torácica, por ejemplo, sirve para proteger los pulmones y el corazón. Esto hace que una costilla fracturada sea una fractura particularmente peligrosa, ya que podría comprometer la integridad de los órganos que contienen. Las siguientes funciones, más importantes para el sustento de la vida a largo plazo, son la producción de células sanguíneas y el almacenamiento de minerales. Si alguna parte del marco se rompe, es decir, se fractura, esto afecta a todas y cada una de estas funciones. El segmento del cuerpo afectado perderá su forma, no podrá moverse correctamente y las estructuras contiguas del cuerpo estarán en peligro, si no se ven afectadas directamente por la fractura.

Puede comenzar su estudio del sistema esquelético observando todas las imágenes de los huesos a continuación.

Huesos de las diferentes regiones del cuerpo

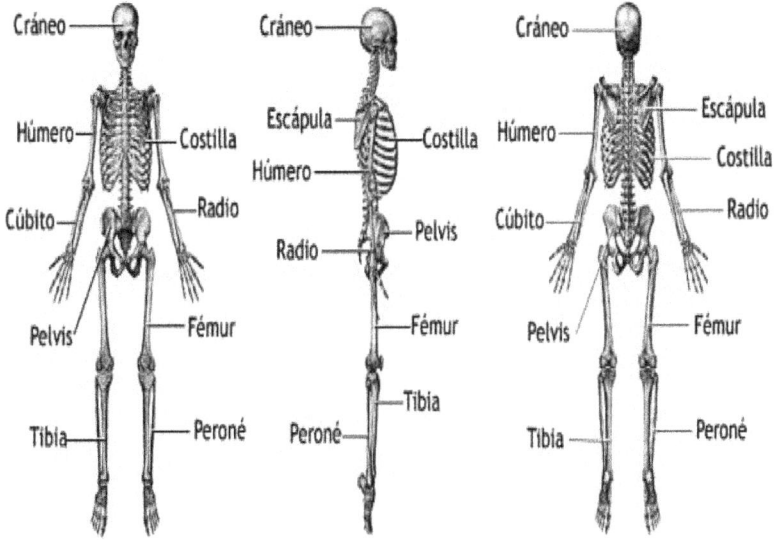

Cada hueso se erige como un órgano individual; por ejemplo, el fémur o las costillas son todos órganos individuales. Estos diferentes órganos, colectivamente, forman el esqueleto. El esqueleto es el único sistema de órganos que se conserva durante muchos años mediante la fosilización. Esta naturaleza de preservación es la única forma en que los humanos han podido establecer la evolución de otros organismos vivos e incluso animales extintos. El tejido característico de un hueso permite su conservación como fósil durante años, preservando así la historia y permitiendo nuevos estudios.

Tipos de huesos

Los huesos del cuerpo humano son diferentes, sin embargo, se pueden clasificar en diferentes tipos según sus cualidades morfológicas. Los tipos de huesos presentes en el cuerpo son los siguientes:

Huesos largos

Estos huesos pueden describirse como de forma alargada y tubular. Van desde el fémur hasta las pequeñas falanges de las manos. Se encuentran principalmente en las extremidades y su función principal es facilitar el movimiento. Incluso si son fuertes, dado que forman parte de las extremidades, los huesos largos con frecuencia se fracturan. La metáfisis, una parte particularmente débil de los huesos fuertes, es donde ocurren la mayoría de estas fracturas.

Huesos planos

Los huesos planos pueden tomar una forma alargada, como las costillas, o pueden tomar una forma ancha, como los huesos del cráneo. Su principal cualidad morfológica es que no son tubulares, sino planos. Su función principal es actuar como escudo y proteger los órganos del cuerpo. Sus formas les permiten ser muy fuertes, por lo que es poco común que se fracturen. Entonces, las fracturas de cadera (los huesos planos más fuertes del cuerpo) solo son comunes entre las personas con enfermedades subyacentes, como la osteoporosis.

Huesos cortos

Se puede describir que estos huesos tienen la forma de un dado. A menudo toman la forma de un cubo irregular y están presentes en las articulaciones de la muñeca y el tobillo. Estos pueden fracturarse, y tales fracturas son más difíciles de identificar porque a menudo no causan deformaciones. Es por ello que cualquier lesión producida por una fuerza contundente aplicada en estas zonas debe considerarse una fractura, e inmovilizar el miembro afectado.

Huesos sesamoideos

Los huesos sesamoideos son pequeños, redondos, planos y siempre van en los tendones. Estos se dislocan con más frecuencia que se fracturan, ya que cualquier fuerza dañina que se les aplique los sacará de su lugar anatómico en lugar de romperlos. La rótula, el hueso pequeño que se encuentra frente a la articulación de la rodilla, es un hueso sesamoideo.

Huesos irregulares

Estos son huesos con formas extravagantes que no encajan en ninguna de las otras categorías. Su forma les permite cumplir múltiples funciones al mismo tiempo que brinda protección a las estructuras internas del cuerpo. Las vértebras son un ejemplo de huesos irregulares. Su forma protege la médula espinal al tiempo que permite que los vasos sanguíneos, nervios y músculos la ataquen en diferentes lugares especializados.

Partes de un hueso

Conocer las diferentes partes de un hueso nos enseñará dónde mirar cuando evaluamos una fractura. También nos enseñará qué esperar encontrar en un hueso roto y cómo funcionan los huesos en general.

Diáfisis

La diáfisis es la parte tubular del hueso largo. Es largo, regular y fuerte, por lo que puede soportar mucho daño y estrés antes de romperse. Es poco común encontrar una diáfisis rota, por lo que no debe comenzar a buscar en la mitad de las extremidades una posible fractura. Los huesos largos solo se romperán en la diáfisis si se aplica una fuerza extrema directamente sobre ellos.

Epífisis

Si la diáfisis es el eje del hueso largo, la epífisis puede describirse como los dos extremos del eje. Con el propósito de ser el lugar donde se unen los diferentes huesos, la epífisis tiene diferentes formas, pero también es muy fuerte. Una epífisis fracturada es poco común ya que cualquier fuerza contundente aplicada en la articulación de las extremidades probablemente dislocará la articulación en lugar de romper el hueso. Sin embargo, los huesos largos aún pueden romperse en la epífisis si hay una enfermedad subyacente que debilita esa parte del hueso o si se aplica una fuerza muy violenta directamente sobre ella.

Metáfisis

Este es el pequeño lugar entre la diáfisis y cada epífisis de cualquier hueso largo. En los seres humanos en crecimiento, la metáfisis será el lugar en el que se produce la formación y el crecimiento del tejido. Debido a esto, la metáfisis es la parte más débil de los huesos largos y exactamente donde debe mirar al evaluar una posible fractura. Incluso en los adultos, la metáfisis sigue siendo la parte más débil de los huesos rotos.

Hueso Compacto

Este es el tejido más fuerte del hueso. En los huesos largos, hay un hueso compacto que sigue la forma de todo el hueso, creando una estructura hueca similar a un tubo que está lleno de hueso esponjoso o de médula ósea. En los huesos planos, hay dos capas de hueso compacto alrededor de una capa de hueso esponjoso. Entonces, si la capa externa del hueso plano se rompiera (en el cráneo, por ejemplo), la capa interna de hueso compacto aún debería poder proteger el cerebro.

El hueso compacto es fuerte y confiable, pero puede ser peligroso. Cuando está completamente roto, los trozos de hueso compacto pueden ser afilados y dañinos, razón por la cual mover a un paciente fracturado de manera incorrecta podría convertirse en una situación potencialmente mortal. Los bordes del hueso compacto roto son capaces de cortar tejido muscular, nervios e incluso vasos sanguíneos.

El tejido óseo compacto está formado mayoritariamente por matriz extracelular, que es muy rica en minerales, por lo que es el tejido especializado de los huesos el que cumple la función de almacenamiento de minerales.

Cavidad medular

Este es el espacio ubicado dentro de la diáfisis de los huesos largos. Su función es dar espacio a la médula ósea. No debe confundirse con el canal espinal, que es el espacio dentro de la vértebra que sostiene la médula espinal.

Hueso esponjoso

Tejido más blando del hueso, generalmente presente en la epífisis de los huesos largos y dentro del resto de los huesos. Es muy poroso, vascularizado y más blando que el hueso compacto. El hueso esponjoso está formado principalmente por células, no tiene tanta matriz extracelular como el hueso compacto, por lo que no es fuerte.

Periostio

El periostio es una capa delgada que cubre los huesos. Todas las inserciones de músculos y tendones ocurren en el periostio, también transporta los vasos sanguíneos y los nervios de los huesos. Además de proporcionar sustento a los huesos, el periostio funciona como una barrera para proteger las fracturas y deformaciones en los huesos. Este papel es más importante en los niños, donde el periostio es más fuerte que nunca, evitando fracturas completas de los huesos y creando lo que se conoce como fracturas en tallo verde (fracturas en las que solo se rompe un lado del periostio y el hueso compacto).

Endostio

Es una capa delgada que cubre la cavidad medular; está muy vascularizado, por lo que proporciona nutrición al tejido interno de los huesos largos.

Médula ósea

Se trata de tejido blando especializado que se encuentra dentro del hueso esponjoso de todos los huesos y la cavidad medular de los huesos largos. Se puede dividir en médula ósea roja y médula ósea amarilla.

La médula ósea roja es el tejido especializado para la producción de células sanguíneas. Es el único tipo de médula ósea que tenemos de niños, hasta que comenzamos a crecer y la médula ósea roja presente dentro de la cavidad medular es reemplazada lentamente por la médula ósea amarilla.

La médula ósea amarilla, por otro lado, es el tipo de tejido óseo especializado en el almacenamiento de grasa. Una vez que somos adultos, la médula ósea amarilla es el único tipo de médula ósea presente en la cavidad medular. Entonces, la médula ósea roja se encuentra principalmente en los huesos de la cadera, las costillas, las vértebras y el esternón.

Formación ósea y colágeno

El componente tisular del hueso consta de células especializadas y una matriz extracelular llena de minerales. El 70% de la matriz extracelular del hueso está compuesta orgánicamente de una proteína fibrosa llamada colágeno. Incluso se pueden encontrar diferentes formas de colágeno en otros tejidos corporales.

Se pueden encontrar varios tipos de colágeno en el cuerpo, pero solo se han identificado diez. Estos diez tipos de colágeno se nombran utilizando los números de la clase I a la X. El colágeno que se encuentra en los huesos es el colágeno tipo I, que también es un componente de los tejidos conectivos como los dientes, los tendones, los ligamentos y la piel.

El cartílago es un tejido conectivo en el cuerpo humano que se puede encontrar en la superficie externa de los huesos, así como en las articulaciones entre los huesos. El cartílago está compuesto por colágeno tipo II, que es el componente principal del colágeno, por lo que lo identifica como colágeno tipo cartílago.

Al principio de su desarrollo, el hueso existe como osteoide, una matriz orgánica no mineralizada que rodea las células óseas que lo depositaron. La siguiente fase de la formación ósea es la mineralización de esta matriz extracelular a través de la deposición de fosfato de calcio. Esto permite que los huesos se fosilicen. Esta etapa de deposición mineral es crucial porque es lo que ha llevado a la identificación moderna de huesos mediante el aislamiento de fosfoproteínas. Las proteínas de fósforo suelen ser osteonectina y osteocalcina, y ocupan del 1 al 5% de la matriz ósea, pero cabe señalar que estos minerales solo aparecen dentro de la matriz ósea después de la mineralización y no en la etapa inicial de especialización de las células óseas.

Hay dos vías principales para la formación de hueso, el desarrollo directo y la sustitución de otro tejido. Estos dos medios de formación de huesos sufren diferentes formas de interacciones inductivas.

Sustitución de otro tejido

Los huesos se pueden formar a partir del reemplazo de tejido como el cartílago, lo que conduce a la creación de huesos largos (extremidades), vértebras y costillas. Por lo tanto, estos huesos se denominan huesos de reemplazo. Los huesos de reemplazo plantean la pregunta sobre el origen del cartílago. Se ha investigado la formación de cartílago desde la etapa embrionaria hasta el punto de ser reemplazado por tejido óseo.

Se ha informado que debe haber factores externos que influirán en la formación de cartílago dentro del cuerpo a nivel celular. Por lo tanto, no existe una auto-distinción en la creación de células de cartílago, sino que debe haber una interacción inductiva. Un ejemplo de posible interacción inductiva sería que las células de la cara necesitan interactuar con los epitelios para que puedan conducir a la especialización y formar células de cartílago. Algunos estudios proponen que las células del cartílago mutan por sí mismas para formar células óseas y tejido óseo; otra posibilidad es que, a medida que las células del cartílago mueren naturalmente, las células que rodean el cartílago se transforman en células óseas y tejido óseo.

En la etapa del cartílago, antes de ser reemplazado por tejido óseo, hay una membrana celular que bordea el cartílago conocida como pericondrio. Esta es la misma membrana que luego envuelve el hueso, convirtiéndose en el periostio. Está claro que el pericondrio pasa al periostio después de que el cartílago es reemplazado por hueso. La transformación del pericondrio en periostio es crucial, si esta transformación no ocurre, puede conducir a condiciones como enanismo.

Se especula que las células óseas se originan en otra parte del cuerpo y se entregan a través del suministro de sangre al cartílago para la formación de hueso. Luego, la matriz del cartílago se descompone mediante el transporte de las células óseas en los vasos sanguíneos. Por tanto, el movimiento de las células óseas en los vasos sanguíneos es fundamental para la formación de los huesos.

Revelado directo

Los huesos del cráneo y la clavícula son huesos que no se forman mediante el reemplazo de cartílago con células óseas. Estos huesos se crean a través del desarrollo directo, que es otro camino para la formación de huesos. Estos huesos se forman dentro de una membrana de tejido conectivo, lo que les da el nombre de huesos de membrana.

En la etapa embrionaria del desarrollo humano, hay mucho movimiento que ocurre a nivel celular que dará como resultado el desarrollo de la membrana ósea. Este movimiento tiende a durar días o semanas antes de que comience la formación de un hueso. Vale la pena señalar que la creación de los huesos de la membrana del esqueleto facial y el cráneo tiene lugar en las primeras etapas, lo que los hace muy cruciales en la estructura del sistema nervioso.

Capítulo Tres

Fracturas e identificación de fracturas

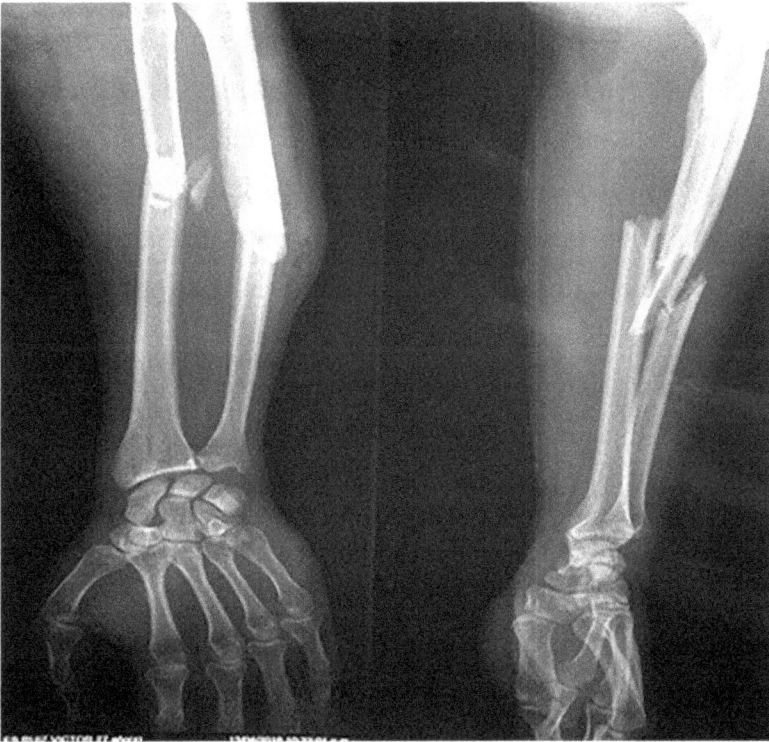

En esta imagen, puede ver que el radio y el cúbito están divididos por la mitad. Puede adivinar que, dado que están divididos en la diáfisis, el antebrazo de este paciente debe haber soportado una gran cantidad de estrés. Más adelante en este libro veremos cómo llamar a esto específicamente, pero ahora todo lo que podemos decir es que se trata de una fractura. Una fractura se puede definir como la continuidad rota de un hueso. Esto significa que el hueso se ha roto parcial o completamente. El hueso puede tener una pequeña grieta o romperse en dos o más pedazos. El tratamiento del hueso fracturado depende de la ubicación de la fractura y del nivel de deformación.

Las fracturas no suelen resultar en la muerte de la víctima, pero algunos otros factores podrían poner en peligro la vida, como la infección de la herida abierta y la rotura de vasos sanguíneos importantes. A pesar de este hecho, las fracturas no suelen ser mortales; sin embargo, deben tratarse de inmediato porque son extremadamente dolorosos y, si no se tratan rápidamente, se podría ejercer presión externa en esa área, empeorando así la fractura. Durante la atención de emergencia de huesos rotos, se debe tener mucho cuidado porque un movimiento en falso podría deteriorar la situación y empeorar la fractura. Esta es la razón por la que es tan importante aprender a tratar correctamente una fractura.

Identificar un hueso fracturado

Una cosa es ver a alguien que se cayó de un árbol y creer que puede tener un hueso fracturado, y una cosa completamente diferente es poder reconocer los signos y síntomas de una fractura. Identificar una fractura es el primer paso antes de intentar tratarla, por lo que es importante que conozca los síntomas y signos de un hueso fracturado.

Hinchazón o hematomas

El área afectada de la fractura siempre presentará hinchazón y, a veces, incluso hematomas. Habrá hinchazón porque una fractura es siempre un evento traumático, por lo que el cuerpo responderá con una reacción inflamatoria, produciendo y aumentando de volumen en la zona afectada, así como una mancha rojiza en la piel.

El hematoma estará presente si hay sangrado alrededor de la fractura, que casi siempre será el caso. Como aprendimos en el capítulo anterior, los huesos tienen irrigación vascular en el periostio, por lo que un hueso fracturado sangra a través de sus vasos sanguíneos rotos. Además, la misma energía traumática que fracturó el hueso podría haber roto el tejido muscular o vascular a su alrededor, produciendo sangrado y hematomas. En algunos casos, los bordes de las piezas del hueso fracturado podrían dañar los vasos sanguíneos circundantes. Si este último escenario ocurre con un fémur fracturado, rompiendo la arteria femoral, como un ejemplo de un hueso que daña un vaso sanguíneo grande, la fractura se convierte en un incidente potencialmente mortal.

Deformidad

El área fracturada del hueso puede perder sus características morfológicas naturales. Un antebrazo fracturado puede doblarse de formas que no son naturales, por ejemplo. Este no siempre es el caso, y las fracturas sin deformidad son mucho mejores para el paciente que aquellas en las que el área afectada pierde su forma natural. Sin embargo, la deformidad es posible y es un signo muy claro de fractura.

Dolor

Una fractura casi siempre es extremadamente dolorosa. La víctima gritará de dolor y señalará el área afectada. Esto ocurre porque el hueso, un órgano del cuerpo con nervios y sensibilidad, se ha traumatizado y empeora cada vez que el paciente intenta mover la zona afectada. Otra razón detrás del dolor es que los músculos y tendones se contraen alrededor del hueso fracturado. No se pueden realizar más exámenes porque manipular el área afectada aumentará el dolor.

Pérdida de funcionalidad

Un área fracturada no puede moverse normalmente, en la mayoría de los casos no puede moverse en absoluto. Los huesos son un pilar fundamental del proceso de locomoción, por lo que un hueso roto hará que los músculos adheridos a él no puedan crear movimientos. Además, en la mayoría de los casos, el paciente no podrá tolerar ningún peso sobre el área afectada, por lo que el paciente no podrá pisar un pie fracturado, por ejemplo.

Fractura abierta

Hay un tipo particular de fractura que se puede identificar tan pronto como ve al paciente, y es la fractura abierta. En este caso, un segmento del hueso roto ha perforado la piel y se puede ver que sobresale a través de la piel. En estos casos, no es necesario buscar el resto de signos para identificar y diagnosticar la fractura; sin embargo, en estos casos el paciente debe ser trasladado con mayor urgencia a un hospital.

Algunas excepciones a la regla

Los signos y síntomas anteriores están presentes en casi todas las fracturas, y esos son los que debe buscar cuando intente identificar una fractura. Sin embargo, en algunos casos, podría encontrar una fractura que siga un camino completamente diferente.

Algunas fracturas son indoloras e incluso muestran falta de sensibilidad. Esto se debe a que la lesión causó daño a los nervios, por lo que el paciente no puede sentir dolor. En algunos casos, el paciente no puede sentir ni siquiera un simple toque. Esto es atípico, pero también es una situación que debería encender sus alarmas y hacerle pensar que algo anda mal con el paciente. Las fracturas generalmente ocurren después de un trauma severo, por lo que no debería ser normal caerse de un árbol sobre su brazo y no sentir ningún dolor en el brazo afectado.

Algunos pacientes pueden mover sus fracturas e incluso poner peso sobre ellas. Esto sucede porque la fractura no abandonó su posición anatómica y los tendones y el músculo alrededor del hueso fracturado están trabajando para mantener todo en su lugar. Es posible que la persona pueda mover el área afectada, pero el dolor y la hinchazón seguirán allí y serán intensos.

La hinchazón y los hematomas son los signos habituales de una fractura, pero a veces el color de la piel cambia al revés y se vuelve pálida. Esto sucede porque ha habido una interrupción del flujo sanguíneo sobre el área afectada.

Buscando lo obvio

Las fracturas casi siempre son causadas por un trauma, por lo que solo las buscará en un paciente lesionado. Accidentes automovilísticos, caídas, accidentes deportivos, peleas, todas estas son situaciones en las que debes considerar la posibilidad de una fractura de hueso. Como veremos más adelante en este libro, a veces las fracturas no son causadas por un trauma intenso. En estos casos, aún verá los signos y síntomas de una fractura, solo tendrá que pensar en la posibilidad y buscarla.

Aplicando el conocimiento

Las fracturas son lesiones muy delicadas que deben manejarse con cuidado. Como veremos más adelante cuando estudiemos el tratamiento y manejo de una fractura, debe evitar los movimientos y esfuerzos por todos los medios. Entonces, incluso si la pérdida de funcionalidad es un signo de una fractura, hacer que el paciente ponga su peso sobre su pie para asegurarse de que esté fracturado es una idea terrible. Debe aprender a identificarlo y utilizar la información durante el interrogatorio del paciente. No necesita ver al paciente tratando de dar un paso con su pie lesionado para diagnosticar la fractura, todo lo que necesita es preguntarle al paciente si pudo pasar por encima de su pie o no antes de su llegada.

Tome el conocimiento y utilícelo para hacer las preguntas correctas. Nunca comprometa la salud y la recuperación del paciente. Si no está completamente seguro de si lo que tiene frente a usted es una fractura o no, siempre debe pensar primero en una fractura y tratarla de esa manera. Es mejor equivocarse e inmovilizar una extremidad que no necesitaba ser inmovilizada que mover una extremidad fracturada y aumentar la lesión porque no estaba seguro de su diagnóstico.

Si se encuentra en una situación médica de emergencia o que pone en peligro su vida, busque asistencia médica de inmediato.

Capítulo Cuatro

Tipos y causas de fracturas

Las fracturas son causadas por muchas razones, pero lo principal que debe ocurrir es que se ejerza una presión externa significativa sobre un hueso, lo que conduce a una rotura o agrietamiento del hueso afectado. La cantidad de fuerza necesaria para fracturar un hueso depende de la ubicación de la fuerza dañina, el hueso afectado, dónde está afectado y la salud general del hueso y del paciente. Deberá comprender las causas habituales de una fractura para ayudarlo a diagnosticar y controlar las fracturas en los pacientes. Las principales causas de fracturas se pueden clasificar en tres, que son fracturas traumáticas, fracturas por sobrecarga y fracturas patológicas.

Fracturas traumáticas

Estos son, con mucho, los tipos de fracturas más comunes. El paciente sufre un evento traumático que aplica suficiente fuerza a un hueso para poder romperlo. Estas fracturas pueden ser realmente peligrosas dependiendo de la zona afectada, ya que la misma fuerza que consiguió fracturar un hueso también pudo haber dañado los órganos detrás de él, por lo que estos pacientes tienen motivos adicionales para hacerse una valoración y tratamiento médico lo antes posible.

Las fracturas traumáticas se pueden dividir entre fracturas directas e indirectas.

Fracturas directas

Consideradas las fracturas más violentas, las fracturas directas son aquellas en las que la fuerza que las provoca se aplica directamente sobre ellas. Estas fracturas a menudo son causadas por una fuerza violenta aplicada al cuerpo, como la explosión de una explosión, un arma o un objeto pesado que cae directamente sobre el hueso. Siempre ocurren justo donde se aplica la fuerza traumática.

Fracturas indirectas

Estas fracturas traumáticas ocurren en un lugar diferente al de la aplicación de fuerza. Son un resultado indirecto de la presión, el peso o el estrés aplicado en otra parte. Pueden ser fracturas por avulsión, fracturas por compresión, fracturas por rotación o fracturas por flexión.

Las fracturas por avulsión son similares a las fracturas por estrés y pueden considerarse la consecuencia última de este tipo de fracturas. Las fracturas por avulsión ocurren cuando un tendón o un músculo insertado sobre un hueso ejerce tanta fuerza sobre él que lo rompe, provocando una fractura. Al igual que las fracturas por estrés, las fracturas por avulsión son generalmente comunes en los atletas, particularmente en los atletas de alto rendimiento como los levantadores de pesas.

Las fracturas por compresión ocurren solo en hueso esponjoso. Este tipo de fracturas son el resultado de la compresión de un segmento del hueso entre dos huesos debido a una fuerte fuerza, presión o peso trasladado a ese hueso. En el ejemplo de alguien que cae desde una gran distancia y cae sobre sus pies, la caída podría fracturar directamente los huesos de sus pies e indirectamente fracturar su vértebra inferior por compresión.

Las fracturas por rotación ocurren principalmente en huesos largos que se rotan violentamente, creando una fractura en espiral. Un ejemplo de esto sería una persona que gira sobre una de sus piernas con el pie apoyado sobre el piso. La fuerza de esta rotación puede ser suficiente para fracturar el hueso.

Las fracturas por flexión son aquellas en las que el cuerpo del paciente experimenta una flexión violenta y a menudo anormal que puede fracturar los huesos involucrados. Por ejemplo, cualquier forma de flexión violenta puede fracturar la vértebra afectada. El esternón podría fracturarse por una flexión violenta de la columna torácica (así como la vértebra en el medio de la columna torácica).

Fracturas por estrés

Las fracturas por estrés también son causadas por la fuerza y la presión aplicadas al hueso. Sin embargo, en este caso, en lugar de una cantidad de tensión traumática y repentina aplicada durante un accidente u otra situación crítica, el hueso es dañado por la tensión repetitiva aplicada por los músculos hasta que finalmente cede y se rompe.

Las fracturas por estrés solo son comunes en atletas de resistencia, en su mayoría atletas que pasan demasiado tiempo corriendo, como los maratonistas. Dado que los huesos del cuerpo que están sometidos a la mayor cantidad de peso y presión son los huesos de las piernas, las piernas y los pies serán el lugar preferido para las fracturas por sobrecarga.

Las fracturas por sobrecarga suelen comenzar como fracturas incompletas. El hueso presentará pequeñas grietas que solo se notarán mediante el uso de exploración de imágenes avanzada, como radiografías. Estas pequeñas grietas se denominan fracturas capilares y es la forma más común en la que se presenta una fractura por estrés. El paciente experimentará dolor e hinchazón que empeorarán con el ejercicio. Esta situación se deteriorará hasta que se identifique el problema subyacente y el paciente sea tratado con inmovilizaciones y reposo.

Este tipo de fractura generalmente no es la que encontrará en una emergencia, pero una fractura por estrés puede deteriorarse hasta que pase de una grieta en el hueso a una ruptura completa en el hueso (con una fractura por avulsión, por ejemplo). por eso es importante estar preparado para ello.

Fractura patológica

Existen condiciones médicas que hacen que los huesos sean naturalmente débiles, lo que los hace propensos a fracturas, incluso con una fuerza mínima aplicada. El conocimiento de las fracturas patológicas es útil si está evaluando a un paciente con una fractura que no tiene por qué serlo. Una fractura patológica puede ocurrir debido a actividades cotidianas, como agacharse y bajarse de un automóvil, por lo que las fracturas no siempre requieren un trauma severo o una actividad física intensa. Todo lo que necesita saber es si el paciente es un paciente sano o no, y para eso, necesita realizar una encuesta al paciente. Con este conocimiento y entendiendo los signos y síntomas para identificar y diagnosticar una fractura, podrá reconocer y tratar a un paciente con una fractura patológica. Las siguientes condiciones médicas son las causas más comunes de una fractura patológica.

Cáncer de hueso

Esta es una de las causas más comunes de fractura patológica. Un tumor óseo tiene una gran capacidad para debilitar el hueso afectado porque reemplaza las células óseas y el tejido óseo compacto con tejido vulnerable. Esto significa que cada vez que sospeches una fractura patológica, debes preguntar al paciente si la padece o tiene antecedentes de cáncer. No es necesario que sea cáncer de huesos; cualquier tipo de cáncer, especialmente el cáncer del tejido conectivo, como el cáncer de piel, puede convertirse en cáncer de huesos a través de metástasis.

Osteomielitis

La osteomielitis es una infección profunda del tejido óseo y puede debilitar la estructura del hueso hasta el punto de dejarlo vulnerable a fracturas patológicas. La osteomielitis generalmente comienza como una infección de la piel que luego viaja al hueso subyacente, por lo que un historial de infecciones de la piel o de los tejidos blandos alrededor de la fractura le dirá lo que necesita saber sobre el diagnóstico de una fractura patológica.

Osteoporosis y osteomalacia

Ambas afecciones debilitan la estructura de los huesos debido a la falta de calcio o vitamina D. Algunos pacientes ya sabrán que padecen estas afecciones, pero si no es así, debe sospechar alguna de estas. condiciones médicas en pacientes de edad avanzada y dietas deficientes que a menudo se quejan de dolor muscular.

Causas farmacológicas

Las drogas, aunque son una causa poco común de una fractura patológica, deben considerarse cuando no hay nada más. El tratamiento del cáncer, el tratamiento de la presión arterial y los esteroides son ejemplos de tratamientos farmacológicos que pueden debilitar los huesos.

Otras causas

Hay algunas condiciones médicas que son raras, difíciles de diagnosticar y pueden producir una fractura patológica. La osteogénesis imperfecta, por ejemplo, es una enfermedad genética en la que el hueso afectado se ha formado incorrectamente, lo que lleva a un hueso débil que podría fracturarse fácilmente. Estos son imposibles de identificar sin un médico profesional y equipo médico, por lo que el único valor que aportan al proceso de diagnóstico de una fractura patológica es saber que, en ocasiones, la causa no se puede identificar en un entorno prehospitalario.

Causas combinadas

Estos dos tipos principales de fracturas, las fracturas por estrés y las patológicas, se consideran aparte de las fracturas traumáticas. Sin embargo, sus mecanismos de fuerza pueden ser similares, aunque considerablemente menores. Una fractura por estrés puede convertirse en una fractura por avulsión, una fractura por flexión o una fractura por rotación en las circunstancias adecuadas. La fuerza necesaria para convertir una fractura por estrés en una fractura por avulsión es simplemente menor que la fuerza necesaria para producir cualquiera de estas fracturas traumáticas en un hueso sano.

En el caso de las fracturas patológicas, siempre hay algún tipo de fuerza traumática detrás de ellas. Un paciente con una enfermedad subyacente grave, como cáncer de huesos, puede sufrir una fractura de cadera después de estornudar demasiado fuerte; eso no significa que no sea también una fractura por avulsión, por ejemplo, es solo una fractura por avulsión en un hueso que ha sido severamente debilitado por una enfermedad y, por lo tanto, la cantidad de fuerza necesaria para romper el hueso fue mínima.

Es importante comprender los mecanismos detrás de una fractura antes de intentar identificarlos. Una vez que aprenda este conocimiento, el proceso de identificación y tratamiento de una fractura se vuelve posible.

Si se encuentra en una situación médica de emergencia o que pone en peligro su vida, busque asistencia médica de inmediato.

Capítulo Cinco

Huesos rotos comunes

Hay huesos en el cuerpo humano que son más propensos a fracturas que otros, e incluyen:

- Clavícula

- antebrazo

- tobillo

- Muñeca

- Caderas

- Piernas

- Manos y dedos

Las fracturas abiertas son mucho menos comunes que las cerradas. Los niños suelen experimentar más fracturas en los brazos, especialmente en la metáfisis del radio y el cúbito.

Manos y dedos rotos

Los seres humanos usan mucho los dedos y las manos durante sus actividades diarias, para escribir, enviar mensajes de texto, llevar artículos, etc. Estas acciones constantes hacen que se produzcan muchas fracturas en esta región. El médico debe asegurarse de que no haya daños en los tendones o el nervio como resultado de la fractura. El daño a estas áreas afecta la funcionalidad de la mano y los dedos. Los procedimientos que involucran estas fracturas son muy complicados y, a menudo, participan cirujanos especializados. El pulgar y las manos están llenos de tendones y nervios que facilitan los movimientos especializados de estas partes. La expectativa de los estándares de curación del brazo y las piernas no es la misma que la de la mano. El tratamiento de este tipo de fracturas se realiza con un yeso o una férula y, en la mayoría de los casos, puede ser necesaria una cirugía.

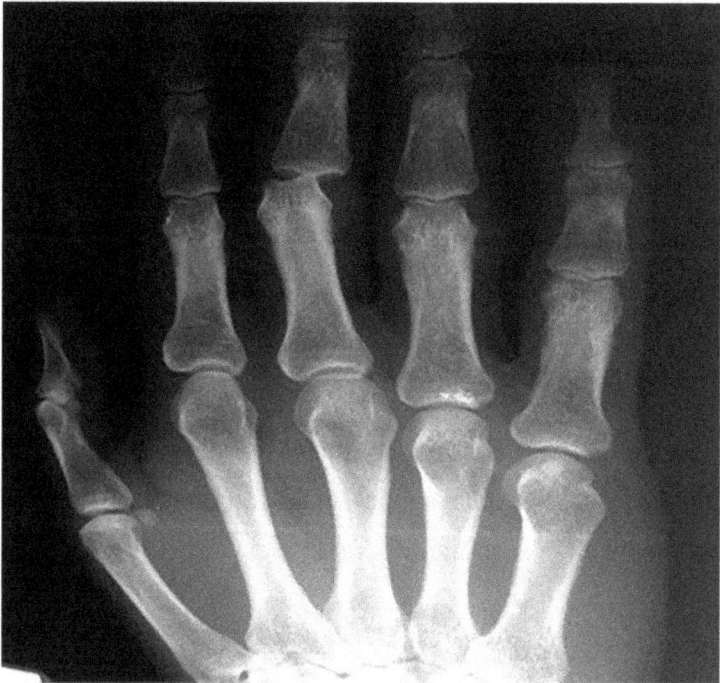

Muñeca fracturada

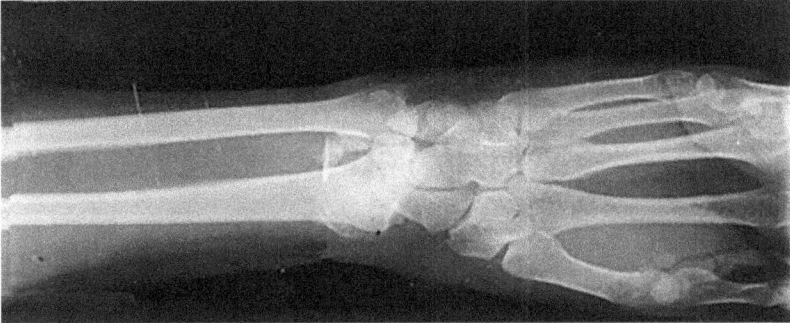

La mayoría de las fracturas de muñeca ocurren como resultado de una caída sobre la mano. En la mayoría de los casos, la ruptura de la muñeca está asociada con otro hueso. Uno de los huesos que suelen asociarse con el hueso de la muñeca son las falanges. La mayoría de estas fracturas ocurren en la metáfisis del radio y el cúbito.

El problema con este tipo de fractura es que podría haber fracturas ocultas que incluso podrían pasarse por alto durante un examen radiográfico debido a su posición y al hecho de que puede haber una pequeña fractura que es muy difícil de ver.

Este tipo de fractura puede necesitar cirugía o no. Dependería de la gravedad de la lesión y la alineación del hueso. Los huesos de la muñeca deben estar alineados porque una falla podría resultar en artritis más adelante en la vida. Además, se necesita una estructura óptima de la muñeca para todo el rango de movimientos de la mano. Por lo tanto, si los huesos no se pueden alinear correctamente con la reducción médica, siempre se necesita cirugía.

Cadera fracturada

Las fracturas localizadas en esta región son frecuentes entre los ancianos, en particular entre los mayores de 75 años. La osteoporosis es una de las causas importantes de fracturas de cadera, además de que existen causas como traumatismos y accidentes por caídas.

La mayoría de las fracturas de cadera necesitan cirugía, son fracturas extremadamente dolorosas y tienden a crear discapacidad en el paciente.

Pierna fracturada

La mayoría de los huesos que se encuentran en la región inferior del cuerpo tienen un alto riesgo de fractura. Las fracturas de pierna también incluyen la articulación de la rodilla y el tipo de tratamiento dependerá de la gravedad de la ruptura. Hay algunos casos en los que es necesario un reemplazo total de rodilla debido a la naturaleza grave de la fractura.

También se producen otras fracturas en el tobillo. También es importante tener en cuenta que las fracturas en un pie son tan complicadas como las que ocurren en la mano. La razón de este problema es que el proceso de diagnóstico es difícil de establecer en una radiografía.

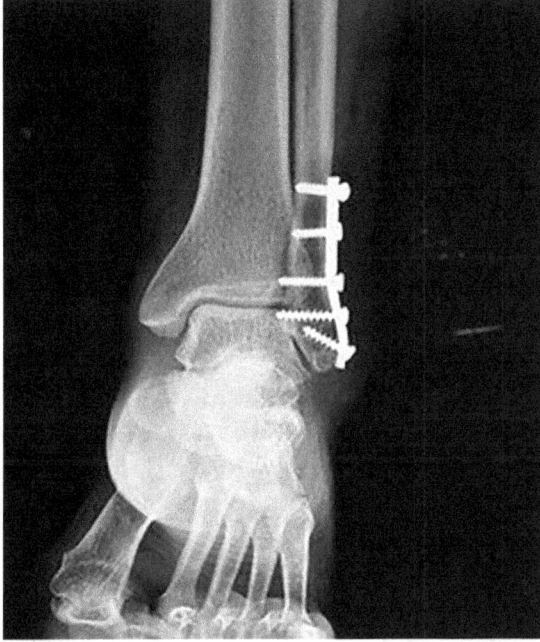

Dedo del pie fracturado

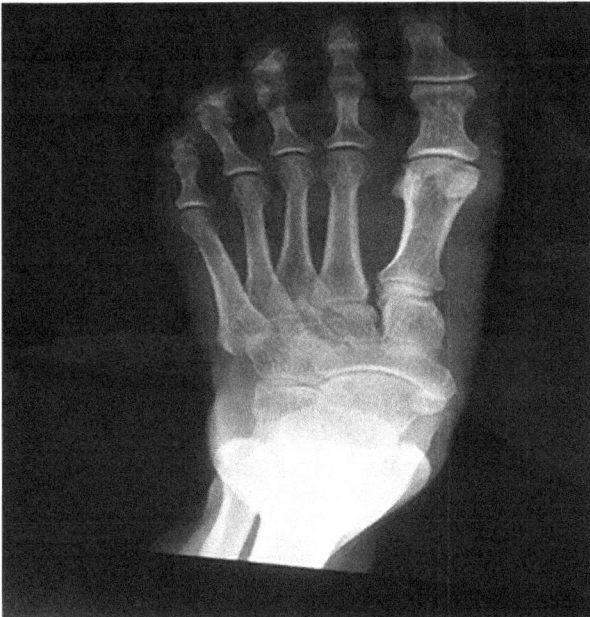

Este tipo de fracturas son frecuentes. Se examinan físicamente, por ejemplo, mediante una prueba de rango de dolor. Hay situaciones en las que una radiografía es la única forma de identificar esta fractura, que es una fractura por estrés común, pero en algunos casos la fractura se puede identificar solo a través de la clínica del paciente.

Hombro roto

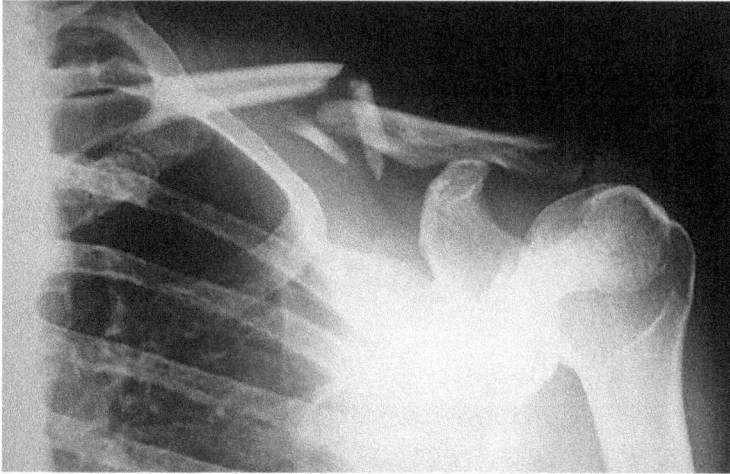

La fractura de clavícula es frecuente en todos los grupos de edad. Los ancianos tienden a sufrir esta fractura por caídas, mientras que a menudo es causada por traumatismos derivados de accidentes de tráfico y lesiones deportivas en personas más jóvenes.

La cirugía dependerá de la cantidad de fracturas que se hayan producido dentro del hombro. Si la fractura no es demasiado complicada o grave, el tratamiento generalmente se realiza con un cabestrillo.

A diferencia de la clavícula, es mucho menos probable que se
fracture el omóplato. Por lo general, esto solo ocurre cuando se
ejerce una gran presión sobre el omóplato. Una fractura de omóplato
no se examina por sí sola porque suele acompañar a otras lesiones.

Fracturas costales

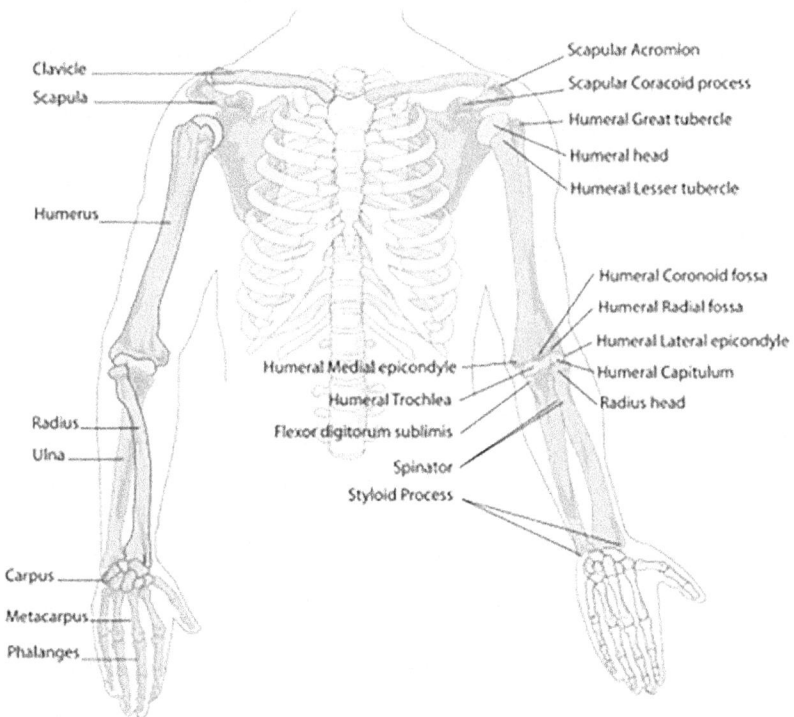

Las fracturas costales solo son comunes debido a accidentes
deportivos y automovilísticos. El proceso de tratamiento de las
fracturas de costillas es diferente al de otras áreas del cuerpo porque
protegen órganos como el corazón.

Sería esencial tener en cuenta que las fracturas en las costillas solo
se tratan mediante el manejo del dolor. La razón fundamental de esto

es dejar espacio para que los pulmones se expandan y contraigan durante el proceso de inhalación y exhalación. A diferencia de otras fracturas, las fracturas de costillas no se vendan ni vendan porque eso dificultará su movimiento durante la respiración, lo que podría ser muy peligroso para el paciente. Las fracturas costales suelen curar entre 4 a 6 semanas en las que el paciente sufrirá mucho dolor.

Si se encuentra en una situación médica de emergencia o que pone en peligro su vida, busque asistencia médica de inmediato.

Capítulo Seis

Clasificación de las fracturas

Las fracturas generalmente se establecen en función de la ubicación de la brecha, la alineación del hueso y el estado de la piel después de la lesión. Esta forma de descripción de las fracturas ayuda al personal médico a identificar la fractura específica a la que se hace referencia. Las fracturas se clasifican en fracturas abiertas o cerradas, su desplazamiento, el rastro, así como otros tipos específicos de fracturas. Los tipos de fracturas más importantes para comprender en un entorno clínico prehospitalario son las fracturas abiertas, cerradas, desplazadas y no desplazadas.

Fracturas abiertas y cerradas

Esta clasificación de fracturas es fácil de evaluar y diagnosticar por cualquier persona con los conocimientos necesarios, sin necesidad de una radiografía o cualquier otro tipo de equipo médico. Las fracturas abiertas son aquellas en las que el hueso está en contacto directo con la superficie y las fracturas cerradas son aquellas en las que el hueso no está en contacto directo con el cuerpo. Esto significa que el hueso ha atravesado la piel en las fracturas abiertas, mientras que permanece debajo de la piel en las fracturas cerradas.

Las fracturas abiertas son mucho más peligrosas que las cerradas, ya que el paciente está expuesto a infecciones y la fuerza que llevó el fragmento de hueso a través de la piel también puede haber dañado un vaso sanguíneo. Las fracturas cerradas, por otro lado, no son tan peligrosas como las abiertas. Son un poco más difíciles de diagnosticar, pero el paciente tiene más posibilidades de recuperarse.

Desplazados y no desplazados

Los huesos rotos pueden desplazarse o no, y esto depende de la alineación del hueso después de la fractura. Una fractura que pierde su forma anatómica es una fractura desplazada, mientras que una fractura que permanece en su forma anatómica habitual es una fractura no desplazada.

Las fracturas desplazadas son mucho más fáciles de identificar que las fracturas no desplazadas y también son mucho más peligrosas. Los bordes de una fractura desplazada podrían dañar las estructuras que rodean el hueso afectado. Estas son las fracturas en las que el segmento afectado perderá su forma. Las fracturas no desplazadas son menos peligrosas y mucho más difíciles de diagnosticar. Algunos profesionales médicos han afirmado que todas las infracciones tienen una forma de desplazamiento y afirman que el término real debería ser desplazamiento "mínimo" en lugar de no desplazamiento. Sin embargo, los términos utilizados siguen siendo fracturas desplazadas y no desplazadas y, por lo general, pueden identificarse clínicamente.

Fracturas completas e incompletas

A veces, una fractura no romperá el hueso afectado por completo. Si el rastro de la fractura no llega a toda la circunferencia del hueso, esta es una fractura incompleta. Si, por el contrario, el rastro de la fractura afecta a todo el hueso, es una fractura completa. Las fracturas completas son aquellas en las que el rastro afecta a todo el hueso. Estas distinciones solo las puede hacer un médico siempre que estén dentro de fracturas no desplazadas. Las fracturas desplazadas casi siempre se pueden diferenciar de las fracturas incompletas, a menos que la fractura incompleta sea una fractura en tallo verde, que también puede desplazarse.

Fracturas diafisarias

Como su nombre lo infiere, las fracturas diafisarias se localizan en la diáfisis de los huesos largos. Se clasifican en fracturas simples, fracturas complejas y fracturas múltiples, según el rastro de la ruptura en el hueso. Estas distinciones solo las puede hacer un médico con la ayuda de un radiólogo.

Fracturas simples

En estas fracturas, ambos fragmentos del hueso están en contacto durante la traza completa de la fractura. Pueden ser fracturas en espiral, fracturas transversales y fracturas oblicuas según el ángulo y la forma de su trazo.

Fracturas complejas

Los dos fragmentos principales del hueso están en contacto en al menos un punto del rastro de la fractura. Son más peligrosas que las simples fracturas.

Fracturas conminutas

También llamadas fracturas múltiples, las fracturas conminutas son aquellas en las que los dos fragmentos principales nunca están conectados. Hay más de dos fragmentos de hueso, que pueden convertirse en una gran cantidad de fragmentos si la fuerza aplicada sobre el hueso es particularmente alta.

Capítulo Siete

Tipos más comunes de fracturas

En este capítulo consideraremos las fracturas más importantes según su frecuencia y relevancia. Los analizaremos individualmente, estudiando los síntomas y brindando información valiosa sobre el tratamiento y la recuperación.

Fractura abierta

Se trata de una fractura grave porque el hueso se rompe y atraviesa la piel, lo que provoca un sangrado excesivo. La piel protege el contenido interno del cuerpo de la exposición a todo tipo de bacterias, pero la fractura abierta abre la piel, lo que puede provocar infecciones en el área expuesta. Durante las fracturas abiertas, el cirujano debe limpiar el área de la brecha para evitar una infección ósea. Las fracturas abiertas siempre necesitan cirugía porque es necesario detener el sangrado y prevenir la contaminación, que podría provocar infecciones. Las brechas abiertas suelen ser graves y hay pasos específicos que deben seguirse en tales situaciones.

Pasos a seguir en caso de fractura abierta

• *Busque ayuda tan pronto como ocurra la incidencia*

Es mejor pedir ayuda siempre que ocurra un incidente que involucre una fractura. Por lo general, hay mucha sangre en la escena y la imagen del hueso que sobresale puede ser extremadamente abrumadora. El sitio es aterrador para muchas personas, especialmente los niños, lo que puede causar pánico. Las personas disponibles deben ofrecer la mejor atención que puedan brindar, dadas las circunstancias. Sin embargo, la fractura solo debe ser manipulada por alguien capacitado para tratar estas lesiones, o de lo contrario la situación puede empeorar.

• *Llama una ambulancia*

El paciente debe ser trasladado a un hospital, directamente a la unidad de cuidados de emergencia. El paciente no estará seguro hasta que alguien llame a una ambulancia. La ambulancia estará acompañada por médicos que serán capaces de tratar la herida, por lo que si no hay nadie capaz de brindar la atención adecuada al paciente lesionado, lo mejor es esperar a que los paramédicos profesionales se hagan cargo de la situación. Estos son algunos pasos vitales a seguir cuando esté en la llamada con la línea de ayuda:

• *Brindar información sobre el incidente.*

  • Mantenga el teléfono con usted para asegurarse de que haya una comunicación constante con la línea de ayuda.

- Escuche la información precisa que se le brinda para poder seguir sus instrucciones.

- Es fundamental proporcionar información clara sobre la ubicación y dirección del incidente.

- Una vez que llega el equipo médico, es mejor proporcionar toda la información necesaria, como cómo ocurrió la lesión y cuánto tiempo ha estado sangrando el paciente.

- La información personal del paciente debe proporcionarse al equipo médico a su llegada, como el nombre, la edad, las enfermedades subyacentes y las alergias.

- Habrá una investigación sobre las acciones que ha tomado para manejar la situación. Esto brinda información valiosa a los paramédicos sobre la situación del paciente y el tratamiento que ha recibido.

- En una situación en la que el incidente ocurrió en una escuela, el informe médico puede indicar el hospital recomendado al que se debe llevar al niño en casos de emergencias médicas. La razón es que los padres pueden haber pagado el seguro médico en el hospital que recomiendan, o quizás trabajan allí o tienen un familiar que trabaja allí.

- El tutor legal del niño debe ser informado del incidente ocurrido. El padre del niño podría ser de gran ayuda en casos de fracturas abiertas, ya que el niño puede necesitar un trasplante de sangre debido a la pérdida de sangre asociada con la lesión. La administración de la escuela debe estar informada del incidente para que puedan comunicarse con los padres. Se debe llevar un registro del incidente para darles a los padres toda la información necesaria.

- El proceso de toma de decisiones debe ser rápido y eficiente. Una fractura abierta es una emergencia médica que hace que sea necesario tomar la mejor decisión para el lesionado. La decisión que se tome debe tomarse de manera rápida y eficiente.

• *Administrar los mejores primeros auxilios posibles*

Por lo general, hay tiempo antes de que llegue la ambulancia, y este tiempo debe usarse para brindar la mejor atención posible. Siempre que haya alguien disponible que sepa cómo tratar una fractura, esta persona debe estar a cargo de brindar los primeros auxilios. Afortunadamente, si está cerca, sabrá exactamente qué hacer una vez que termine este libro, por lo que podrá ayudar a este paciente. Si no hay nadie más alrededor, es mejor dejar al paciente solo porque las fracturas pueden empeorar fácilmente.

Fractura de compresión

Las fracturas por compresión se describen en el cuarto capítulo de este libro. Este tipo de fractura ocurre principalmente en la vértebra, que se encuentra en la columna. La columna sostiene el peso del cuerpo contra la gravedad, lo que permite el movimiento y la protección del sistema nervioso que la rodea (la médula espinal).

Las fracturas por compresión provocan un colapso de la vértebra, lo que reduce su longitud. Este colapso de la vértebra, en algunos casos, puede suprimir el suministro de sangre y oxígeno a la columna debido a que los trozos de hueso empujan hacia arriba la columna.

Hay varias causas de fracturas por compresión. Uno de ellos es la osteoporosis, que causa huesos débiles. Algunas lesiones ocurren en la vértebra debido a deportes, accidentes automovilísticos, caídas y tumores espinales.

Síntomas particulares de una fractura por compresión en la vértebra.

Los síntomas que surgen como resultado de una fractura por compresión pueden incluir:

- Hay un dolor de espalda que aumenta gradualmente, que empeora al estar de pie y disminuye al estar acostado. Si la infracción ocurre de inmediato, puede haber un dolor agudo e insoportable.
- El paciente será más bajo.
- El paciente no puede realizar movimientos de la columna vertebral, como doblarse o girar.
- El paciente no puede mirar hacia adelante de manera erguida y siempre está encorvado.
- El paciente también puede experimentar una sensación de hormigueo o entumecimiento a lo largo de la columna.
- Los músculos se debilitan.
- El paciente puede experimentar problemas para caminar.

- El daño a los nervios puede ocasionar problemas para controlar la vejiga y las deposiciones.

El proveedor de atención médica deberá realizar pruebas específicas para establecer el estado del hueso. Estas pruebas incluyen radiografías, tomografías computarizadas y resonancias magnéticas.

Complicaciones de una fractura por compresión en la vértebra.

Varias complicaciones pueden surgir de una fractura por compresión, como:

- Existe la posibilidad de que la fractura no se cure bien después del tratamiento. Este problema podría provocar más lesiones en la vértebra.

- Este tipo de fractura generalmente afecta el movimiento, lo que podría resultar en la formación de coágulos de sangre.

- Otra complicación que podría surgir se denomina cifosis. Esta complicación es una anomalía que aparece en la espalda en forma de joroba, lo que provoca dolor. Otra consecuencia de estas jorobas es que los órganos del pecho, como los pulmones y el corazón, pueden desarrollar complicaciones.

- Es posible que no se recuperen las terminaciones nerviosas de la columna, lo que ocasiona problemas nerviosos a lo largo de la columna.

- Puede haber dolor crónico.

Tratamiento general de una fractura por compresión

Hay varias formas de tratar una fractura por compresión en la vértebra, que incluyen:

- Analgésicos para reducir el dolor.

- Actividad física observada para asegurar que los huesos sanen y que no se forme un coágulo de sangre debido a la falta de movimiento.

- Un soporte para la espalda para remodelar la vértebra.

- Fisioterapia para ejercitar los huesos y hacer que recuperen su fuerza y movilidad. Esto también desarrolla los músculos que rodean el hueso.

- Durante la recuperación, se le recomendará al paciente que consuma alimentos ricos en vitamina D y Calcio para fortalecer los huesos y favorecer la cicatrización.

Tratamiento especializado de fracturas por compresión en la vértebra

Hay situaciones en las que el tratamiento no funciona, lo que genera la necesidad de métodos de tratamiento más especializados.

• *Vertebroplastia*

El cirujano examina la radiografía, que utilizará para el procedimiento. Durante la cirugía, el cirujano insertará una aguja en la vértebra fracturada, que liberará una especie de cemento que sostendrá el área rota. Esto conducirá a la estabilidad a lo largo de esa área y promoverá la curación. Se ha informado que el procedimiento disminuye el dolor causado por las fracturas por compresión.

• *Cifoplastia*

Este procedimiento es muy similar a la vertebroplastia. La similitud está en la inserción del cemento en la zona de la fractura. La diferencia es que antes de la infusión, se utilizan globos en miniatura para expandir el área rota, aumentando así la altura de la columna. El espacio adicional creado por los globos se llenará con el cemento especial.

Prevención de una fractura por compresión

Uno de los medios para prevenir las fracturas por compresión es prevenir las posibilidades de tener osteoporosis. Los chequeos médicos regulares de los huesos establecen la densidad ósea y son un medio para identificar si existen posibilidades de tener osteoporosis. Ciertas actividades de estilo de vida aumentan la probabilidad de sufrir fracturas por compresión e incluso cáncer, como el tabaquismo y el abuso de alcohol. El ejercicio físico es vital en el desarrollo y fortalecimiento de los huesos. Los accidentes también provocan fracturas por compresión; por lo tanto, es recomendable tomar medidas para reducir la probabilidad de que ocurran las fracturas.

La vida cotidiana de alguien que vive con una fractura por compresión

Los pacientes que se recuperan de una fractura por compresión necesitarán analgésicos para reducir el dolor crónico asociado con ellos. La mayoría de las fracturas por compresión tardan aproximadamente tres meses en sanar. Existen diferencias en la gravedad de las fracturas por compresión; por lo tanto, el proceso de curación puede no ser el mismo en todos los pacientes. Si las fracturas por compresión se curan con trastornos morfológicos, estas fracturas traerán consecuencias para el paciente. Hay medicamentos que un paciente tomaría para reducir las posibilidades de que se produzca una fractura más adelante en la vida, pero estos medicamentos no curan las fracturas dentro del cuerpo. Es recomendable que cualquier persona que tenga osteoporosis se asegure de que se tratan las complicaciones médicas, evitando así la posibilidad de que se produzcan fracturas por compresión. La mayoría de las fracturas relacionadas con accidentes tienen una duración de recuperación de 8 semanas, pero otras pueden tardar más en los casos en los que se trata de una cirugía. Una de las consecuencias del cáncer es que puede provocar fracturas por compresión. El tipo de cáncer también determinará la mejor forma de tratar la fractura por compresión del paciente.

Fractura de cráneo

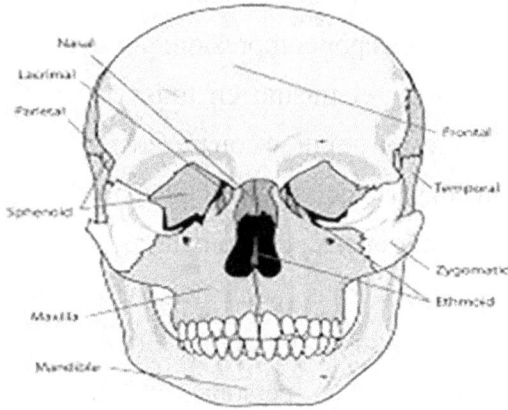

Nasal
Lacrimal
Parietal
Sphenoid
Maxilla
Mandible
Frontal
Temporal
Zygomatic
Ethmoid

El cráneo es una parte vital del cuerpo porque sostiene y protege el cerebro. Se necesita mucha presión para fracturar cualquiera de los huesos que forman el cráneo. En las fracturas de cráneo, la mayor preocupación es asegurarse de que no haya daño al cerebro. Por lo tanto, durante una posible fractura de cráneo, se realiza una tomografía computarizada para establecer que no hay daño a las estructuras subyacentes, en lugar de una radiografía.

Los síntomas de la fractura de cráneo están asociados con sangre e hinchazón en el área lesionada. Estos síntomas pueden incluir dolores de cabeza, así como otras manifestaciones neurológicas como entumecimiento, alucinaciones e incluso convulsiones. Los síntomas neurológicos complejos son un signo de lesión cerebral.

Tipos de fracturas de cráneo

Existen diferentes tipos de fracturas de cráneo, según el hueso afectado.

• *Fracturas de la base del cráneo*

Estas fracturas ocurren en la parte inferior del cerebro. Los síntomas generalmente son sangre que sale de los oídos o la nariz, hematomas en la parte posterior de la oreja y hematomas alrededor de los ojos.

• *Fractura de cráneo deprimida*

Los pedazos del hueso roto se empujan hacia el cerebro; La cirugía siempre será necesaria y la extensión del daño dependerá de la cantidad de depresión hacia el tejido cerebral.

• *Fractura de cráneo abierta*

El contenido del cráneo está en contacto directo con el entorno externo. La cirugía siempre debe realizarse en este tipo de fractura para sellar la apertura de la fractura. Este tipo de fracturas de cráneo están particularmente expuestas a infecciones, que son una complicación muy grave cuando se considera el área afectada.

Fractura por estrés

Una fractura por estrés, como se describió anteriormente, también se conoce como fractura de la línea del cabello. Este tipo de ruptura generalmente ocurre después de que ocurren muchos pequeños traumatismos en el mismo hueso, y el hueso ya no puede soportar la tensión constante que se ejerce sobre él. La división ocurre después de que el hueso afectado ha sido usado en exceso. Este tipo de fracturas suele ocurrirles a los deportistas. Las personas que tienen osteoporosis también pueden tener fracturas capilares, especialmente en las etapas iniciales de la afección. Siempre que se hayan identificado estas microfracturas, se deben tratar para evitar que se conviertan en una fractura completa.

La ausencia de tiempo suficiente para que el hueso sane da como resultado un daño mayor de estas pequeñas fracturas que resultan en una ruptura peor. Estas fracturas son las que provocan el daño permanente que afecta a los deportistas hasta el punto de que no pueden volver a participar en las actividades deportivas. Sin embargo, algunos de los atletas que sufren fracturas por estrés severas pueden recuperarse hasta el punto en que pueden realizar las actividades del día a día, pero no recuperar su condición atlética anterior.

Debido a la tensión de la gravedad, los huesos de los pies y las piernas son los huesos que comúnmente sufren de fracturas capilares. Los huesos han sufrido mucha presión por soportar el peso del cuerpo cuando realizaban actividades físicas como correr, trotar y saltar.

Los metatarsianos suelen ser más susceptibles a las fracturas óseas. El pequeño tamaño de estos huesos los hace incapaces de soportar la presión que experimenta el pie durante todas las actividades del día a día. Estos huesos se utilizan principalmente al levantar el pie al correr o saltar. En consecuencia, esta fractura ocurre principalmente entre los corredores debido a la presión repetitiva ejercida sobre sus pies. Los huesos del cuerpo que sufren la mayor cantidad de fracturas capilares son el talón, el tobillo y el navicular.

Los síntomas de las fracturas capilares

Como se explicó anteriormente, el mejor medio de curar una fractura de la línea del cabello es tratar las pequeñas fracturas que ocurren dentro del cuerpo, lo que hace que la identificación temprana de las fracturas por estrés sea una parte vital del proceso de prevención y curación. Estos son los síntomas asociados con las fracturas capilares:

- La persona sentirá dolor y el grado de dolor empeorará durante las actividades físicas, como los ejercicios con pesas. El dolor será menor cuando la persona descanse el segmento del cuerpo afectado.

- La región afectada puede presentar algo de hinchazón.

- Puede haber hematomas alrededor del sitio de la fractura.

Causas de las fracturas por estrés

La principal causa de fracturas por estrés es la presión repetitiva sobre el hueso. El número de veces que ocurre la tensión, la duración de su aparición y su grado establecerán si se formará o no una fractura por tensión. Por ejemplo, una persona puede tener el hábito de salir a correr con regularidad, pero el aumento abrupto de la distancia y la frecuencia en un día o una semana podría resultar en una fractura por estrés.

Las fracturas por estrés también son causadas por un cambio repentino en la forma de ejercicio que se realiza. Un ejemplo sería una persona que nada regularmente cambiando a otra actividad estresante como correr. El cuerpo necesita ser aliviado lentamente para realizar nuevos ejercicios, y esta acción se aplica a todos a pesar de su nivel de condición física.

Las actividades físicas estresantes dan como resultado el reemplazo de huesos viejos por huesos nuevos debido al aumento de la rotura, lo que provoca fracturas finas. El acto de reemplazar huesos viejos por huesos nuevos se conoce como remodelación y puede fortalecer los huesos afectados a largo plazo siempre que descansen lo suficiente para sanar.

Personas en riesgo de sufrir una fractura por estrés

Las siguientes son las actividades y el estado que resultan en la formación de fracturas capilares:

• *Deportes específicos*

Algunos deportes aumentan particularmente la probabilidad de fracturas por estrés debido a la alta frecuencia de la presión que aplican al cuerpo. El hueso que se usa repetidamente en el juego es el que será propenso a la fractura por estrés. Los deportes de alto impacto que provocan que los atletas experimenten fracturas capilares incluyen: correr maratones o atletismo, rugby, baloncesto, fútbol, tenis, danza, ballet y gimnasia.

• *Mujer*

Las mujeres con trastornos del ciclo menstrual son más susceptibles a las fracturas por estrés. Las atletas femeninas tienden a experimentar un estricto programa de dieta y ejercicio, lo que afecta sus ciclos menstruales. Este tipo de estilo de vida para las atletas da lugar a trastornos alimentarios. La consecuencia de esta acción es que la mujer puede experimentar las primeras etapas sintomáticas de la osteoporosis, que es una enfermedad relacionada con las fracturas. Con el tiempo, el atleta tendrá una mayor probabilidad de sufrir fracturas por estrés.

• *La naturaleza de los pies*

Los pies vienen en diferentes formas y tamaños. Algunos pies, dependiendo de su forma, tienen una mayor probabilidad de desarrollar fracturas por estrés. Los pies que tienen arcos elevados, así como los pies planos, son más susceptibles a las fracturas por estrés.

• *Huesos débiles*

Las fracturas capilares son el resultado de pequeñas fracturas dentro del hueso, por lo que los huesos más débiles son más propensos a sufrir estas fracturas. Las afecciones médicas que disminuyen la densidad y el poder óseo harán que la persona experimente fracturas capilares al realizar actividades diarias normales como caminar y escribir.

• *Fracturas por estrés repetidas*

Una persona que ha sufrido una fractura por estrés en el pasado tiene más probabilidades de experimentar una segunda fractura de la línea del cabello. Por lo tanto, la persona debe aplicar medidas para disminuir la probabilidad de desarrollar una nueva fractura.

• *Dieta*

Una de las razones de las fracturas capilares sería el consumo de alimentos que no aumentan la fuerza y densidad de los huesos. Los alimentos ricos en calcio y vitamina D favorecen la formación de huesos. También existen afecciones como los trastornos alimentarios que conducen a un consumo insuficiente de nutrientes, lo que conduce a huesos débiles y, por lo tanto, fracturas capilares. El clima también podría tener un impacto en el desarrollo de fracturas por estrés. La vitamina D puede obtenerse de los alimentos y la luz solar, lo que significa que la temporada de frío conducirá a un bajo suministro de vitamina D.

• *Técnicas utilizadas en actividades físicas*

Los atletas inadecuados que se ejercitan con una mala técnica son propensos a desarrollar una fractura por estrés. Además, situaciones como las ampollas pueden hacer que un atleta se mueva de manera extraña, lo que hace que se ejerza presión en nuevas áreas del pie. El cambio repentino aumenta la probabilidad de fracturas capilares.

• *Cambiar la superficie de ejercicio*

En este caso, la superficie significa el suelo sobre el que se ejercita el deportista. Por ejemplo, saltar sobre césped tiene más amortiguación que saltar sobre un trozo de cemento. La menor cantidad de amortiguación conduce a que se ejerza más presión en una región específica. Esto da como resultado una mayor probabilidad de fracturas por estrés en los pies y piernas.

• *Equipo de protección inadecuado*

Cuanto mejor sea la calidad de los zapatos para correr en términos de absorción de presión, menos probable es que una persona así desarrolle una fractura de cabello. La bomba amortiguará el impacto de las piernas contra el suelo que disminuyen la presión ejercida, lo que, a su vez, reduce la probabilidad de fracturas por estrés.

Diagnóstico de una fractura por estrés.

Las fracturas capilares pueden detectarse temprano mediante un examen de rutina o pueden detectarse cuando aparecen los síntomas y la fractura por sobrecarga se hace evidente. En cualquiera de los casos, solo puede ser diagnosticado por un profesional de la salud con el equipo adecuado.

El médico investigará el historial médico del paciente para establecer si existen complicaciones médicas subyacentes que hayan dado lugar a fracturas por sobrecarga, como la osteoporosis. También se realizarán pruebas para investigar si existe una deficiencia de nutrientes que fortalecen los huesos en el cuerpo, como el calcio. El médico también investigará cualquier otra causa de la fractura a través de un interrogatorio, como la actividad física del paciente.

El médico deberá realizar un examen físico. Evaluará el nivel de dolor. Esta prueba se realizará aplicando presión con cuidado en el área que se sospecha tiene una fractura por sobrecarga.

El proveedor de atención médica deberá realizar pruebas específicas para establecer el estado del hueso. Los otros criterios que se llevarán a cabo incluyen los siguientes;

• *Imágenes por resonancia magnética (IRM)*

Esta es la prueba recomendada para establecer si un paciente tiene una fractura por sobrecarga. Se prefiere la resonancia magnética a la radiografía porque identificará incluso las fracturas más pequeñas que la radiografía podría pasar por alto.

• *Radiografía*

Las fracturas por estrés suelen ser muy pequeñas, por lo que es difícil notarlas en una radiografía. La radiografía solo revelará la fractura por estrés una vez que un hueso roto haya producido un callo en el área fracturada.

• *Radiografía*

Las gammagrafías óseas se realizan mediante infusión venosa de material radiactivo en pequeñas dosis. La prueba se usa para establecer si hay un aumento en el suministro de sangre a una región específica de los huesos. Por lo general, hay un aumento en el suministro de sangre a un área donde hay un hueso roto. La sustancia inyectada se dirigirá al área que el cuerpo está intentando reparar. Sin embargo, el método no aísla específicamente el tipo de fractura, sino que identifica la deformidad del hueso.

Complicaciones de una fractura por estrés

Las fracturas por sobrecarga son pequeñas fracturas en el hueso, pero la presión repetitiva aplicada en esa región podría resultar en una fractura completa. Estos tipos de fracturas tienden a tardar mucho más en sanar y requieren procedimientos mucho más invasivos. Dependiendo de la gravedad de la lesión, es posible que un paciente deba someterse a una cirugía.

Recuperación de fracturas por estrés

Para evitar que la fractura por estrés se convierta en una fractura completa, generalmente se coloca un yeso en esa región.

Una vez que el hueso ha sanado, el ejercicio es primordial para una recuperación rápida y eficaz porque los músculos de esa región deben fortalecerse. El paciente estará más activo y saludable que estar sentado durante días sin realizar ningún tipo de actividad física. La dieta también es fundamental; Suministrar al cuerpo los nutrientes adecuados que fortalecen los huesos siempre contribuirá positivamente a la recuperación. Los alimentos ricos en vitamina C y vitamina D son vitales para la recuperación de los huesos.

Algunos hábitos como el tabaquismo no son saludables durante el período de recuperación de las fracturas óseas, y sería aconsejable evitarlos. Siempre es recomendable dejar de fumar para mejorar la salud general del cuerpo.

Capítulo Ocho

Fracturas óseas en niños

Los niños son muy activos y, por tanto, susceptibles a fracturas. Sin embargo, el examen de las fracturas en niños es más complicado que en adultos porque sus huesos no se han desarrollado completamente. Los huesos de los niños tienen placas de crecimiento entre la metáfisis y la epífisis; estas placas de crecimiento pueden ser muy similares a las fracturas, lo que complica el diagnóstico de una fractura en ellas. Algunos médicos tienden a diagnosticar la lesión físicamente en lugar de confiar en una radiografía en estos casos en los que la única imagen disponible de una posible fractura también puede confundirse con la placa de crecimiento.

Información general sobre lesiones en niños

Múltiples informes han revelado que entre las lesiones que ocurren entre las personas, el 25% de ellas pertenecen a niños. La mayoría de las lesiones son problemas médicos menores, mientras que las otras lesiones provocan discapacidades e incluso la muerte. Se ha realizado una investigación mínima sobre las consecuencias de las lesiones leves, pero se recomienda un enfoque preventivo con respecto a las lesiones mayores. Las principales lesiones en los niños se caracterizan por lo siguiente:

- Lesiones asociadas con incendios que provocan quemaduras
- Consumo de sustancias venenosas
- Accidentes que resultan en pérdida del conocimiento
- Lesiones Cerebrales
- Posible ahogamiento
- Fracturas

Fracturas en niños

Los huesos de los niños generalmente no son tan gruesos como los huesos de un adulto. Su tejido óseo compacto no es tan fuerte y su médula ósea siempre es médula ósea roja, lo que hace que sus huesos sean más fáciles de romper. Sin embargo, esto también los hace más flexibles y, junto con la mayor fuerza y flexibilidad de su periostio, proporciona un tipo especial de protección a los niños.

Durante nuestra infancia, nuestros huesos tienen más probabilidades de doblarse que de romperse. En el caso de huesos largos fracturados, esto permite dos tipos particulares de fractura de huesos largos en niños, la fractura en tallo verde y la fractura en hebilla.

Fractura de tallo verde

Este tipo de fractura recibe su nombre por la forma natural que asume una barra verde cuando está doblada. Es una fractura diafisaria con desplazamiento incompleto. Uno de los lados del hueso está fracturado y el otro está comprimido y doblado en ángulo. No es realmente peligroso y puede curarse fácilmente una vez que se aplica el tratamiento adecuado.

Fractura de hebilla

También llamada fractura de toro, es similar a una fractura en tallo verde, pero no hay rastro de ruptura real. El hueso del paciente todavía está doblado en ángulo, el lado afectado está comprimido, pero en este caso, el otro lado no está fracturado. Al igual que la fractura en tallo verde, no es una fractura peligrosa y puede curarse fácilmente sin complicaciones. Es incluso más seguro que la fractura de tallo verde porque no hay bordes afilados que dañen las estructuras circundantes.

El desafío de los niños

Los niños son, por regla general, pacientes difíciles y poco cooperativos. Su inquietud es aún mayor cuando tienen dolor, por lo que tratar a un niño con una posible fractura se convierte en un verdadero desafío. No existe una gran diferencia entre el tratamiento de los niños y el de los adultos, por lo que se deben seguir los pasos descritos en el capítulo once. Sin embargo, la inmovilización, el paso más importante en el tratamiento de posibles fracturas, es extremadamente difícil en los niños. Por esta razón, pedir ayuda externa para mantener al niño quieto y tranquilo es, con muy pocas excepciones, la única forma de tratar eficazmente a un niño fracturado.

También se debe instruir a los padres de los niños para que tengan especial cuidado con el paciente durante el tiempo de recuperación. Cuidar adecuadamente el yeso, respetar el tiempo de descanso y comer sano son actividades que el niño no podrá realizar sin ayuda y supervisión.

Capítulo Nueve

Signos vitales

Uno de los pasos necesarios en la evaluación de cualquier paciente politraumatizado es tomar los signos vitales, y los pacientes fracturados no son la excepción. En este capítulo estudiaremos la forma correcta de tomar la frecuencia cardíaca y respiratoria del paciente.

Cada médico debe realizar una evaluación inicial antes de tratar a cualquier paciente lesionado. Esta evaluación debe realizarse lo más rápido posible; tiene un orden prediseñado a seguir, y debe hacerse correctamente. Siempre que se trata de un paciente en un entorno prehospitalario, los paramédicos hacen tres cosas principales. Realizan la valoración, estabilizan al paciente y se comunican con el centro de salud para coordinar el tratamiento hospitalario.

Tomar los signos vitales es el primer paso de la evaluación inicial. Los signos vitales son indicadores que nos muestran las funciones corporales más básicas; esta es la forma más rápida de evaluar la condición de un paciente traumatizado. En el caso de pacientes fracturados, los signos vitales serán los únicos que nos avisen cuando el paciente se encuentre en mal estado, o incluso en una situación de riesgo vital. Los signos vitales que evaluaremos durante el abordaje de un paciente fracturado son la frecuencia del pulso y la frecuencia respiratoria. Estos proporcionan información que será valiosa para el personal del hospital. Tomar estas medidas no debería tomar más de sesenta segundos. Las mediciones rápidas salvan vidas y mejoran las posibilidades de recuperación del paciente.

La frecuencia respiratoria

Esta es la medida de las respiraciones por minuto. Los pacientes pueden presentar un aumento de la frecuencia respiratoria cuando se encuentran bajo estrés físico o mental. Cuando los diferentes sistemas del cuerpo se están apagando, la frecuencia respiratoria puede ir en sentido contrario y estará por debajo de la frecuencia normal. Esto es indicativo de una condición crítica y es una señal de alarma. La frecuencia respiratoria normal es de entre 12 y 20 respiraciones por minuto. Más bajo que eso se considera bradipnea, y más alto que eso se llama taquipnea. La taquipnea superior a 29 respiraciones por minuto y la bradipnea inferior a diez respiraciones por minuto deben considerarse un signo de alarma grave y el paciente debe ser trasladado de inmediato a un centro de trauma avanzado.

Midiendo la frecuencia respiratoria

El paciente no puede darse cuenta de lo que sucede durante la medición de la frecuencia respiratoria o, de lo contrario, puede distorsionar la lectura. La respiración se observa a través de los movimientos de expansión del pecho, abdomen y los movimientos de los hombros. Si la respiración de un paciente es demasiado superficial para verla, puede colocar su mano sobre el abdomen para sentir sus movimientos. También puede colocar su cabeza sobre el pecho del paciente para escuchar la respiración.

El conteo de respiraciones se realiza mediante un cronómetro. La forma más confiable de evaluar la frecuencia respiratoria es contar el número de respiraciones durante un minuto. Sin embargo, esto es demasiado lento para una emergencia. En cambio, es ideal poder contar el número de respiraciones durante treinta segundos y duplicar ese número para obtener la frecuencia respiratoria. Incluso podría contarlos durante veinte segundos y multiplicar eso por tres. Solo debe perder sesenta segundos midiendo la frecuencia respiratoria si las respiraciones son irregulares. Si la respiración del paciente se acelera y desacelera constantemente, no se puede predecir la frecuencia respiratoria con una medida de treinta segundos.

La frecuencia del pulso

La frecuencia del pulso es un signo vital que mide los latidos del corazón. Proporciona información valiosa sobre el estado del paciente. La frecuencia del pulso se puede definir como la cantidad de veces que se bombea sangre a través de las arterias por minuto. Es una forma confiable de medir los latidos cardíacos del paciente por minuto, lo que se denomina frecuencia cardíaca. La frecuencia cardíaca normal debe estar entre sesenta y noventa latidos por minuto. Más bajo que eso se llama bradicardia y más alto que eso se llama taquicardia. Es probable que se evalúe una frecuencia cardíaca acelerada, incluso taquicardia, en un paciente que sufre sufrimiento físico o mental. No debe preocuparse a menos que alcance valores extremadamente altos. La bradicardia es la condición realmente preocupante en cualquier paciente traumatizado. La bradicardia significa que el corazón del paciente no funciona correctamente, lo que es un signo de alarma que nos muestra un mal estado general.

Midiendo el pulso

El oxímetro es un dispositivo en particular que le dará una lectura automática de la frecuencia del pulso, facilitando mucho esta tarea.

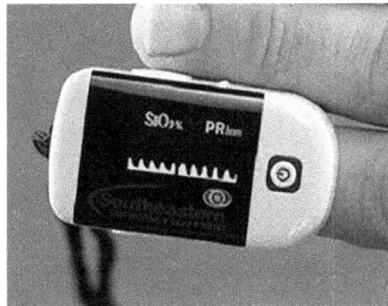

Estos dispositivos se utilizan para medir la saturación de oxígeno en la sangre. Esto es útil para pacientes con afecciones respiratorias graves como neumonía. Sin embargo, la saturación de oxígeno no es lo que buscamos cuando usamos un oxímetro en un paciente fracturado. Queremos saber la frecuencia del pulso, que también es indicada por el dispositivo. Siempre debe incluir uno de estos cuando esté armando su botiquín de primeros auxilios. Facilitará la valoración inicial del paciente.

Si no tiene un oxímetro o cualquier otro dispositivo capaz de darle una lectura del pulso sanguíneo del paciente, debe aprender a medir la frecuencia del pulso usted mismo. Es bastante simple una vez que comprendes la anatomía humana y las técnicas detrás de ella.

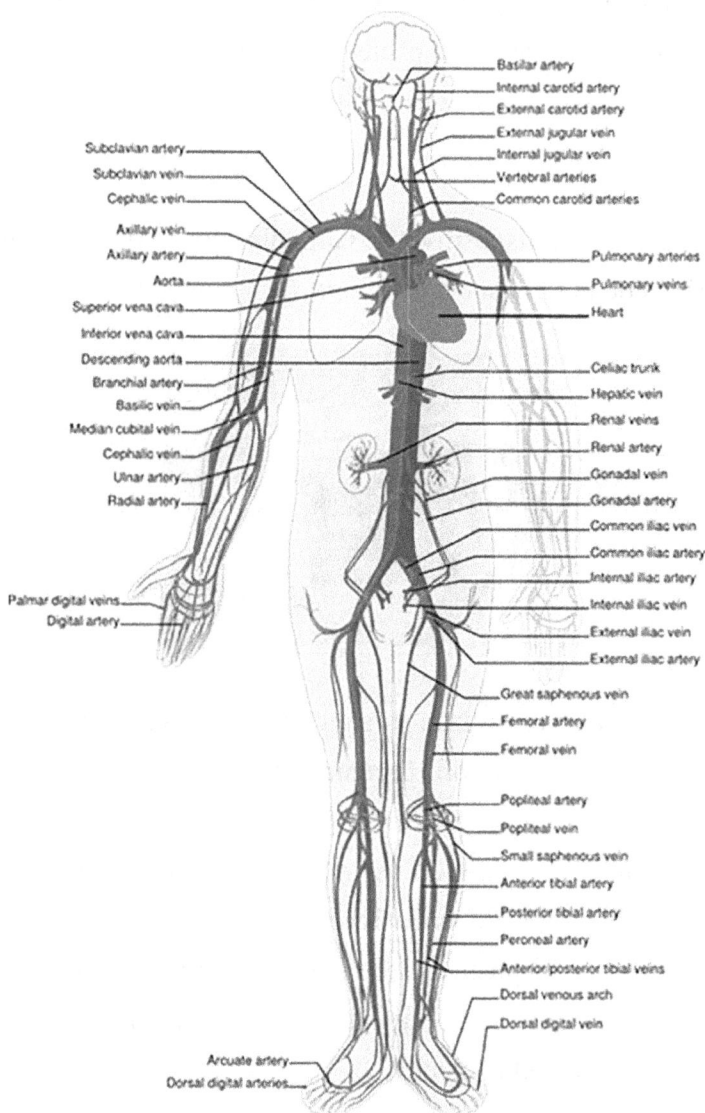

La técnica correcta para medir el pulso es usar los dedos anular, medio e índice. No puede usar el pulgar porque podría confundir su pulso con el pulso del paciente, obteniendo una lectura incorrecta. Debe colocar estos tres dedos sobre la arteria que está evaluando. El dedo anular se usa para presionar sobre la arteria y suprimir el pulso, luego debe liberar la presión para permitir el flujo sanguíneo. Esto ayuda a los principiantes a sentir el pulso, pero no es necesario si ya domina esta técnica. Las arterias más fáciles de localizar para medir el pulso son el pulso radial y el pulso carotídeo.

El pulso radial se encuentra al final del antebrazo, justo debajo de la mano, al lado del pulgar. Está entre la mitad del antebrazo y el radio, como en la imagen. Dado que la arteria radial es superficial, es fácil sentir el pulso allí. Será fácil para ti una vez que entiendas dónde está ubicado, por lo que esto requiere algo de práctica para dominarlo.

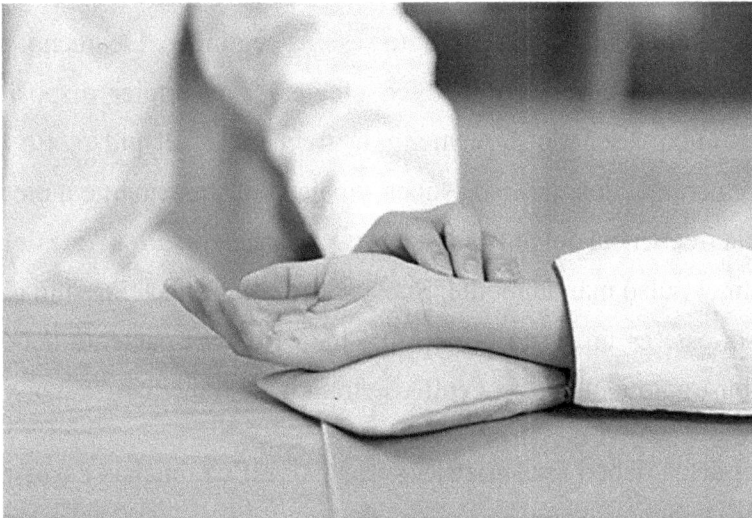

En los pacientes fracturados, los pulsos más importantes son los de las extremidades, para evaluar si hay compromiso del flujo sanguíneo o no. Por lo tanto, deberá aprender a medir un pulso radial y un pulso tibial. Siguiendo la misma técnica que el pulso radial, el pulso tibial se ubica en el lado interno del tobillo, entre el tendón de Aquiles y el borde posterior del maléolo medial (es decir, la protuberancia redonda de la tibia que está justo sobre los pies). .

Una vez que encuentre el pulso del paciente, cuente las pulsaciones durante un lapso de sesenta segundos para obtener la frecuencia del pulso. De manera similar a la frecuencia respiratoria, esta es la forma más confiable de medir la frecuencia del pulso, pero no es eficiente en el tiempo. Como debe medir el pulso lo más rápido posible, debe contar las pulsaciones durante quince segundos y multiplicar ese número por cuatro para obtener la medición deseada. Sin embargo, si el pulso del paciente es irregular y nota que está acelerando y desacelerando constantemente, la única forma de medir el pulso es contando las pulsaciones durante sesenta segundos. De hecho, si el pulso es irregular, esto también afectará a cualquier dispositivo electrónico diseñado para medir la frecuencia del pulso. En este caso, verá que los números suben y bajan constantemente a medida que la frecuencia del pulso se acelera y desacelera, por lo que deberá medir el pulso manualmente. Si el paciente tiene una extremidad sin pulso, este es un signo crítico que indica que el paciente necesita recibir tratamiento en un centro de trauma de inmediato.

Los pulsos deben ser simétricos. Esto significa muchas cosas para un médico competente, pero para un aprendiz que necesita obtener toda la información que pueda afirmar, esto significa que el pulso del paciente debe percibirse como igualmente fuerte en ambas extremidades. Si el pulso de un brazo es más débil que el del otro, eso significa que el flujo sanguíneo puede estar comprometido y es una señal de alarma. Esta es la razón por la que siempre debe medir ambos pulsos en pacientes con sospecha de fractura de extremidad.

Debería obtener una lectura en unos veinte segundos si todo se hizo correctamente, pero esto solo se puede lograr con la práctica. La mejor manera de practicar la medición del pulso es tomando su propio pulso.

Si se encuentra en una situación médica de emergencia o que pone en peligro su vida, busque asistencia médica de inmediato.

Capítulo Diez

Inmovilizaciones

Las inmovilizaciones son la piedra angular del tratamiento de las fracturas. La única forma de evitar daños mayores es inmovilizar eficazmente el área afectada. Los pacientes no pueden ser trasladados, y mucho menos trasladados a un hospital, hasta que estén debidamente inmovilizados. Aquí es donde la mayoría de las personas fracasan en ayudar a los pacientes traumatizados cuando no saben cómo tratar una fractura, lo que hace que la situación sea mucho peor de lo que debería ser. Los paramédicos que lleguen al lugar se encargarán de inmovilizar al paciente antes de llevarlo a un hospital, por lo que si no puedes inmovilizar la fractura y manejar al paciente sin moverlo, lo mejor es dejarlo en manos de los profesionales. Ahora que se está preparando para tratar una fractura, la única forma de lograrlo es estudiar a fondo las diferentes inmovilizaciones.

Tipos de vendajes usados en inmovilizaciones

Estos son los tipos de vendajes que usará para tratar las fracturas, por lo que es importante comenzar por conocerlos.

Vendajes de gasa

Estos son los vendajes más comunes y más utilizados, pero no para el tratamiento de fracturas. Están hechos de una tela tejida, y están esterilizados y empaquetados para su uso. Son los vendajes que se utilizan para presionar las heridas sangrantes, pero también para limpiar y desinfectar las heridas. La única situación en la que debemos utilizar estos vendajes para tratar una fractura es cuando los colocamos sobre una herida abierta para taparla y protegerla. E incluso en estos casos, no se pueden usar para aplicar presión sobre la herida abierta. Como no puede mover huesos fracturados o puede aumentar la lesión, tampoco puede aplicar presión sobre una fractura abierta.

Vendajes de compresión

Estos son los vendajes que se utilizan para realizar inmovilizaciones y torniquetes improvisados. Son más fuertes que las gasas, pero no pueden absorber líquidos tan bien como ellos, por lo que no se utilizan para cubrir fracturas abiertas. No obstante, siguen siendo extremadamente útiles, ya que son el tipo de vendajes que usará para inmovilizaciones cuando no tenga inmovilizadores especializados.

Vendajes triangulares

Este es el tipo de vendajes que usará para inmovilizaciones en los hombros, brazos y antebrazos. En caso de que no tenga vendajes triangulares, aún puede usar vendajes de compresión para esto; sin embargo, es mejor tener disponibles vendajes triangulares, ya que ofrecen una gama más amplia de aplicaciones. Son fuertes vendajes con forma de triángulo rectángulo; la punta de este triángulo se llama vértice del vendaje.

Vendajes de tubo

Son vendajes elásticos con forma de tubo. Están fabricados así para que podamos apretarlos alrededor de las extremidades, lo que nos permite inmovilizar una extremidad sosteniendo un objeto fuerte contra la extremidad afectada del paciente.

Torniquetes

Nota: Solo se utiliza si la persona corre el riesgo de morir desangrado antes de que llegue la ayuda.

Los torniquetes tienen un uso particular en el tratamiento de un paciente fracturado. Solo se utilizarán para detener hemorragias incontrolables en las extremidades que comprometan la vida del paciente. Son vendajes fuertes diseñados para atarse alrededor de una extremidad y detener por completo el flujo de sangre hacia ella. No se pueden colocar por mucho tiempo o el tejido de la extremidad puede dañarse, pero son la única forma de tratar hemorragias importantes de las extremidades en pacientes fracturados. *Es imposible dejar de sangrar por el cuello o el torso con un torniquete.*

Los torniquetes deben colocarse al menos dos pulgadas por encima de las heridas. En el caso de fracturas, el médico debe considerar colocar el torniquete aún más alto para evitar mover el hueso fracturado. Los torniquetes tampoco se pueden colocar sobre las articulaciones, por lo que no pueden pasar por encima de los codos o las rodillas. Sin embargo, siempre que la fractura esté ubicada en un segmento distante del cuerpo, siempre es mejor colocar el torniquete en el segmento proximal, evitando así un daño mayor a la fractura. Entonces, si el paciente sufre una fractura en el antebrazo, es mejor colocar el torniquete en el brazo.

Debe tener al menos un torniquete comercial disponible en su botiquín de primeros auxilios. Funcionan mejor y son muy recomendables para emergencias. Algunos torniquetes tienen bombas de inflado y los usan para detener el sangrado, otros están diseñados como un cinturón con una correa para minimizar la fuerza requerida para usarlos. Sin embargo, tendrá que usar un torniquete improvisado si no tiene un torniquete comercial a mano. Los vendajes de compresión, cinturones, telas e incluso toallas se pueden usar como torniquete si no hay nada más disponible en este momento. Comience colocando el material de tela alrededor de la extremidad, átelo con un simple nudo cuadrado y apriételo con fuerza. Si no puede atar el torniquete de manera que deje de depender de su fuerza para permanecer en su lugar, puede usar un palo para ayudarlo con el torniquete. Este palo se puede improvisar con cualquier cosa siempre que sea resistente y tenga el tamaño adecuado. Una vez que encuentre un palo, debe colocarlo sobre el nudo cuadrado del torniquete y hacer un segundo nudo alrededor. Luego comienza a girar el palo en el sentido de las agujas del reloj para apretar el torniquete lo suficientemente fuerte alrededor de la extremidad.

Es importante señalar que los torniquetes serán extremadamente dolorosos e incómodos. Un paciente consciente podría incluso suplicar su eliminación si se aplica correctamente. Esta es exactamente la forma en que se debe aplicar un torniquete, por lo que no puede aflojar el torniquete debido a las quejas del paciente.

Reglas para inmovilizaciones

Hay tres reglas principales para aplicar correctamente cualquier técnica de inmovilización.

Busque estabilidad

La inmovilización debe realizarse con algo fuerte para mantener el hueso afectado en una posición estable. Aquí es donde entran en juego las férulas y los collares cervicales. Hay muchas férulas comerciales que se usan para segmentos específicos del cuerpo, y es recomendable tenerlas todas para crear una inmovilización más segura y fácil. La mayoría de estas férulas comerciales tienen sus propios cinturones y correas para sujetarlas contra el hueso fracturado. Otras férulas necesitan otro tipo de soporte para atar alrededor de la extremidad afectada, como un vendaje de compresión o un vendaje de tubo. Si no tiene una férula comercial, puede usar cualquier cosa adecuada como férula improvisada. Puedes usar tablas, palos, zapatos, incluso cartón si es lo suficientemente resistente.

La única regla para las férulas improvisadas es que son resistentes y pueden adaptarse a la forma del segmento del cuerpo y atarse lo más fuerte posible con un vendaje de compresión (o cualquier otra cosa disponible). Puede usar el cuerpo del paciente si no tiene nada más a mano para usar como férula. Debe adjuntar dos segmentos corporales adyacentes, como piernas, por ejemplo, para realizar la inmovilización uniendo la pierna fracturada a la pierna sana. También puede utilizar el torso del paciente para inmovilizar sus brazos; un vendaje triangular es lo mejor para estos casos. No hay estructuras anatómicas adyacentes al cuello, por lo que el cuello del paciente siempre necesitará algún tipo de objeto como férula. Sin embargo, encontrar una férula para inmovilizar el cuello es una tarea fácil. Si no tiene un cuello disponible, un par de sombreros atados alrededor del cuello son suficientes. Si no hay sombreros disponibles, incluso puede usar un par de zapatos.

Asegurar las articulaciones

Esta regla se aplica a las fracturas de extremidades y es siempre inmovilizar la articulación proximal y distal a la fractura. Por ejemplo, si desea evitar los movimientos en el brazo, debe inmovilizar el hombro y el codo. Si debe inmovilizar el antebrazo, debe inmovilizar el codo y la muñeca. Tenga en cuenta que todo lo que necesita hacer es estabilizar la extremidad para el transporte; El tratamiento definitivo se proporcionará en el hospital.

No demasiado apretado

Las inmovilizaciones deben ser lo suficientemente apretadas para evitar cualquier movimiento, pero no pueden ser tan apretadas que cambien la dirección de los huesos o comprometan la circulación o el flujo de aire. Si la extremidad inmovilizada se pone pálida o azul, esto significa que la circulación está comprometida y la inmovilización debe aflojarse. Para las inmovilizaciones de la columna cervical, apretar demasiado también afectará la posición de la columna, y si la cara del paciente se pone pálida o azul, o tiene

251

problemas para respirar, eso probablemente significa que está comprometiendo la circulación o el flujo de aire hacia la cabeza; una vez más, debe aflojarse la inmovilización.

Inmovilizaciones según el segmento del cuerpo

Las inmovilizaciones deben adaptarse a las diferentes formas y circunstancias del. Inmovilizar un brazo y una pierna no es lo mismo, por lo que las técnicas para aplicar estas inmovilizaciones deben ser diferentes.

Inmovilización de la columna cervical

Esta es la inmovilización más importante debido a los peligros relacionados con la lesión de la columna cervical. Casi cualquier paciente traumatizado tendrá una inmovilización del cuello antes de ser trasladado a un centro de salud. Los collares cervicales son la mejor manera de asegurarse de que la columna cervical del paciente sea segura. Son fáciles de usar y confiables y fáciles de usar, por lo que es muy recomendable tener uno en el botiquín de primeros auxilios. Si no tiene un collarín cervical o cualquier otro inmovilizador de cuello comercial, use sombreros, zapatos, almohadas, cartón o cualquier otra cosa que pueda ajustarse a la forma del cuello sin forzarlo a girar hacia los lados o inclinarse hacia adelante.

El proceso de colocación de una inmovilización de cuello es muy delicado y requiere más de una persona para hacerlo. Una persona debe levantar la cabeza y los hombros del paciente al mismo tiempo, lentamente y asegurándose de no inclinar, flexionar o rotar el cuello.

La otra persona debe colocar el inmovilizador alrededor del cuello mientras se levanta del suelo. Una vez que esté en su lugar, se debe colocar al paciente en el suelo antes de asegurar el inmovilizador en su lugar.

Inmovilizadores de brazo

Las fracturas de brazo son extremadamente comunes, especialmente las fracturas de radio y cúbito. Hay dos recursos principales que se utilizan para la inmovilización del brazo; se trata de férulas y cabestrillos.

Se colocan tablillas en el segmento lesionado del brazo y evitan que se mueva. También deben intentar inmovilizar las articulaciones proximales y distales del segmento afectado lo mejor posible. Las férulas comerciales son excelentes como soporte, pero si no hay ninguna disponible, se puede usar cualquier otro material duro. El brazo siempre debe estar inmovilizado con el codo doblado en un ángulo de noventa grados (para lesiones en la parte superior del brazo) o en un ángulo más estrecho (para lesiones en la parte inferior del brazo), sin embargo, los brazos fracturados deben estar siempre inmovilizados en su posición actual, evitando siempre mover la parte proximal. y articulaciones distales.

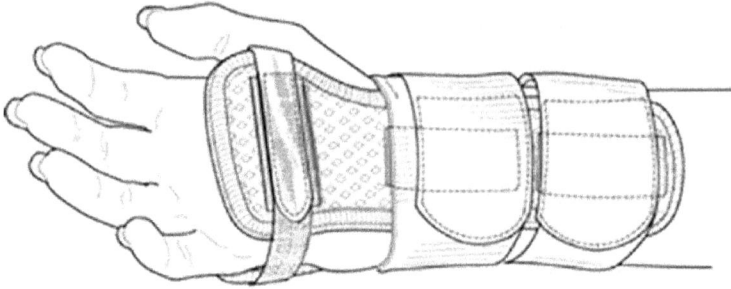

Después de colocar una férula, el siguiente paso es usar un cabestrillo. Los cabestrillos son útiles para cualquier fractura en el brazo, sin importar la ubicación. Inmovilizan los brazos, aportan estabilidad e incluso ayudan con el sangrado si lo hay. Hay tres tipos de cabestrillos que debe aprender y practicar, para poder usarlos siempre que le quede bien. Los dos primeros necesitan un vendaje triangular o cualquier hoja de ropa que se pueda doblar en forma triangular. El tercero se usa cuando no hay un vendaje triangular disponible.

El tipo más común de cabestrillo es el cabestrillo. El objetivo principal es inmovilizar la parte superior del brazo, por lo que son ideales para la inmovilización de hombros, húmero, clavícula e incluso costillas. El proceso de colocación de un cabestrillo comienza colocando el vendaje triangular debajo del brazo, con el vértice del vendaje apuntando hacia el codo, el lado más largo hacia los pies y el lado más corto apuntando hacia el hombro sano. Una vez que el vendaje está en esta posición, se toma la parte superior por detrás del cuello y luego hacia el hombro dañado. Luego, se toma el lado más largo, sobre el antebrazo del paciente, y hacia el hombro dañado donde se encuentra con la punta del lado más corto del vendaje. Ambas puntas se unen y luego las esquinas del nudo se colocan debajo del vendaje. El brazo y el antebrazo ya deben estar en la posición correcta en este punto, con el antebrazo colocado horizontalmente con una ligera elevación hacia la mano. Luego, se termina el cabestrillo extendiendo el vendaje hacia el dedo meñique, brindando apoyo desde el codo hasta la punta de los dedos. Luego, se ata el vértice del vendaje detrás del codo para mejorar la estabilidad.

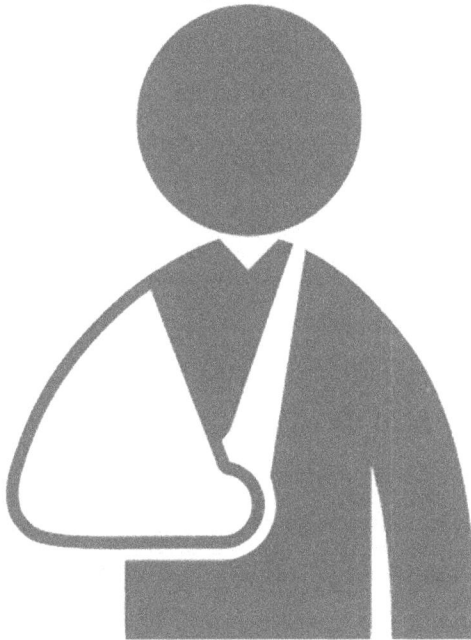

El segundo tipo de cabestrillo es el cabestrillo de brazo elevado. Este cabestrillo es ideal para lesiones en la parte inferior del brazo, por lo que se usa en lesiones de antebrazo, muñeca y mano. Dado que eleva el antebrazo hacia el hombro sano, es excelente para reducir el sangrado del antebrazo y la mano. Sin embargo, si existe la sospecha de un hueso fracturado, es mejor no doblar el codo en un ángulo tan agudo a menos que el brazo ya esté posicionado de esa manera. El proceso de aplicación de este tipo de cabestrillo comienza colocando el antebrazo lesionado en diagonal sobre el pecho, con las yemas de los dedos hacia el hombro sano. Luego se coloca el vendaje triangular sobre el brazo con el ápice sobre el codo y uno de los extremos sobre el hombro sano. El extremo inferior del vendaje se coloca debajo del antebrazo y el codo. El extremo libre del vendaje se toma por detrás de la espalda del paciente y se dirige en diagonal hacia el codo sano, donde se encuentra con el otro extremo. Ambos extremos del vendaje se atan juntos y luego las esquinas del nudo se colocan debajo del vendaje. Finalmente, se ata el vértice del vendaje para mejorar la estabilidad detrás del codo.

El cabestrillo de cuello y puños es el último tipo de cabestrillo. No proporciona tanta estabilidad y comodidad como los demás, pero es el único cabestrillo disponible si no hay vendajes triangulares. Si ha colocado correctamente una férula, el cabestrillo de cuello y manguito es más fácil de adaptar a la posición actual del brazo, según el paciente. Esto es ideal para pacientes fracturados donde el brazo está lejos de una posición flexionada. Utiliza un vendaje de compresión o cualquier tipo de tela que se pueda doblar hasta que parezca un vendaje de compresión. El centro del vendaje de compresión se coloca detrás del cuello del paciente y el hombro sano, y ambos extremos del vendaje deben apuntar hacia el brazo. Coloca el brazo en la posición deseada (la misma posición en la que lo encontraste, si sospechas que está fracturado. Termina el cabestrillo tomando ambas puntas alrededor de la muñeca y haciendo un nudo debajo.

Es importante evaluar la circulación para asegurarse de que no se vea comprometida por el cabestrillo o la férula, una vez colocados. La forma de evaluar la circulación es apretando una de las yemas de los dedos del brazo afectado. La yema del dedo debe palidecer bajo la presión porque ya no recibe sangre. Si la yema del dedo recupera su color en menos de tres segundos después de que se libera la presión, entonces no hay compromiso en la circulación del brazo; si no es así, se debe evaluar la inmovilización y volver a realizarla. Por supuesto, si hay una pérdida masiva de sangre o se coloca un torniquete en el brazo, la evaluación de la circulación es imposible.

Inmovilización de piernas

Inmovilizar una pierna es menos complicado que inmovilizar un brazo en una emergencia. La posición ideal de una pierna inmovilizada es con la articulación de la rodilla ligeramente flexionada. La pierna del paciente no puede estar completamente recta durante la inmovilización, pero tampoco puede estar demasiado flexionada. A veces, es útil colocar un pequeño rollo de vendaje debajo de la rodilla para lograr esta ligera flexión de la pierna. Cuando se trata del tobillo, el ángulo entre la pierna y el pie debe ser de noventa grados. La mayoría de las férulas comerciales para piernas ya vienen preparadas para mantener la pierna y el pie en la posición correcta, pero si no hay una férula comercial disponible, improvisar una férula en la parte posterior de la pierna debería ser suficiente para obtener el efecto deseado. Estas inmovilizaciones también usan vendajes de compresión para mantener la férula unida a la pierna. Recuerde que puede usar la pierna sana como férula para la pierna lesionada. El paramédico también debe verificar la circulación de la pierna para asegurarse de que no esté comprometida de la misma manera que se evalúa la circulación del brazo. Las piernas fracturadas deben seguir la regla general de evitar mover las articulaciones proximales y distales de la fractura.

Inmovilización de la columna torácica y lumbar

No hay una férula lo suficientemente grande para inmovilizar la columna lumbar o torácica. Las fracturas en estos lugares también pueden dañar la médula espinal, por lo que cualquier lesión sospechada debe tomarse en serio.

Los paramédicos profesionales cuentan con una camilla para inmovilizar la columna torácica y lumbar, por eso siempre es mejor esperar a los paramédicos siempre y cuando haya esperanza de que lleguen al lugar. Se bajará la camilla hasta quedar justo al lado del cuerpo del paciente, luego se trabajará en grupos para levantar al paciente y colocarlo sobre la camilla, asegurándose de evitar rotaciones y flexiones de la columna. Una vez que el paciente está en la camilla, se asegura con correas para evitar que su torso gire, se flexione y se extienda. Ese es el último paso de la inmovilización antes de subir al paciente a la ambulancia y transportarlo a un centro de salud; la columna cervical ya debe estar inmovilizada antes de esto.

Probablemente no tenga una camilla a mano si está solo. La mejor opción para dar al paciente un transporte seguro al centro de salud es esperar a los paramédicos; sin embargo, si sabe que no habrá paramédicos y debe hacerse cargo del transporte usted mismo, debe hacer su mejor esfuerzo para evitar los movimientos de la columna lumbar y torácica. Cuando esté listo para subir al paciente al vehículo, pida ayuda. Si está levantando la cabeza y los hombros, uno o dos ayudantes más levantan el torso y una última persona levanta las piernas por los tobillos, debe poder mover al paciente con cuidado evitando los movimientos de la columna. Si la cantidad de ayuda disponible es limitada o inexistente, debe esforzarse al máximo con la que tiene disponible. Recuerde que este es el último paso de la inmovilización, por lo que la columna cervical ya debería estar en su lugar.

Si se encuentra en una situación médica de emergencia o que pone en peligro su vida, busque asistencia médica de inmediato.

Capítulo Once

Huesos rotos y emergencias

El sistema esquelético tiene 204 huesos diferentes y, en algunos casos, puede ser difícil examinar a simple vista si uno de ellos está fracturado o no. Un ejemplo sería una persona que tiene un dolor insoportable en el cuello, la espalda o la cabeza. Estas fracturas no serían tan visibles como las que se producen en las extremidades. Las fracturas pueden ser identificadas por la clínica que exhibe el paciente y siempre que el médico sospeche una fractura, el paciente debe ser tratado como un paciente fracturado.

Reglas generales para el tratamiento de una fractura

Independientemente del tipo y la ubicación de la fractura, hay pasos simples que siempre deben seguirse para alguien que tiene como objetivo brindar tratamiento a un paciente fracturado.

Llama una ambulancia

Esto es lo primero que debe hacer una persona frente a una persona lesionada que necesita ayuda. No puede proceder a tratar al paciente hasta que esté seguro de que alguien a su alrededor está tratando activamente de comunicarse con una ambulancia. Rápidamente llegará una ambulancia del hospital más cercano para atender a la persona con fractura o cualquier otra emergencia médica.

Estos son los puntos esenciales a seguir cuando llame a una ambulancia:

- Informar a la línea de ayuda del incidente que ocurrió.
- Asegúrese de no abandonar el teléfono en medio de toda la conmoción.
- Escuche atentamente las instrucciones proporcionadas por la persona en la línea de ayuda.
- Informe a la persona de su ubicación exacta y los medios para llegar allí si se le solicita.
- Cuando sea necesario, puede asignar a alguien para que se reúna con el equipo médico una vez que llegue para guiarlo a la ubicación exacta del paciente.
- A la llegada del equipo médico, asegúrese de brindarles toda la información necesaria.
- Informar al equipo médico el nombre, la edad y el sexo del paciente, así como si el paciente tiene alergias, afecciones médicas, el tratamiento brindado y los signos vitales evaluados.
- En el caso de un paciente lesionado en una institución, como una escuela, estas instituciones generalmente tienen registros médicos de sus estudiantes; por lo tanto, la escuela debe proporcionar esta información al equipo médico.

- La persona que habla por teléfono necesitará una descripción del área herida y la posible lesión, para proporcionarla al médico. También necesitarán esta información al llegar a la escena.

- Habrá una investigación sobre las acciones que ha tomado para manejar la situación para asegurarse de que está haciendo lo correcto o si debe hacer algo más para ayudar al paciente.

Llamar al personal médico de la institución, si es posible

Si el paciente está ubicado en una institución, o cerca de una institución como una escuela, generalmente hay personal médico al que se debe contactar y traer para obtener ayuda.

Busque ayuda

El tratamiento de un paciente fracturado requiere más de un par de manos, por lo que es importante pedir ayuda entre las personas que están alrededor del paciente y que pueden ayudar. La persona con el conocimiento debe hacerse cargo siempre de la situación, proporcionando instrucciones claras sobre cómo ayudar a tratar al paciente. Esto requiere confianza, por lo que es importante tener una buena comprensión de lo que se debe hacer para tener la cabeza clara cuando llegue el momento. Las tareas sencillas, como traer suministros médicos, contactar a la ambulancia, sacar los suministros y entregarlos, y mantener al paciente en su lugar, pueden confiarse a quienes estén alrededor del paramédico en funciones.

Llame al tutor legal cuando haya un niño involucrado

Los tutores legales deben ser informados del incidente, así como el hospital donde encontrarán a su hijo. En una situación en la que los padres no atienden el teléfono, el niño debe ser trasladado de urgencia al hospital y los tutores legales deben informar más tarde. El personal de la escuela debe estar informado del incidente para que puedan seguir tratando de comunicarse con los tutores legales. Esto no se debe solo a la empatía por el tutor legal. Los tutores legales pueden hacerse cargo de cualquier necesidad financiera, así como proporcionar transfusiones de sangre si el paciente las necesita.

Inmovilizaciones

Hasta que las fracturas sospechadas se inmovilicen adecuadamente, no se puede mover al paciente en absoluto. La única excepción aceptable para esta regla es cuando el paciente está ubicado en un área peligrosa. En este caso, el paciente debe ser trasladado a un lugar seguro tanto para el paciente como para el paramédico.

El fundamento de esto es que el movimiento de la persona podría empeorar la posible fractura. Una fractura incompleta puede convertirse en una fractura completa, una fractura no desplazada puede convertirse en una fractura desplazada, los bordes de la fractura pueden dañar los órganos circundantes y la fractura puede deteriorarse de muchas otras formas si se aplica movimiento o presión antes de inmovilizar el paciente.

Tomar decisiones en el mejor interés del paciente.

Por muy estresantes que sean estas situaciones, es importante mantener la mente despejada y tomar las decisiones correctas para el paciente. Si las condiciones no son las adecuadas, por ejemplo, un paciente ubicado en un lugar donde está en peligro inminente, entonces la prioridad pasa a ser mover al paciente desde allí, incluso antes de aplicar la inmovilización. El proceso de toma de decisiones debe ser rápido y eficiente para ayudar al paciente de la mejor manera posible.

Administre primeros auxilios cuando sea necesario

Hay algunas cosas que puede hacer mientras espera a que llegue la ambulancia. Estos pasos se describirán en el siguiente segmento de este capítulo, pero puede comenzar con la evaluación inicial y la inmovilización. Es importante señalar que el paciente no debe ser transportado al hospital si hay ayuda profesional en la forma en que puede hacerlo.

Tratar usted mismo un hueso roto

A veces, no tendrá ayuda profesional cerca de usted, y el único capaz de tratar al paciente fracturado, mientras la ayuda profesional está en camino, será usted. En ocasiones, la ayuda profesional será incluso imposible, dependiendo del lugar del accidente y la situación general que te rodea, por lo que tú serás el responsable de preparar al paciente para su transporte y llevarlo al hospital. Un ejemplo de esta situación sería un accidente en el desierto, como un accidente de campamento. Esta es exactamente la situación para la que este libro lo está preparando, y estos son los pasos generales que debe seguir en estos casos.

Acercándose al paciente

La forma de acercarse al paciente se puede dividir en 3 formas, que son la encuesta de la escena, la encuesta primaria y la encuesta secundaria.

El estudio de la escena analiza la identificación de otras posibles amenazas. Si el paciente se encuentra en un lugar peligroso, el primer paso es trasladar al paciente a un lugar seguro, antes que nada.

La encuesta principal sería buscar a su alrededor para identificar a cualquier persona que pueda ayudarlo con el paciente. Uno de los que le rodean debe seguir intentando activamente ponerse en contacto con ayuda profesional, incluso si es imposible de recibir.

Finalmente, la encuesta secundaria analiza el examen físico del paciente, identificando las heridas, midiendo los signos vitales y evaluando el estado del paciente. Luego, se tratan las heridas y se inmoviliza al paciente. La encuesta secundaria se ampliará en el siguiente segmento de este capítulo.

Tratando las heridas

Una vez identificadas las heridas, deben clasificarse según el nivel de peligro que representan para la condición del paciente y tratarse en orden.

Primero se deben evaluar las hemorragias grandes. Si hay fracturas abiertas que causan un sangrado importante, se deben usar vendajes de gasa para cubrir la fractura abierta. Es importante señalar que, incluso si hay fracturas abiertas sangrando, no se puede aplicar presión sobre la herida. Aplicar presión sobre un hueso fracturado solo puede empeorar la situación, por lo que lo único que puede hacer es cubrir la herida con vendajes de gasa para crear un sello.

Si no hay grandes hemorragias, o si ya se han tratado, el siguiente paso es aplicar las inmovilizaciones. Puede parecer contradictorio, pero la inmovilización del cuello siempre viene antes de inmovilizar los segmentos del cuerpo que parecen afectados por una fractura. Esto se debe a que las lesiones del cuello pueden ser difíciles de diagnosticar, son extremadamente peligrosas y cualquier movimiento durante la inmovilización de los otros segmentos del cuerpo puede cambiar la posición del cuello. Una vez que se ha inmovilizado el cuello, se inmovilizan los segmentos del cuerpo afectados. Las inmovilizaciones se han descrito en el capítulo anterior de este libro.

Hasta aquí llega el tratamiento de cualquier fractura en un entorno prehospitalario. El clínico finaliza cuando el segmento fracturado del cuerpo se inmoviliza adecuadamente, evitando así un mayor daño y deterioro de la fractura. Otras lesiones, como distensiones musculares y dislocaciones de articulaciones, pueden ser muy similares a las fracturas, y se tratan de la misma manera, por lo que si la lesión parece ser una fractura, pero el paciente no está seguro, el médico debe inmovilizar el segmento afectado del cuerpo y llevar al paciente al hospital más cercano.

Prevenir el shock

Una vez tratadas las heridas , el siguiente paso es intentar mantener la temperatura corporal del paciente para evitar la hipotermia y el shock. El paciente está cubierto por una manta espacial, una manta térmica, una manta de lana o cualquier otra cosa disponible para evitar que la temperatura del paciente baje. Esta es la razón por la que se recomienda tener mantas espaciales en el botiquín de primeros auxilios.

Evacuación

Si no hay ayuda profesional en el camino, el paciente debe ser trasladado al hospital más cercano disponible. Si todas las medidas y el tratamiento se han aplicado correctamente, el paciente estará seguro.

El contenido de este libro debe estudiarse a fondo, y un botiquín médico debe estar fácilmente de acuerdo con las instrucciones de este libro para aumentar las posibilidades de supervivencia y recuperación del paciente.

Si se encuentra en una situación médica de emergencia o que pone en peligro su vida, busque asistencia médica de inmediato.

Capítulo Doce

Reparación de un hueso roto

El objetivo final después de una fractura es que el hueso se recupere bien volviendo a la posición que tenía antes de la lesión.

Antes de que el médico pueda aplicar el mejor tratamiento para el paciente, el médico necesitará lo siguiente del paciente:

La historia clínica del paciente para establecer si existen condiciones preexistentes como VIH / SIDA, entre otras. El historial médico también determinará el tipo de sangre del paciente para garantizar que haya sangre adicional para el paciente, especialmente cuando haya sangrado excesivo o para evitar la pérdida de sangre durante la cirugía.

El paciente debe informar al médico sobre cualquier medicamento o suplemento que esté tomando y el medicamento al que pueda ser alérgico, lo que incluye medicamentos de venta libre.

En huesos rotos, debe realizarse una prueba de imagen para establecer el tipo de fractura y la posición precisa del hueso roto.

Las pruebas de imágenes incluyen resonancias magnéticas, tomografías computarizadas y radiografías.

Cuando el médico recomiende la cirugía, el paciente no debe comer nada 8 horas antes de la cirugía.

También se recomienda que haya alguien disponible para llevar al paciente a casa después del procedimiento.

Los medios para reparar un hueso roto dependerán de la gravedad de la fractura, que será establecida por el médico. El lugar donde se produjo la fractura dentro del cuerpo también será importante para determinar el mejor tratamiento.

Las fracturas graves suelen tardar mucho más en curarse y requieren procedimientos mucho más invasivos, como injertos óseos. Otro procedimiento invasivo es la cirugía de reducción abierta y fijación interna, que suele ser un procedimiento quirúrgico que utiliza clavos, varillas y tornillos de metal para reparar el hueso roto. Las fracturas menos graves generalmente se tratan con un yeso para alinear el hueso y mejorar la curación del área rota.

Cirugía de reducción abierta y fijación interna

Este tipo de cirugía generalmente se realiza donde se ha usado previamente un yeso, pero el hueso roto no sanará después de que se haya usado un yeso. El cirujano generalmente recomienda este procedimiento antes de la colocación de un yeso, dependiendo de la gravedad de la fractura.

Los casos que requieren cirugía de reducción abierta y fijación interna son aquellos en los que el hueso sobresale de la piel. Este tipo de huesos rotos se conocen como fracturas compuestas. Los huesos rotos de los tobillos, muñecas y articulaciones también tienden a depender de esta forma de tratamiento porque son áreas que podrían afectar gravemente la capacidad de la víctima para moverse en esa región.

Las consecuencias negativas de la reparación ósea

Los riesgos involucrados en la cirugía de reparación ósea no son muy comunes, pero las siguientes son algunas de las complicaciones que podrían surgir.

Un paciente podría terminar sin reaccionar positivamente a la anestesia, lo que provocaría efectos secundarios adversos y la imposibilidad de despertarse de la anestesia. Este riesgo es una preocupación quirúrgica general que podría ocurrir en cualquier procedimiento quirúrgico.

Podría haber sangrado excesivo durante la cirugía, lo que podría provocar la muerte.

Existe la posibilidad de que se produzca un coágulo de sangre, lo que podría costar la vida del paciente.

Una infección podría surgir durante la cirugía, especialmente si el equipo quirúrgico no está bien desinfectado.

Algunas de las complicaciones asociadas a esta cirugía podrían evitarse una vez que el médico conozca el historial médico del paciente. Las dificultades pueden surgir en cualquier operación, no específicamente en la reparación ósea, pero eso no las hace menos riesgosas cuando se opera.

Los medios para realizar una cirugía de fractura ósea

Un cirujano puede necesitar un par de horas para realizar este tipo de cirugía. El primer paso sería el anestesiólogo administrando la anestesia al paciente. Hay dos tipos de anestesia.

Este tipo de anestesia coloca al paciente en un sueño profundo durante la cirugía.

• Anestesia local

Este tipo de anestesia adormece el área donde se va a realizar la cirugía para garantizar que no haya dolor, pero que el paciente esté despierto durante la cirugía.

• Anestesia general

Este tipo de anestesia coloca al paciente en un sueño profundo durante toda la cirugía.

El cirujano identifica la posición de la incisión por encima de la fractura para la colocación de un tornillo o placa.

Se hace una incisión debajo de un hueso largo, seguida de la colocación de una varilla debajo para darle estabilidad y tratar la fractura. Esta acción asegura que el hueso fracturado esté correctamente posicionado, y esto se realiza mediante clavijas, varillas, tornillos metálicos o placas. Estos elementos utilizados para asegurar el hueso pueden ser permanentes o temporales. El cirujano

271

también reparará los vasos sanguíneos que se lesionaron como resultado de la cirugía.

Una vez que el hueso roto se ha asegurado adecuadamente, la incisión se cierra con grapas o puntos de sutura. La herida de la incisión al cerrarla se envuelve con un vendaje desinfectado para reducir las posibilidades de una infección.

Una vez que se completa el procedimiento quirúrgico, se puede colocar un yeso en el área lesionada.

Habría algunos daños extremos en el hueso, por ejemplo, si el hueso estuviera extremadamente roto, por lo que el médico recomendaría un trasplante de hueso. Esta técnica se conoce como injerto óseo, que es un concepto que estableceremos pronto.

Reparación posterior a una fractura ósea

Una vez que se completa la cirugía, el personal médico llevará al paciente a la sala de recuperación para controlar sus signos vitales, como la presión arterial, la temperatura y la respiración. Habrá chequeos constantes mientras esté en la sala de recuperación para asegurarse de que la cirugía no haya provocado ninguna complicación, como una infección

El médico le explicará al paciente el tiempo aproximado que tardará en curar el hueso roto según el resultado de la cirugía. El tiempo que tardará la fractura en sanar varía debido a factores como los diferentes tipos de fracturas y los huesos afectados.

El ingreso hospitalario dependerá de la gravedad de la lesión y del tipo de cirugía. La duración de la hospitalización también dependerá de la tasa de recuperación del paciente mientras esté en el hospital.

Las cirugías suelen ser dolorosas después, pero el personal médico proporcionará analgésicos para reducir el dolor. Por lo general, hay algo de hinchazón, que también se controlará para asegurarse de que no sea anormal. La elevación de la extremidad fracturada disminuirá la hinchazón y solo se usará hielo mientras no haya un yeso.

Antes del alta, el médico instruirá al paciente sobre los medios para manejar sus puntos y grapas. Esta información es esencial para asegurar que la herida cosida no se abra, por ejemplo, debido a una actividad física excesiva mucho antes de lo prescrito. Otra regla es que el área donde se realiza la cirugía debe ser muy higiénica para disminuir las posibilidades de infección.

El médico también instruirá al paciente sobre los controles después del alta hospitalaria; esto es para asegurar que el proceso de curación vaya bien.

Hay tres etapas de curación ósea, y son las siguientes:

• *Etapa reactiva*

Después de una fractura, generalmente se forma un coágulo de sangre alrededor del área lesionada. Este coágulo de sangre se estructura a sí mismo de una manera que construye un puente para llenar los espacios que se encuentran entre los dos huesos rotos. Este proceso ayuda a combinar el hueso que se ha dividido en dos.

• *Etapa de reparación*

Esta etapa está enfocada a fortalecer nuevamente el hueso. Hay células especializadas que se encuentran en la parte exterior del hueso, lo que crea cartílago. Este cartílago se transforma en un hueso denominado callo que une los huesos para convertirlo en un hueso sano una vez más.

• *Etapa de remodelación*

Pasada la etapa de devolución, el paciente puede volver a moverse porque el hueso recupera su fuerza. La etapa de remodelación consiste en dar forma al hueso para que vuelva a su tamaño anterior.

Después de la cirugía, el paciente puede sentir la placa o el tornillo que se instaló durante la cirugía, especialmente donde hay un mínimo de músculo o tejido blando que los oculta. Las áreas que tendrían la menor cantidad de músculo o tejido cubriéndolas serían el tobillo o la parte superior de la mano.

Una vez que el hueso fracturado haya sanado, el médico recomendará que se retiren los elementos instalados, como tornillos o placas, especialmente cuando estén causando irritación. La irritación no debería ser una preocupación importante porque puede ser causada por factores externos como el roce de la placa contra el zapato después de una cirugía de reparación del hueso del tobillo.

También se recomienda que uno se someta a fisioterapia después de una cirugía de reparación ósea para fortalecer el hueso, aumentando así la tasa de recuperación. Debido a que el paciente está inactivo después de la cirugía, los músculos alrededor de esa región deben estirarse mediante ejercicio físico. Estos ejercicios mejorarán el proceso de curación y asegurarán que no haya lesiones que puedan ocurrir en esa región que puedan estar asociadas al hueso roto.

Hay vasos sanguíneos que están vinculados a los huesos, lo que aumenta el proceso de curación de una fractura. Durante el proceso de curación, su cuerpo formará nuevos vasos sanguíneos utilizando las células sanguíneas del cuerpo para ayudar a curar el hueso roto.

Es fundamental seguir las instrucciones dadas por el médico para evitar que se produzca otra fractura en el mismo hueso. Puede suceder de dos formas. La primera sería asegurarse de que se siga el momento en que el médico instruya al paciente para que comience la fisioterapia en el hueso roto. Un paciente que avanza y comienza demasiado pronto, el hombre corre el riesgo de que la fractura no cicatrice. El segundo medio sería después de la recuperación del hueso roto. Sería recomendable tener precaución para evitar que se produzcan múltiples fracturas en el mismo hueso con el tiempo.

La dieta también es fundamental durante el período de recuperación de una fractura ósea. Ciertos alimentos tienen nutrientes que fortalecen específicamente los huesos. Se recomendarían alimentos ricos en calcio y vitamina D durante el período de recuperación.

Algunos médicos también recomendarían al paciente que use equipo de protección para disminuir las posibilidades de otra fractura, como usar cascos, aparatos ortopédicos o almohadillas.

Capítulo Trece

Opciones adicionales
para reparar un hueso roto

La atención de emergencia se refiere al medio principal que se podría utilizar para reparar un hueso roto, pero hay otras opciones disponibles cuando los medios principales no son suficientes.

Injerto óseo

El injerto de hueso es un método de reparación ósea que implica el trasplante de tejido óseo para reparar un hueso dañado. Solo un cirujano calificado realiza este método.

El injerto óseo se utiliza en la colocación de un dispositivo implantado en la posición del hueso; el hueso crece alrededor del dispositivo, asegurando la mejora de la formación de hueso. Esta técnica se utiliza en la artroplastia total de rodilla en casos de fractura o pérdida de un hueso.

El hueso trasplantado se puede obtener dentro del cuerpo de la persona lesionada, un donante o una colocación sintética. El trasplante de hueso proporciona un marco donde puede crecer hueso nuevo y vivo alrededor del implante para mejorar la reparación del hueso.

Tipos de injertos óseos

Existen muchos tipos de métodos de injerto óseo y sus aplicaciones dependen de las circunstancias del caso. No obstante, dos tipos son muy comunes y son los siguientes;

• Aloinjerto

Esta forma de injerto óseo utiliza el hueso trasplantado de una persona fallecida al receptor que necesita un trasplante de hueso. El hueso se limpia y se coloca en un banco de tejidos para su conservación hasta el día de la cirugía. Este método se aplica principalmente a la cirugía reconstructiva de rodilla, cadera y huesos largos (huesos de los brazos o piernas).

El beneficio de este método es que los lesionados no tendrán que someterse a otra cirugía para obtener un hueso dentro de su cuerpo. Una disminución en el número de operaciones reduce las posibilidades de infección, que podría ser fatal. Otra ventaja de este método es que no hay células vivas dentro del hueso, lo que disminuye la posibilidad de que el cuerpo rechace el trasplante. La ausencia de médula ósea viva aumenta las posibilidades de éxito porque el tipo de sangre del donante y del receptor es intrascendente.

• Autoinjerto

El injerto de hueso de autoinjerto se obtiene del cuerpo de la persona lesionada, lo que significa que se obtiene un hueso de otra parte del cuerpo. Un ejemplo serían las costillas.

La necesidad de un injerto óseo

La gravedad del caso de fractura determinará la necesidad de injerto óseo, es decir, cuanto más grave sea el caso, más probable será que el injerto óseo sea un tratamiento. A continuación se muestran algunos ejemplos en los que el injerto óseo fue una solución a una fractura:

- A pesar de que la atención de emergencia es beneficiosa, algunas fracturas son complicadas, por ejemplo, cuando hay numerosas fracturas. Estos tipos de fracturas generalmente no se curan muy bien al principio; por lo tanto, sería necesario un trasplante de hueso.

- La fusión espinal requiere un injerto óseo para que se realice. Este injerto óseo se debe a que un cirujano necesitará un hueso adicional para unir los dos huesos, creando así un hueso donde hay un área que tiene una enfermedad o está lesionada. Por lo tanto, estos huesos unidos serán estimulados para curar mediante la fusión.

- El injerto óseo ayuda a los huesos a recuperarse cuando hay una cirugía que ha requerido la implantación de dispositivos, por ejemplo, durante el reemplazo de una articulación.

- El injerto óseo ayuda a la regeneración ósea, por ejemplo, cuando un hueso ha sido lesionado o infectado. La reactivación se puede estimular mediante el uso de un poco de hueso de las cavidades óseas o la extracción de una porción grande de hueso según la necesidad del paciente.

Las consecuencias negativas del injerto óseo

Hay muchos riesgos asociados a los procedimientos quirúrgicos que podrían provocar la muerte. Por lo tanto, se recomienda que se cuide adecuadamente a una persona lesionada mediante atención de emergencia para evitar la cirugía. Algunos de los riesgos asociados a las operaciones son los siguientes:

- Sangrado excesivo durante la operación.

- Una infección durante la cirugía

- Hay reacciones adversas a la anestesia administrada durante la cirugía.

- Existen riesgos específicos asociados a la extracción ósea, y son los siguientes;

- Exceso de dolor postoperatorio. Hay analgésicos para reducir el dolor, pero seguirá habiendo dolor después.

- La cirugía podría resultar en daño a los nervios, lo que podría resultar en la imposibilidad de usar ese hueso; por ejemplo, las complicaciones durante la fusión espinal podrían resultar en parálisis.

- El hueso podría rechazar el hueso trasplantado.

- Podría haber una inflamación anormal en el área donde se realizó la cirugía de injerto óseo.

Preparaciones para injertos óseos

El injerto óseo es un tipo de cirugía, por lo que se deben realizar preparaciones específicas de antemano para realizarlo. Los siguientes son los preparativos que deben realizarse:

Será necesario un historial médico del paciente para saber si el paciente será el candidato adecuado para la cirugía de injerto óseo. También sería necesario realizar un examen físico actual para establecer el estado de salud del paciente.

El paciente también deberá informar al médico de cualquier medicamento que esté tomando antes de la cirugía.

Antes de la cirugía, no se puede consumir nada por el riesgo de vomitar y asfixiarse en la mesa quirúrgica durante la cirugía porque estarán bajo anestesia.

El médico también informará al paciente de cualquier otra cosa que deba hacer antes de la cirugía, que el paciente debe seguir.

El hospital proporcionará una bata al paciente para que la use durante la cirugía. Habrá un tubo insertado en su brazo, conocido como línea intravenosa. El paciente se colocará en la mesa de operaciones. Se colocará un catéter urinario en el paciente.

Los medios para realizar una cirugía de injerto óseo

Antes de aterrizar en la mesa quirúrgica, se harán algunas citas para discutir con el médico el mejor tipo de cirugía de injerto óseo que se puede realizar y las razones detrás de eso. El médico también informará al paciente sobre la probabilidad de éxito y fracaso de la cirugía.

Antes de la cirugía, un anestesiólogo pondrá al paciente en un sueño profundo administrándole anestesia. Después de la cirugía, el anestesiólogo despertará al paciente.

Durante la cirugía, se identificará el área donde se colocará el trasplante de hueso y se realizará una incisión sobre esa área. A continuación, se le dará una forma a la incisión que se ajuste al trasplante de hueso. El trasplante de hueso se asegurará con las siguientes herramientas:

- Alambres
- Cables
- Pines
- Platos
- Tornillos

Al sostener el trasplante de hueso en su lugar, la incisión realizada se cerrará con puntos de sutura y la herida se sellará con vendajes. Se colocará un yeso en esa área para ofrecerle apoyo y asegurar que el hueso sane. Sin embargo, no se usa un yeso o una férula en todos los casos a menos que sea necesario.

Post cirugía de injerto óseo

El proceso de curación después de la cirugía no será el mismo para todas las cirugías de injerto óseo. La tasa de recuperación de la cirugía dependerá de muchos factores, como el tamaño del trasplante de hueso. Generalmente, la mayoría de los pacientes con injerto óseo se recuperan en 2 semanas, mientras que otros pueden tardar un año o más. El cirujano le indicará al paciente que no debe ejercer presión sobre el área donde se ha realizado la cirugía durante algún tiempo.

Se recomienda que el área del injerto óseo se aplique hielo y se eleve para asegurar que el área del injerto óseo no se hinche porque si lo hace, sería doloroso y se podría formar un coágulo de sangre. Los coágulos de sangre en la piel son esenciales porque previenen el sangrado excesivo, pero si se forman dentro de las venas, podrían detener el flujo sanguíneo a órganos como los pulmones o el corazón, lo que sería fatal para un paciente. La regla principal es que un paciente que se ha sometido a un trasplante de hueso en el brazo o la pierna debe elevar esas regiones por encima del corazón. Donde se ha colocado un yeso, se debe colocar hielo encima del yeso para reducir la hinchazón.

El ejercicio es fundamental para una recuperación rápida y eficaz porque los músculos dentro de esa región deben fortalecerse. El paciente estará más activo y saludable que estar sentado durante días sin realizar ningún tipo de actividad física. La dieta también es fundamental, aportar al organismo los nutrientes adecuados que fortalezcan los huesos también contribuirá positivamente a la recuperación.

Algunos hábitos como el tabaquismo no son saludables durante el período de recuperación, y sería recomendable bastante para mejorar el estado de salud del organismo. Liran Levin y Devorah Schwartz-Arad publicaron un artículo que explica que el humo reduce el proceso de curación y el crecimiento de los huesos. Ilustraron que los fumadores que se someten a una cirugía de injerto óseo tienden a fallar mucho más que los no fumadores. Algunos cirujanos no realizan cirugía de injerto óseo en fumadores debido a la mayor tasa de fracaso.

Cirugía de reemplazo de rodilla

El otro nombre para este tipo de cirugía es artroplastia o reemplazo total de rodilla. El propósito del procedimiento es reparar una rodilla dañada. La causa de las necesidades de esta cirugía podrían ser enfermedades relacionadas con los huesos que conducen a la artritis. Otra causa sería el trauma por accidentes. Se ejerce mucha presión externa sobre la rodilla, lo que conduce a una artritis postraumática. La cirugía solo es necesaria como un medio para aliviar el dolor o una deformidad que haya surgido de la artritis o una lesión en la rodilla. Existen múltiples formas de artritis relacionada con la rodilla, e incluyen:

• Artritis osteoartritis

Este tipo de artritis es común entre las personas mayores y de mediana edad y es causada por la degeneración de las articulaciones. Esta degeneración afecta el cartílago articular y los huesos cercanos de las rodillas.

• **Artritis reumatoide**

Este tipo de artritis conduce a la inflamación de la membrana sinovial, lo que lleva a que se retenga mucho líquido sinovial dentro de la membrana. Esta acción causa mucho dolor y endurece la articulación afectando el movimiento.

• **Artritis traumática**

Como se explicó anteriormente, la artritis por trauma se asocia con lesiones por trauma por accidentes. Surgen cuando se ejerce una fuerza o un impacto significativo sobre la rodilla que daña el cartílago del hueso.

El análisis de la rodilla

La rodilla tiene una articulación, que es un enlace de dos huesos. El propósito de las articulaciones es facilitar el movimiento de ahí su característica móvil. La rodilla está compuesta por dos huesos largos que están adheridos con músculos, tendones y ligamentos. Los tendones son cordones hechos de tejidos conectivos muy duros que unen los músculos a los huesos. Los ligamentos son bandas elásticas que unen un hueso a otro. Hay ligamentos de la rodilla que aseguran las articulaciones y aseguran que las articulaciones estén estables. También hay ligamentos de la rodilla que limitan la movilidad de la espinilla, también conocida como tibia, cuando se trata de movimientos hacia adelante y hacia atrás. Los 2 huesos tienen una capa superior de cartílago, que es para la absorción de impactos para evitar daños en la rodilla.

Se encuentran dos formas de músculos en las rodillas, y son las siguientes:

• Músculos cuádriceps

Se encuentran delante de los muslos. Su único propósito es alinear las piernas.

• Músculos isquiotibiales

Este se encuentra detrás de los muslos. Son los músculos que utilizan los seres humanos al agacharse o ponerse en cuclillas con la rodilla.

La composición de la rodilla

• Tibia

Como se mencionó anteriormente, este es el hueso de la espinilla, que es el hueso largo que va desde la rodilla hasta los tobillos.

• Fémur

Este es el hueso del muslo, que es un hueso largo que se mueve desde la cintura hasta la rodilla.

• Rótula

Este es el término científico para la rótula.

• Cartílago

Como se explicó anteriormente, el cartílago es una forma de tejido que se encuentra en los huesos. En este caso, el cartílago se encuentra en la capa superior del hueso en la articulación, que es la región de la rodilla. El cartílago reduce la fricción que surge de la movilidad dentro de la articulación.

• **Membrana sinovial**

Este es un tipo de tejido que bordea la articulación de la rodilla y la contiene en una cápsula articular. La membrana contiene un líquido transparente denominado líquido sinovial que se libera para lubricar la articulación.

• **Tendón**

Este es un tejido conectivo que une los músculos a los huesos y gestiona la movilidad de la articulación.

• **Menisco**

Esta es la parte de la articulación que absorbe el impacto.

La necesidad del procedimiento

La necesidad de una cirugía de reemplazo de rodilla es para disminuir el dolor y la deformidad que se encuentra en la rodilla. Como se mencionó anteriormente, existen varias razones por las cuales uno puede necesitar una cirugía de reemplazo de rodilla. No obstante, la razón más frecuente sería la afección conocida como osteoartritis.

Cualquier daño al cartílago y al hueso afecta la movilidad de un ser humano y es una experiencia extremadamente dolorosa. Las personas que padecen alguna de las artritis de rodilla mencionadas anteriormente tienen dificultad en el movimiento que involucra a la rodilla. Estos pacientes tienden a tener dificultades para realizar actividades cotidianas como caminar, subir escaleras, trotar, correr, arrodillarse o incluso sentarse. Por lo general, mucho dolor acompaña a estas actividades. La rodilla tiende a aparecer inflamada debido a la inestabilidad dentro de la articulación.

La artritis conduce a la degeneración de la articulación de la rodilla, o podría surgir de un accidente que cause una lesión grave en la rodilla. En el caso de huesos rotos, cartílago rasgado y ligamentos, el daño tiende a ser muy severo hasta el punto de que no se puede reparar, lo que obliga a la cirugía de reemplazo de rodilla.

Por lo general, existen otros medicamentos que una persona que tiene artritis relacionada con la rodilla, pero en ausencia de una recuperación exitosa, la cirugía de reemplazo de rodilla se convierte en la solución. Algunos ejemplos de estos tratamientos son los siguientes.

• Fisioterapia

Se utiliza para fortalecer los huesos alrededor de la rodilla como medio de recuperación. Suele ser con la ayuda de un fisioterapeuta para asegurar que los ejercicios realizados no acaben empeorando la lesión.

• Analgésicos

Como se mencionó anteriormente, la artritis relacionada con la rodilla es muy dolorosa, por lo que los médicos, incluidos otros medicamentos, también recetan analgésicos.

• Medicamentos antiinflamatorios

Este es un medicamento para reducir la hinchazón causada por la artritis, que causa dolor.

• Reducción del movimiento físico

Un fisioterapeuta suele supervisar la fisioterapia. Sin embargo, algunos movimientos son del día a día que deben evitarse en casos de artritis de rodilla. La razón de esto para evitar que el daño empeore.

• Pérdida de peso

Las articulaciones de la rodilla son una combinación de 2 huesos largos. Estos huesos soportan gran parte del peso del cuerpo. En casos de artritis de rodilla, se debe reducir el soporte de peso debido al daño en las articulaciones de la rodilla. Esto reducirá la cantidad de peso que se soporta, especialmente para las personas obesas.

• Dispositivos de asistencia

Es necesario reducir la cantidad de dolor y presión que se ejerce sobre las articulaciones de la rodilla al realizar las actividades diarias. Un ejemplo sería el uso de bastones para caminar de manera que parte del peso sea soportado por el bastón, reduciendo así el peso que soportan las articulaciones de la rodilla.

• Inyección de agentes lubricantes

Como se explicó anteriormente, generalmente existe una fricción que ocurre dentro de las articulaciones de la rodilla debido al movimiento, que se absorbe dentro de la rodilla para prevenir el dolor. El daño a la rodilla puede conducir a la limitación de la absorción de la fricción, aumentando así la cantidad de dolor experimentado como resultado del movimiento. Se realizan algunas inyecciones para lubricar las articulaciones, limitando así la fricción y reduciendo el dolor. Estas inyecciones se conocen como visco-suplementación.

Riesgos involucrados en la cirugía de reemplazo de rodilla

Siempre hay riesgos asociados a cualquier procedimiento quirúrgico, pero eso no significa que no vaya a tener éxito. Ha habido procedimientos de cirugía de reemplazo de rodilla muy exitosos. A pesar del éxito, pueden surgir complicaciones, incluidas fracturas.

El procedimiento, si no se realiza bien, puede provocar otra fractura dentro de la rodilla, que sería extremadamente dolorosa para el paciente.

• Dolor constante y restricción en el movimiento

El procedimiento será muy doloroso después y el paciente puede tener dificultades para realizar los movimientos asociados con la rodilla. El dolor que se produjo como resultado de la lesión relacionada con la rodilla no se abordará mediante cirugía, pero una vez que la articulación sane, disminuirá gradualmente.

Están inervados con nervios y vasos sanguíneos que se encuentran en la región de la rodilla. Después de una lesión grave relacionada con la rodilla, estos nervios y vasos sanguíneos suelen dañarse, lo que provoca debilidad y parálisis en esa región.

Esta no es una lista concluyente de todas las complicaciones que podrían surgir de un procedimiento de cirugía de reemplazo de rodilla, pero son algunos de los problemas que surgen.

Después del alta

El paciente debe asegurarse de que la región quirúrgica esté limpia y seca para evitar que surjan bacterias. El cirujano le dará al paciente un programa sobre la frecuencia con la que se debe realizar la limpieza. Después de algunos chequeos en el hospital, el médico quitará los puntos y las grapas que se usaron para cerrar la incisión durante la cirugía.

El médico le indicará al paciente que se asegure de que sus piernas estén levantadas y que se coloque hielo en la pierna para asegurarse de que el área quirúrgica no se hinche.

Pueden surgir complicaciones después de la cirugía, y es vital informar al médico de cualquier cambio en el cuerpo. Varios síntomas pueden surgir después de la cirugía y a continuación se muestran algunos ejemplos:

- Fiebre: en algunos casos, esto sería un signo de que el paciente está sufriendo una infección.
- Inflamación del área quirúrgica.
- Cambio de color del área quirúrgica, como enrojecimiento
- Sangrado repentino
- Otros fluidos que se liberan de la cirugía son
- Dolor excesivo en el área quirúrgica

El médico también puede recomendar un plan de dieta para el paciente para garantizar una recuperación rápida. El paciente se someterá a controles médicos y fisioterapia después de la cirugía. Estas actividades garantizan que la recuperación del paciente se desarrolle sin problemas. Después de la recuperación del paciente, el médico aprobará si el paciente es capaz de realizar determinadas actividades o no, como conducir.

El período de recuperación de un paciente que se ha sometido a una cirugía de reemplazo de rodilla puede demorar un par de meses.

Después de la cirugía, se aconseja que el paciente evite actividades extenuantes y evite situaciones que puedan resultar en una caída. Algunos accidentes pueden ocurrir dentro de la casa, lo que puede dañar el reemplazo de rodilla. Esto crea la necesidad de garantizar que haya un protocolo de seguridad instalado o eliminado en la casa para una persona que se ha sometido a una cirugía de reemplazo de rodilla. Los ajustes de la casa que deben hacerse incluyen:

- Debe colocarse una silla o banco en la ducha para ayudar al paciente a ducharse.

- Un bastón de extensión para permitir que el paciente acceda a zonas altas dentro de la casa sin tener que estirar la rodilla.

- Se debe quitar cualquier alfombra suelta con la que alguien pueda tropezar y se deben arreglar los pisos irregulares.

- Se recomienda un asiento de inodoro elevado para disminuir la flexión que se ejercerá sobre la rodilla porque aún se encuentra en recuperación.

- Las áreas donde la gente se mueve mucho, como el dormitorio, el baño y la cocina, deben ser abiertas y transparentes. Elementos como muebles y cables de extensión no deben estar presentes en esta región para reducir las posibilidades de tropezar con ellos.

- Los baños tienden a estar mojados, lo que significa que el piso debe ser no resbaladizo y también debe haber tapetes que no resbalen.

- Llevar al paciente por las escaleras en ausencia de rampa. Este acto reduce el movimiento de flexión ejercido sobre la rodilla y la probabilidad de que ocurra una caída.

- Los zapatos usados deben tener un agarre firme en el suelo y el piso no debe estar hecho de material resbaladizo.

- Se necesitan pasamanos al subir y bajar escaleras como apoyo adicional.

Capítulo Catorce

Prevención de fracturas

Algunas personas han vivido toda su vida sin romperse ni un hueso del cuerpo. Esta disparidad se puede atribuir a la suerte y a genes importantes para algunas personas, el ejercicio, mientras que para otras, se debe a su dieta. Ciertos nutrientes fortalecen los huesos, disminuyendo así las posibilidades de fractura.

Por lo general, los huesos rotos ocurren al realizar las actividades diarias en el hogar, el trabajo o la escuela. Algunas se pueden prevenir mientras que otras no, pero existen medios para disminuir la posibilidad de que ocurran fracturas. Son medidas preventivas del día a día.

Ejercicio físico

La fuerza ósea variará dependiendo de la cantidad de ejercicio que se haga. Los músculos del cuerpo generalmente se vuelven más extensos y más enérgicos después de que se han utilizado en forma de ejercicio. Este principio también se aplica a los huesos; cuanto más se ejercita el hueso, más fuerte y grueso se vuelve. El ejercicio óseo generalmente está determinado por la capacidad del hueso para soportar el peso de su cuerpo durante la actividad física.

Dos formas de ejercicio son cruciales para desarrollar la densidad de los huesos, y son las siguientes.

Ejercicio físico con peso

Estas formas de ejercicio generalmente implican movimientos que desafían la gravedad mientras se está en una posición vertical. Hay dos tipos de actividades que soportan peso, y son ejercicios de alto y bajo impacto. Los ejercicios de alto impacto son aquellos que tensionan los huesos y las articulaciones. Por ejemplo, trotar, correr, bailar, ejercicios aeróbicos, ejercicios de saltar la cuerda, baloncesto, lacrosse, raqueta, hockey sobre césped, fútbol, gimnasia, subir escaleras o ir y venir de una colina empinada, senderismo, tenis y voleibol. Los ejercicios de bajo impacto son mejores para quienes pueden tener dificultades para hacer ejercicios de alto impacto. Ejemplos de ejercicios de bajo impacto: máquinas de esquí de fondo, aeróbicos de bajo impacto, esquí alpino y de fondo, máquinas con escalones y máquinas de entrenamiento elípticas. Algunas actividades son saludables, pero no conducen a un gran fortalecimiento de los huesos, como el ciclismo y la natación. Sería recomendable que quienes confían en la natación y la bicicleta incluyan en su rutina otras formas de ejercicio que fortalezcan sus huesos. Es vital acudir a un chequeo médico antes de comenzar un nuevo régimen de ejercicio, especialmente cuando no se hace ejercicio con mucha frecuencia. El chequeo médico ayudará a establecer si uno sufre de una complicación médica como presión arterial alta, enfermedad cardíaca o diabetes. Cualquiera que comience un nuevo programa de ejercicios debe tomarlo con calma al principio para permitir que el cuerpo se adapte.

Ejercicio físico con soporte muscular

A medida que los músculos se fortalecen, también lo hacen los huesos, lo que a su vez disminuye las posibilidades de que se produzca una fractura. Los ejercicios musculares se realizan donde uno levanta una cierta cantidad de peso contra la gravedad, dependiendo de sus capacidades. Un sinónimo de actividad física que soporta músculos es el ejercicio de resistencia. Ejemplos de actividades de fortalecimiento muscular son los siguientes: uso de máquinas de pesas como press de banca, ejercicios que involucran el uso de bandas elásticas, levantamiento de cualquier tipo de peso, por ejemplo, jarras masivas llenas de agua y elevación del peso corporal. El uso del peso corporal se hace mucho durante el yoga y el pilates, lo que los convierte en un tipo de ejercicio de fortalecimiento muscular. Yoga y Pilates requieren que uno tenga equilibrio; por lo tanto, si uno tiene la condición de que no pueda arriesgarse a una caída, sería recomendable evitar tales ejercicios (o limitar) para cualquier persona con problemas de equilibrio. Como se mencionó anteriormente, algunas afecciones afectan la fuerza de los huesos, lo que significa que la persona debe tener mucho cuidado al hacer ejercicio. Un ejemplo serían las personas que tienen osteoporosis, y los huesos con una densidad mínima deben mantenerse alejados de las posiciones específicas que surgen de ciertas formas de ejercicio. Por ejemplo, las personas que han tenido fracturas en la columna como resultado de la osteoporosis deben evitar las siguientes situaciones:

- Actividades que requieran estar en una posición de gran alcance.

- Inclinarse hacia adelante podría dañar aún más la columna

- Movimientos de torsión rápidos

- Cualquier ejercicio físico que pueda provocar una caída.

Es recomendable que quienes padecen osteoporosis realicen principalmente ejercicios de soporte de peso de bajo impacto. La mayoría de estos ejercicios no empeorarán una fractura de espalda.

La cantidad de ejercicio

El fortalecimiento de los huesos va de la mano con la práctica, pero la pregunta que surge es la cantidad de ejercicio que se debe hacer para obtener resultados. Los siguientes son los requisitos de ejercicio de cada forma de ejercicio.

• Actividad física con peso

Este tipo de ejercicios deben realizarse durante 30 minutos todos los días durante cinco o siete días a la semana. Uno tiene la opción de hacer el ejercicio durante 30 minutos de manera constante o hacer dos series de 15 minutos o tres de 10 minutos. No importa cuál, siempre y cuando totalice 30 minutos al final del día. Un ejemplo sería tener tres sesiones de ejercicios con pesas durante 10 minutos, sumando así hasta 30 minutos al final de todas las sesiones. No importa si se hace la actividad durante 30 minutos o en descansos; el resultado de la resistencia ósea será el mismo. Otro medio para asegurarse de que uno alcance los 30 minutos durante el día sería subir las escaleras en lugar del ascensor o las escaleras mecánicas, caminar al trabajo o cualquier otro lugar y estacionar el vehículo más lejos para caminar más.

• **Ejercicios de fortalecimiento muscular**

Estas formas de ejercicio deben realizarse dos o tres veces por semana. Uno debe identificar una actividad que fortalezca cada grupo de músculos agregando hasta 8 a 12 ejercicios. Cada ejercicio debe constar de una o dos series, que se repiten 8 o 10 veces. Un ejemplo sería levantar peso ocho veces seguidas, ya que una serie será una serie compuesta de 8 repeticiones. Puede disminuir las repeticiones según las capacidades de su cuerpo y aumentar gradualmente a medida que sus músculos se fortalecen.

Cuando una persona sufre de osteoporosis o tiene huesos débiles, se recomienda que use pesas ligeras con 10 o 15 repeticiones. También es mejor escuchar a tu cuerpo. Si siente dolor, deje de hacer lo que está haciendo. Hágalo con calma, un paso a la vez. Si tiene poco tiempo, ejercitar una parte del cuerpo cada dos días, como los brazos un día, las piernas el siguiente, etc., puede resultar muy útil.

También es importante señalar que es muy saludable experimentar dolor muscular durante un par de días al comienzo del ejercicio. Si el dolor dura más tiempo, es posible que esté haciendo mucho más de lo que su cuerpo puede soportar y sería aconsejable reducir la velocidad. Se recomienda que en casos de fracturas u osteoporosis, un fisioterapeuta debe guiar a dicha persona para que no empeore la condición.

Otras tres formas de ejercicios están relacionadas con el fortalecimiento de los huesos. Éstas incluyen:

Ejercicios de equilibrio

Estas formas de ejercicio se centran en la fuerza de los huesos de la pierna, lo que aumenta el equilibrio y reduce las posibilidades de una caída. Una reducción del riesgo de caída disminuye las posibilidades de que se produzca una fractura por un accidente de caída.

Ejercicios de postura

Estas formas de ejercicio conducen a una mejor postura y disminuyen los hombros inclinados o redondeados. Una disminución de los hombros inclinados o redondeados también reduce las posibilidades de que se produzca una fractura en la columna.

Ejercicios funcionales

Estas formas de ejercicio aumentan el rango de movimiento, lo que a su vez ayuda a uno en las actividades diarias y reduce las posibilidades de caídas y fracturas. Algunos ejemplos en los que se deberían realizar ejercicios funcionales serían cuando luchan por levantarse de los asientos o subir las escaleras.

Consumo de alimentos ricos en nutrientes que fortalecen los huesos

Durante la etapa de desarrollo de un niño, se absorben nutrientes para promover su proceso de crecimiento. Cuando el niño se convierte en adulto, los nutrientes se absorben para mantener el cuerpo. Por ejemplo, un niño puede consumir calcio para permitir el crecimiento de sus huesos, pero como adulto, el calcio se utilizará principalmente para fortalecer los huesos.

Los huesos con baja densidad tienden a romperse fácilmente. En consecuencia, estos niños y adultos necesitan consumir alimentos ricos en nutrientes para promover la fortaleza de los huesos, limitando así la ocurrencia de fracturas.

Alimentos ricos en calcio

Los huesos almacenan calcio, que es esencial para el desarrollo y la fuerza de los huesos. Las hormonas dentro del cuerpo facilitan el movimiento del calcio hacia y desde los huesos. Una hormona conocida como paratiroidea es responsable de un alto nivel de calcio en la sangre. La base es controlar el calcio que sale de los huesos, lo que disminuye la densidad de los huesos. Otra hormona es la calcitonina, que reduce el contenido de calcio en el torrente sanguíneo, asegurando así que el calcio se almacene dentro del hueso. La razón por la que el calcio puede salir del hueso es para ayudar a las células musculares, que son cruciales para muchos propósitos, incluida la función cardíaca. El nivel de calcio en los huesos dependerá de la cantidad que la sangre necesite para desempeñar otras funciones dentro del cuerpo. Los alimentos ricos en calcio se pueden encontrar en las verduras. Los alimentos ricos en calcio producen huesos que tienen una gran masa. La ausencia de consumir alimentos ricos en calcio es beneficiosa para todos los grupos de edad. El calcio conduce a evitar afecciones relacionadas con los huesos, como la osteoporosis, que es común entre las personas mayores.

El consumo de alimentos ricos en proteínas es fundamental en el desarrollo de los huesos. El 50% de los huesos están compuestos por proteínas. La degradación y formación de huesos se ve afectada por la cantidad de proteína que se consume. La absorción de calcio en los huesos se verá afectada por la cantidad de proteína que uno consume. La investigación ha revelado que un alto consumo de proteínas conduce a que una gran cantidad de calcio salga del hueso como un medio para reaccionar al nivel de ácido adicional de la sangre. Hay más investigaciones que han revelado que la consecuencia del alto consumo de proteínas solo afecta a quienes consumen más de 100 gramos al día. La dieta debe ser equilibrada para evitar la aparición de una gran cantidad de nutrientes en el cuerpo. Los informes han revelado que las mujeres mayores tienen una masa ósea alta cuando consumen alimentos ricos en proteínas. Estas mujeres tienden a tener una menor tasa de ocurrencia de fracturas en los huesos de sus caderas, piernas, brazos y columna. Surge una preocupación entre la posibilidad de aumento de peso por consumir alimentos ricos en proteínas. Este problema se abordó con el consejo de que aquellos que están en un régimen de pérdida de peso tienen la opción de consumir proteínas bajas en calorías.

Consumo de alimentos ricos en vitamina D

Estos dos nutrientes son vitales para el desarrollo de los huesos. Esto conduce a la formación de huesos fuertes. El nutriente se puede encontrar en diferentes tipos de alimentos, pero también se puede encontrar que proviene del sol. La vitamina D ayuda a la absorción de calcio en los huesos, lo que a su vez ayuda a prevenir la aparición de enfermedades relacionadas con los huesos. La investigación ha revelado que las personas que consumen alimentos bajos en calcio tienden a tener huesos bajos, lo que aumenta la probabilidad de fracturas. La vitamina D se puede encontrar en alimentos como el hígado y el queso.

Capítulo Quince

Avances médicos

Avances médicos en la recuperación de huesos: reparación de fracturas con células madre

Este es un método que se ha establecido recientemente, pero aún se están realizando investigaciones sobre el procedimiento. El informe ha indicado que puede ser un gran avance en la reducción de la necesidad de injertos óseos en fracturas graves. Con el paso de los años, una fractura que tuviera dificultad para curar provocaría la necesidad de un trasplante de hueso o cualquier otro tipo de cirugía.

Actualmente, existe la posibilidad de un método de recuperación de células madre para huesos rotos. Este tratamiento aplica genes y células madre como un esfuerzo por reducir la naturaleza invasiva de otros procedimientos. Cedars-Sinai Medical Center, que se encuentra en Los Ángeles, tiene un equipo de investigación que probaría la terapia con células madre en animales. La investigación reveló que las células harían que los huesos del tejido volvieran a crecer. Una vez que el método haya sido aprobado como aplicable y seguro en seres humanos, será el método ideal para reparar huesos severamente fracturados, empujando así el injerto óseo.

El Programa de Regeneración Esquelética y Terapia con Células Madre, que fue establecido por el Departamento de Cirugía y el Instituto de Medicina Regenerativa de la Junta de Gobernadores de Cedars-Sinai, quedó impresionado por los resultados. El codirector del programa, Dan Gazit, afirmó que el descubrimiento de células madre en la recuperación ósea sería un gran avance en ortopedia. Los detalles de la investigación se documentaron y sus contenidos se publicaron en la revista Science Translation Medicine.

La naturaleza invasiva de los injertos óseos, que implica la colocación de hueso dentro del área fracturada del cuerpo, puede reducirse con este último descubrimiento. Los huesos en el injerto óseo generalmente provienen de un donante o dentro del cuerpo del paciente. Uno de los desafíos asociados con este método es la ausencia de un hueso sano que pueda usarse en cirugía y las complicaciones que surgen de la aplicación de injertos óseos.

El método de aplicación de las células madre

El método se aplica colocando una matriz de colágeno que consiste en genes de generación ósea en las células madre, promoviendo así la reparación de las células. La matriz de colágeno se inyecta en el espacio, que sería el área fracturada durante más de dos semanas para obtener resultados. Hay una aplicación de un pulso de ultrasonido y microburbujas para asegurar que la matriz de colágeno se inserte en las células. Las células madre se extraen del cuerpo, según informó Gadi Pelled. Es profesor asistente de cirugía ubicado en el Hospital Cedar Sinai y ha publicado libros médicos a lo largo de los años. El profesor afirmó además que el método sería el medio eficaz de reparación ósea debido a su naturaleza inyectable en lugar del método quirúrgico. La investigación reveló que las fracturas tardarían casi 8 semanas en recuperarse después de que se inició el procedimiento. La curación del hueso que se sometió a este método sería tan fuerte como uno que se había sometido a una cirugía de injerto óseo. Dan Gazit reveló que este método de curación ósea era el más ideal y sería el preferido en comparación con el método de injerto óseo. El médico afirmó además que el dolor que suele producirse por la extracción del hueso mediante cirugía se evitaría mediante la aplicación de este método. La tasa de infección asociada a las cirugías disminuirá en el caso de las fracturas porque este método no es invasivo.

El método también sería adecuado para fracturas que han dado lugar a grandes espacios entre los huesos, que suelen ser muy difíciles de curar. Habría una necesidad de múltiples inyecciones en casos de grandes espacios para aumentar la cantidad de hueso que podría crecer. Los informes han revelado que este método sería el más ideal en los casos en que el hueso tiene dificultades para cicatrizar después de mucho tiempo. Sin embargo, todavía hay que realizar algunas investigaciones antes de que el método pueda aprobarse para su uso entre seres humanos. El método de células madre no es exactamente nuevo en el campo de la medicina, pero después de años de investigación, el método ha mejorado significativamente. Se ha demostrado que el método actual es un gran avance en la recuperación de huesos rotos.

Las preocupaciones asociadas con la recuperación de células madre

El método parece ideal porque se basa en las células madre que genera el cuerpo, lo que conduce a una disminución que generalmente se asocia con otras formas de tratamiento. No obstante, surgen algunas preocupaciones con respecto a la seguridad del procedimiento. Se debe demostrar que el método es seguro para uso humano, por ejemplo, estableciendo que el método no es tóxico. Estas son una de las preocupaciones que planteó la Dra. Zulma Gazit, codirectora del Programa de Regeneración Esquelética y Terapia de Células Madre que trabaja en el Departamento de Cirugía y el Instituto de Medicina Regenerativa de la Junta de Gobernadores del Sinaí.

Avances médicos en el sector de la salud: Ley de atención asequible y su impacto en la práctica de enfermería

La Ley del Cuidado de Salud a Bajo Precio llevó a un aumento en el número de pacientes que ingresaban al hospital, lo que aumentó el papel de la enfermera como cuidador principal. El aumento en el número de pacientes se debe a que la legislación proporciona cobertura de seguro médico para todos los ciudadanos estadounidenses. Hubo emergencias médicas graves como la fractura de cráneo o fracturas abiertas a las que algunas personas no tuvieron asistencia médica. Posteriormente, después de la promulgación de la Ley de Cuidado de Salud a Bajo Precio, hubo un aumento en el número de casos relacionados con fracturas en la unidad de atención de emergencia. El aumento fue el resultado de las personas que no pudieron acceder a la atención médica en el

305

pasado debido a diversos factores como las finanzas, la discriminación y la desigualdad, entre otros. Como se explicó anteriormente, uno de los desafíos de la administración de atención de emergencia es la inaccesibilidad a grupos específicos de personas dentro de la comunidad. Esto facilita que los pacientes que han sufrido fracturas tengan acceso inmediato a la unidad de cuidados de emergencia.

Medidas de calidad y pago por desempeño

El pago por desempeño es un principio que brinda incentivos financieros a los proveedores de atención médica en función de su prestación de atención médica. El fundamento del principio es que la calidad de la atención médica mejorará significativamente en presencia de la persuasión monetaria de los proveedores de atención médica. Este fue un principio positivo en la prestación de atención de emergencia, asistiendo así a los pacientes que sufren fracturas. La calidad del tratamiento proporcionado fue significativamente mayor debido al vínculo monetario colocado. Los componentes que miden la calidad incluyen los siguientes relacionados con los roles de las enfermeras;

La experiencia de la prestación de la atención médica

El paciente debe tener una experiencia fluida durante la prestación de servicios de salud. Estos servicios de salud también pertenecen a los que se prestan durante situaciones de fractura de huesos. Las enfermeras deben cuidar y tranquilizar al paciente durante su estancia en el hospital. Los casos que involucran fracturas suelen ser muy intensos y los proveedores de salud deben tranquilizar al paciente y a sus familiares. Los casos son aún más estresantes cuando el paciente es un niño. Este acto asegurará que el paciente sea el foco principal mientras se encuentran en el hospital, lo que conducirá aún más a su comodidad.

El resultado médico

Esta calidad de la asistencia sanitaria pertenece al resultado de la asistencia sanitaria proporcionada por el personal médico. En el caso de las enfermeras, existen varios medios para medir los resultados. Algunos ejemplos incluyen la entrega de medicamentos al paciente, el seguimiento de los pacientes en la sala de recuperación, la comunicación con el paciente sobre su alta y la atención brindada al paciente durante su ingreso, entre otros. El resultado del paciente también está asociado con la tasa de recuperación de la fractura y si el paciente se ha recuperado con una deformidad o es capaz de realizar sus actividades diarias. La enfermera tiene la función de controlar los signos vitales del paciente para asegurarse de que estén estables mientras se encuentran en el hospital. La inestabilidad del paciente podría estar asociada con la posibilidad de una infección por coágulos después de la cirugía de reparación ósea. Por tanto, los profesionales sanitarios deben vigilar de cerca al paciente. Esta medida de calidad establecería la recompensa monetaria que merece una enfermera.

Proceso de atención

Esta medida de calidad analiza el proceso de prestación de servicios de salud. Esta medida tiene como objetivo garantizar que mientras el paciente se encuentre bajo el cuidado del hospital, no adquiera complicaciones derivadas de los estándares de atención prestados. Un ejemplo sería una enfermera, que vela por que el paciente no contraiga una infección ligada a la calidad de la asistencia sanitaria que se le brinda. La calidad del proceso de atención requiere que una enfermera atienda de inmediato al paciente cuando lo necesite. La enfermera también debe informar al médico de cualquier cambio significativo en los signos vitales del paciente. Estas son las acciones que garantizan una alta calidad en el proceso de prestación de atención médica.

Prestación de atención primaria

Las enfermeras son los principales proveedores de atención médica en un sistema de atención médica. La atención primaria de la salud es la atención médica que se brinda en la etapa inicial cuando un paciente llega al hospital. Por ejemplo, un paciente con una fractura debe ser atendido inmediatamente por un médico tan pronto como el paciente llegue al hospital. La enfermera debe acoger al paciente y proporcionarle todas las necesidades médicas esenciales antes de la llegada del médico.

La profesión de enfermería ha experimentado varias transformaciones que han aumentado su papel en el sector de la salud.

Personal de enfermería

Los informes han indicado que las enfermeras pueden afectar significativamente la calidad de la atención médica brindada a las personas debido a su papel vital en la atención médica. Las enfermeras son fundamentales para garantizar que no haya errores médicos en el sistema sanitario y que exista una gestión de los pacientes ingresados en el hospital. La investigación ha establecido que aumentar la responsabilidad de las enfermeras en el manejo de las infecciones disminuiría notablemente la tasa de infección de los pacientes. Las enfermeras también se aseguran de que la experiencia del paciente en el hospital sea cómoda, haciendo así mucho más manejable la adaptación al entorno.

Departamento de Asuntos de Veteranos

El Departamento de Asuntos de Veteranos de los Estados Unidos ha aumentado progresivamente las funciones que desempeñan las enfermeras en el sistema de salud, lo que ha tenido resultados notables. Esto es beneficioso para los oficiales militares que encuentran fracturas mientras están en servicio. Es necesario transmitir la atención de emergencia en tales situaciones. Las funciones ampliadas de las enfermeras en la gestión y el liderazgo han dado lugar a un sistema sanitario más accesible y de alta calidad.

El papel de las enfermeras y las necesidades del paciente

La seguridad del paciente se ha convertido en el factor más crítico en la prestación de asistencia sanitaria. Los roles de las enfermeras han evolucionado hasta centrarse en las necesidades de los pacientes. La comodidad del paciente es el principal objetivo de la enfermera, que debe reflejarse en la agenda del hospital. Una enfermera se asegura de que se ayude al paciente con las actividades diarias, como ducharse o comer, siempre que no tenga la capacidad. Las fracturas dan como resultado una movilidad limitada y estos pacientes necesitan la ayuda de enfermeras. Este acto asegura que el paciente se sienta cómodo todo el tiempo mientras está en el hospital.

Geisinger Health System of Pennsylvania brinda atención médica integral para millones de personas con una calidad mucho más alta que otros sistemas de atención médica. La razón de este éxito es que el sistema está más centrado en las necesidades de los pacientes.

El uso cada vez mayor de la telesalud

La telesalud es el medio que un paciente puede utilizar con la ayuda de la tecnología para acceder a la atención médica de médicos o enfermeras. Este método ha llevado a que los roles de las enfermeras se amplíen con la aplicación de la telesalud en el hospital. Un paciente puede acceder a un proveedor de atención médica a través de llamadas telefónicas, videollamadas, monitoreo remoto y otros medios tecnológicos de comunicación. Esto puede ser crucial en la prestación de servicios médicos en el caso de que se haya producido una fractura de hueso. La Asociación Estadounidense de Hospitales ha revelado que el setenta y seis por ciento de los hospitales en los Estados Unidos han inculcado la telesalud en el sistema de prestación de atención médica. Las enfermeras de los hospitales mucho más avanzados de las zonas urbanas tendrían una función de consultoría en la educación de las enfermeras del sector rural mediante la telesalud en forma de videollamadas.

Mayor especialización

Las enfermeras generales están perdiendo demanda en el sistema de salud debido a la necesidad de enfermeras especializadas. Estas son enfermeras que se han dedicado a un campo médico en lugar de tener competencia médica general. Algunas enfermeras están especializadas en el campo ortopédico, por lo que sus servicios son invaluables para los pacientes que sufren una fractura ósea. Esta calificación le asegura al hospital que una enfermera es extremadamente competente en un área específica, asignándola a ese departamento médico. En consecuencia, las enfermeras tienen la función de garantizar que adquieran experiencia en un área para garantizar que brinden atención médica de calidad.

Conclusión

En conclusión, la atención de emergencias médicas es un tema muy grave que beneficiaría a mucha gente. Los pasos mencionados en este libro son cruciales, y un paso en falso podría costarle a la víctima mucho más de lo previsto. Por lo tanto, es importante que las personas tengan los conceptos básicos de atención de emergencia en casos de emergencia médica, lo que les brinda el conocimiento y la capacidad para manejar un hueso roto.

Una vulneración del derecho a la salud es una vulneración del derecho a la vida. La perspectiva ética es que muchas leyes se han extraído de las virtudes fundamentales del ser humano, como la protección de la vida humana, dando así origen al derecho a la salud. La validación legal de la necesidad de sistemas de atención de emergencia empuja a los estados a implementar medidas que garanticen la protección de la vida humana. Algunas fracturas óseas son mortales y se necesita un sistema de atención de emergencia para tratarlas.

Las fracturas graves suelen tardar mucho más en curarse y requieren procedimientos mucho más invasivos, como injertos óseos. Otro procedimiento invasivo es la cirugía de reducción abierta y fijación interna, que suele ser un procedimiento quirúrgico que utiliza clavos, varillas y tornillos de metal para reparar el hueso roto. Las fracturas menos graves generalmente se tratan con un yeso para alinear el hueso y mejorar la curación del área rota. Ciertas acciones deben realizarse después de la cirugía, como la colocación de hielo en el hueso en curación y la elevación del hueso roto para reducir la hinchazón. Después de la cirugía, el paciente debe consumir alimentos con vitamina C y D para asegurarse de que el hueso sane más rápido.

Algunas personas han vivido toda su vida sin romperse ni un hueso del cuerpo. Esta disparidad se puede atribuir a la suerte y a genes importantes para algunas personas, al ejercicio, para otras, y tal vez a una dieta saludable para algunas. Ciertos nutrientes fortalecen los huesos, disminuyendo así las posibilidades de fractura.

La fuerza ósea variará dependiendo de la cantidad de ejercicio que se haga. Los músculos del cuerpo generalmente se vuelven más extensos y más enérgicos después de que se han utilizado en forma de ejercicio. Este principio también se aplica a los huesos; cuanto más se ejercita el hueso, más fuerte y grueso se vuelve. El ejercicio óseo generalmente está determinado por la capacidad del hueso para soportar el peso de su cuerpo durante la actividad física. Debido a la diferencia en el tipo de fracturas, hay situaciones en las que un hueso fracturado no se cura por sí solo, o el hueso curado dará como resultado una deformidad. Este tipo de recuperación puede obligar a una persona a considerar otros medios de recuperación, como un injerto óseo o una cirugía de reemplazo de rodilla. El injerto de hueso también se conoce como trasplante de hueso. Como sugiere el nombre, así es como un cirujano obtendrá un hueso de un donante o dentro del cuerpo del paciente y lo transferirá al área fracturada. El tecnicismo del procedimiento tiene sus riesgos, como la posibilidad de que el organismo rechace el injerto óseo. La cirugía de reemplazo de rodilla es cuando se coloca una rodilla artificial conocida como prótesis en el área fracturada dentro de la rodilla.

Hay un avance en el sector médico en términos de la calidad de la atención médica que se brinda. Esto beneficiará a muchas personas que sufren fracturas y requieren asistencia médica. Son varios principios que han surgido para incrementar la calidad a los que se refiere este libro. Uno de estos principios es la medida del resultado. Esta calidad de la asistencia sanitaria pertenece al resultado de la asistencia sanitaria proporcionada por el personal médico. En el caso de las enfermeras, existen varios medios para medir los resultados. Algunos ejemplos incluyen la entrega de medicamentos al paciente, el seguimiento de los pacientes en la sala de recuperación, la comunicación con el paciente sobre su alta. La atención brindada al paciente durante su ingreso, entre otros, el resultado del paciente también está asociado con la tasa de recuperación de la fractura y si el paciente se ha recuperado con una deformidad o es capaz de realizar sus actividades diarias.

La enfermera tiene la función de supervisar los elementos vitales del paciente para asegurarse de que esté estable mientras está en el hospital. La inestabilidad del paciente podría estar asociada con la posibilidad de una infección por coágulos después de la cirugía de reparación ósea. Por tanto, los profesionales sanitarios deben vigilar de cerca al paciente. Esta medida de calidad establecería la recompensa monetaria que merece una enfermera. Otro principio que se estableció fue el proceso de atención. El principio es un aspecto de la medida de calidad que analiza el proceso de prestación de servicios de salud. Esta medida tiene como objetivo garantizar que mientras el paciente se encuentre bajo el cuidado del hospital, no adquiera complicaciones derivadas de los estándares de atención prestados. Un ejemplo sería una enfermera, asegurándose de que el paciente no contraiga una infección ligada a la calidad de la asistencia sanitaria prestada como pronto estableceremos, la infección es uno de los riesgos asociados a la cirugía de reparación ósea. La calidad del proceso de atención requiere que una enfermera atienda de inmediato al paciente cuando lo necesite. La enfermera también debe informar al médico de cualquier cambio significativo en los signos vitales del paciente. Estas son las acciones que garantizan una alta calidad en el proceso de prestación de atención médica.

En conclusión, los derechos humanos son la piedra angular de la civilización de los seres humanos y, en el caso de que se haya previsto un derecho, el Estado debe hacer valer su cumplimiento en caso de violación. En consecuencia, es importante que instituciones como escuelas, hospitales, entre otros, impartan conocimientos sobre atención de emergencias, asegurando así que la mayoría de las personas puedan cuidarse entre sí en situaciones de fractura de hueso.

Si se produce una fractura, ahora está equipado para identificar el tipo de fractura, evaluar la gravedad de la situación y cómo tomar las medidas de primeros auxilios. Recuerde llamar siempre al 911 si tiene alguna duda sobre el alcance de una lesión. Nunca se ponga en peligro en un intento por rescatar a otra persona. Con los consejos de este libro, debe estar equipado con el conocimiento de cómo atender los huesos rotos, qué esperar una vez que llegue al hospital y las opciones de tratamiento disponibles.

Bibliografía

Wessells, NK, 1977. Tissue Interactions and Development. Menlo Park, CA, <https://onesearch.nihlibrary.ors.nih.gov/discovery/fulldisplay?vid=01NIH_INST:NIH&search_scope=NIHAll&tab=NIHCampus&docid=alma991000136649704686&lang=en&context=L%C3%C3%ADa%C3%B3nico&adaptor=Local . Feto% 20 -% 20 Fisiología, Y & modo = avanzado

Kristen Fischer, 'Uso de células madre para curar huesos rotos' (Healthline, 13 de junio de 2017) <https://www.healthline.com/health/bone-graft

Brian Krans, 'Bone Graft' (Healthline, noviembre de 2018) <https://www.healthline.com/health/bone-graft

Birk AW, Bassuk EL (1984) El concepto de atención de emergencia. En: Bassuk EL, Birk AW (eds) Emergency Psychiatry. Temas críticos en psiquiatría (una serie educativa para residentes y médicos). Springer, Boston, MA <https://link.springer.com/chapter/10.1007/978-1-4684-4751-4_1

Hall, Brian K. "El desarrollo embrionario del hueso". American Scientist, vol. 76, no. 2, 1988, págs. 174-181. JSTOR, <archivo: /// C: / Users / thela / Downloads / embryonicdevelofbone1988% 20 (1) .pdf

Antoinette Baujard 'Utilitarianism and Anti-Utilitarianism' (2013), página 3 <archivo: /// C: /Users/thela/Downloads/Documents/1332.pdf

Equipo editorial de Healthline 'Bone Fracture Repair' / (Healthline, 16 de septiembre de 2018) <https://www.healthline.com/health/bone-graft

Julianne Schaeffer 'Blood Clot' (Healthline, 26 de marzo de 2016) <https://www.healthline.com/health/bone-graft

Levin L, Schwartz-Arad D. El efecto del tabaquismo en implantes dentales y cirugías relacionadas. Implante Dent. 2005; 14 (4): 357-361. <https://pubmed.ncbi.nlm.nih.gov/16361886

Linda Hepler 'Primeros auxilios para huesos rotos y fracturas' (Healthline, 8 de julio de 2017) <https://www.healthline.com/health/bone-graft

Healthbeat 'El entrenamiento de fuerza construye más que los músculos' (Harvard Health Publishing: Harvard Medical School) <https://www.health.harvard.edu/staying-healthy/strength-training-builds-more-than-muscles

Fundación Nacional de Osteoporosis "Ejercicio para sus huesos" (2013) <https://cdn.nof.org/wp-content/uploads/2016/02/Exercise-for-Your-Bone-Health.pdf

Benjamin Wedro, 'Broken Bone (Types of Bone Fractures)' (MedicineNet 2020) <https://www.medicinenet.com/broken_bone_types_of_bone_fractures/article.htm

Walsh SSM, Jarvis SN, Towner y col. 'Incidencia anual de lesiones no intencionales entre 54 000 niños'. Inj Prev, 1996; 2: 16-20.

<https://injuryprevention.bmj.com/content/2/1/16.citation-tools

Gallagher SS, Finison K, Guyer B y col. 'La incidencia de lesiones entre 87 000 niños y adolescentes de Massachusetts: resultados del sistema de vigilancia del programa estatal de prevención de lesiones infantiles de 1980-1981'. Am J Public Health, 1984; 74: 1340–7 <https://ajph.aphapublications.org/doi/abs/10.2105/AJPH.74.12.1340

Gerke R. 'Cómo tratar las fracturas en el desierto'. Guía de supervivencia al aire libre <http://www.theoutdoorsurvivalguide.com/fractures.html

Rivara FP, Calonge N, Thompson RS. 'Estudio poblacional de incidencia e impacto de lesiones no intencionales durante la niñez.' Am J Public Health, 1989; 79: 990–994. <https://ajph.aphapublications.org/doi/abs/10.2105/AJPH.79.8.990

Scheidt PC, Harel Y, Trumble AC, et al. "La epidemiología de las lesiones no mortales entre los niños y los jóvenes estadounidenses". Am J Public Health, 1995; 85: 932–938. <https://ajph.aphapublications.org/doi/abs/10.2105/AJPH.85.7.932

Walsh SS, Jarvis SN. 'Medición de la frecuencia de lesiones accidentales "graves" en la infancia.' J Epidemiol Community Health 1992; 46: 26–32. <https://injuryprevention.bmj.com/content/4/3/194#ref-4

Rivara FP, Thompson RS, Thompson DC y Calonge N. 'Lesiones en niños y adolescentes: impacto en la salud física'. Pediatrics 1991; 88: 783–788 <https://pediatrics.aappublications.org/content/88/4/783

Oficina del Alto Comisionado de Derechos Humanos de las
    Naciones Unidas, 'Derechos humanos de las personas con
    discapacidad
    https://www.ohchr.org/en/issues/disability/pages/disabilityi
    ndex.aspx

Organización Internacional del Trabajo 'Inclusión de personas con
    discapacidad en Kenia' (2009).
    <Http://www.ilo.org/wcmsp5/groups/public/---ed_emp/--
    ifp_skills/documents/publication/wcms_115097.pdf

Informe del censo nacional de población de Kenia, 2009.
    <http://www.knbs.or.ke/Census%20Results/Presentation%
    20by%20Minister%20for%20Planning%20revised.pdf

Organización Mundial de la Salud y Banco Mundial, 'Informe
    mundial sobre discapacidad' (2011) página 29

Encuesta Nacional de Kenia para Personas con Discapacidades
    <file: /// C: /Users/thela/Downloads/Documents/KNSPWD-
    Main-Report.pdf

Movimiento de Derechos Reproductivos '2017 <file: /// C:
    /Users/thela/Downloads/Documents/Disability-Briefing-
    Paper-FINAL.pdf

'Garantizar la igualdad de acceso a los servicios de salud' (UM),
    <http://kenya.um.dk/en/danida-en/gender/ensuring-equal-
    access-to-health-services

<https://www.kenyaplex.com/resources/13450-challenges-faced-
    by-children-with-disability-in-kenya.asp

(Hrlibrary.umn.edu)
    <http://hrlibrary.umn.edu/edumat/hreduseries/TB6/pdfs/HR
    Yes%20-%20Part%202%20-%20Chapter%208.pdf

'Desafíos que enfrentan las personas discapacitadas y cómo puede intervenir el gobierno' (Bulawayo24 News, 2017) <https://bulawayo24.com/index-id-opinion-sc-columnist-byo-104288.html

Barker M, Power C, Roberts I. 'Lesiones y riesgo de discapacidad en adolescentes y adultos jóvenes'. Arch Dis Child 1996; 75: 156–8 <https://adc.bmj.com/content/75/2/156.abstractAbstract/FREE Texto completo Google Académico

Kopjar B, Wickizer TM. 'Fracturas en niños: incidencia e impacto en las actividades diarias'. Prevención de lesiones 1998; 4: 194-197 <https://injuryprevention.bmj.com/content/4/3/194#ref-4

Comité del Instituto de Medicina (EE. UU.) (2011). El futuro de la enfermería: liderar el cambio, promover la salud. Washington DC). Prensa de Academias Nacionales (EE. UU.). Obtenido de https://www.ncbi.nlm.nih.gov/books/NBK209871/

Universidad Purdue Global. (2019). Las 10 principales tendencias de enfermería para 2020. Purdue University Global. Obtenido de https://www.purdueglobal.edu/blog/nursing/top-10-nursing-trends

Salmond, S. W y Echevarria, M. (2017). Transformación sanitaria y cambio de roles de la enfermería. Enfermería ortopédica, 36 (1), 12-25. Obtenido de https://www.ncbi.nlm.nih.gov/pmc/articles/PMC5266427/

ATENCIÓN DE EMERGENCIAS MÉDICAS PARA PRINCIPIANTES

Cómo curar a alguien
que ha recibido un disparo

BRANDA NURT

Introducción

Vivimos en un mundo donde la escalada de violencia puede llevar a resultados aterradores. Las armas de fuego son armas peligrosas. El daño potencial de una herida de bala es un placer a tener en cuenta, y por una buena razón. Estas son heridas potencialmente letales y, si no tenemos cuidado, pueden quitarnos la vida y la vida de quienes nos rodean. En un mundo donde las armas de fuego son cada vez más fáciles de conseguir, el riesgo de recibir disparos es mayor que nunca.

Podemos evitar barrios peligrosos y situaciones de riesgo como regla general; sin embargo, eso no garantiza que estemos a salvo de las armas de fuego. No hay un lugar completamente seguro. Si por casualidad, se encuentra en la línea de fuego, es mejor estar preparado que dejarse consumir por el pánico en su ignorancia. Ante el trauma, el tiempo es esencial. Recibir el tratamiento adecuado justo después de la herida de bala aumenta drásticamente las posibilidades de supervivencia y recuperación. Su conocimiento y competencia pueden marcar la diferencia entre la vida y la muerte.

Si está leyendo este libro, significa que está preocupado por las muchas situaciones en las que podría enfrentar una herida de bala sin asistencia médica inmediata. Aprenderá a tratar estas lesiones incluso si no tiene ningún tipo de formación profesional en salud. Este conocimiento es sobre el tratamiento que alguien debe recibir mientras espera una ambulancia, pero no se limita a eso. Si te encuentras en un viaje de caza, lejos de la civilización, es mejor estar preparado para tratar estas heridas. Lo mismo podría suceder durante desastres naturales o cualquier otra circunstancia en la que no haya ayuda profesional disponible. Se convertirá en el cuidador necesario en estas circunstancias. Aprenderá a salvar vidas.

Este libro está organizado para ayudarlo a enfrentar estas circunstancias. El primer capítulo es una explicación paso a paso de qué hacer con una herida de bala. Está muy simplificado para ayudarlo como recordatorio cuando llegue el momento. O que alguien te guíe con el libro mientras realizas el tratamiento. Este capítulo es una condensación de todos los conocimientos presentados aquí y debe estar a mano en todo momento. A partir del segundo capítulo, el resto del libro le enseñará los conocimientos básicos detrás de las técnicas de tratamiento que debe aplicar y una comprensión general de cómo funciona el cuerpo. Este capítulo es donde realmente comienza su viaje. Una vez que haya leído el resto del libro, los pasos presentados en el primer capítulo serán mucho más fáciles de entender; y cuando los siga para tratar a alguien, sabrá exactamente cómo hacerlo y por qué lo está haciendo.

Nunca te desanimes si no eres un profesional. Algunas personas se acobardan ante una emergencia, mientras que otras entienden que, en circunstancias extremas, no hay esfuerzos en vano. Es mejor hacer todo lo posible, incluso si no es suficiente, que vivir con el arrepentimiento de saber que al menos podrías haber hecho algo. Si está leyendo este libro, ya está comprometido a ayudar a los demás y a salvar vidas si es necesario. Tome este conocimiento en serio, practique las técnicas en casa y construya su botiquín de primeros auxilios de acuerdo con las recomendaciones de este libro. Si llega el momento, estará listo para salvar vidas.

Nota: Si se encuentra en una situación médica de emergencia o que pone en peligro su vida, busque asistencia médica de inmediato.

Capítulo 1

Afrontando la emergencia

Aquí está el tutorial rápido de lo que todos deberían seguir para curar a un paciente herido por arma de fuego. Siga estos pasos hasta que los paramédicos profesionales lleguen al paciente y puedan hacerse cargo del tratamiento. Si no hay posibilidad de que los paramédicos lleguen al paciente, siga estos pasos hasta que el paciente esté listo para ser transportado a un centro de salud adecuado.

Paso 1: Grite pidiendo ayuda y evalúe la situación

Lo primero que debe hacer con cualquier paciente traumatizado es pedir ayuda. Pida a los que le rodean que llamen a las autoridades (llame al 911) y asegúrese de que estén en camino mientras tratan con el paciente. Pida ayuda para preparar su botiquín de primeros auxilios o para reunir los suministros de primeros auxilios de quienes lo rodean. Necesitará:

- Un desfibrilador externo automático

- Monitor de presión arterial

- Torniquetes

- tijeras

- Vendajes de compresión

- Sello de pecho

- Manta espacial

- Gasa de combate

- Tubo nasofaríngeo

- Lubricante

- Cinta quirúrgica

- Férulas

- Collar cervical

- Jeringas preparadas con epinefrina y atropina.

- Tantas vendas de gasa como puedas juntar

- Al menos dos pares de guantes.

Además, realice una rápida valoración de la situación que rodea al paciente. Si ni usted ni el paciente están seguros donde usted se encuentra, es imperativo llevar al paciente a un lugar seguro antes de comenzar su tratamiento.

Paso 2: Verifique la respiración y el pulso / triaje de ejecución

Si el paciente está inconsciente, asegúrese de que esté respirando colocando su mano debajo de su nariz y observando los movimientos de su pecho. Luego, verifique si tiene pulso colocando su dedo índice, medio y anular sobre el lado derecho de su muñeca derecha, justo debajo de la palma (más detalles en el capítulo siete).

Si no puede sentir su pulso, coloque su cabeza sobre su pecho para escuchar sus latidos. Si su corazón no late y / o no respira, salte al paso 10. Si está respirando y su corazón late, continúe con el siguiente paso. Si hay una gran cantidad de víctimas con muchos pacientes con heridas de bala, dé prioridad a los pacientes: aquellos con sangrado severo y que parecen estar mal pero aún respiran y aquellos que ya no respiran y no tienen pulso o latidos del corazón (más detalles en el capítulo ocho).).

Paso 3: descubre el cuerpo para buscar heridas

Las balas pueden:

- Penetrar el cuerpo y quedarse ahí (pistola)

- Perfora el cuerpo en línea recta entrando por un lado y saliendo por el otro lado (armas más poderosas)

- Penetra en el cuerpo, impacta en un hueso y rebota. La bala puede quedarse allí después de desviarse o salir de otra parte del cuerpo.

Busque estas heridas y localícelas. Utilice tijeras o cuchillas para cortar la ropa del paciente y acceder fácilmente a las lesiones. Ponte un par de guantes si los tienes disponibles o lo antes posible para seguir los pasos.

Paso 4: Identifique las hemorragias masivas y deténgalas

Las heridas que pierden una gran cantidad de sangre y las heridas con sangre roja y brillante que brota en ráfagas cortas son las que debes abordar primero (más detalles en el capítulo 9).

Levantar las heridas

Si las heridas se encuentran en alguna de las extremidades, levante estas extremidades por encima del nivel del corazón y manténgalas allí. Tenga cuidado de no mover o rotar el cuello o el torso y de no levantar extremidades sanas.

Aplicar presión

Use vendajes de gasa para aplicar presión directamente sobre las heridas sangrantes. Use sus palmas y la fuerza de sus brazos para aplicar la presión. Hágalo con todos los sangrados masivos dando prioridad a los del cuello, el torso y las extremidades en ese orden. No aplique presión sobre el sangrado nasal o el sangrado por los oídos. Use gasas de combate en las heridas del cuello si las tiene disponibles.

Empaca la herida

Una herida ubicada en las extremidades o el torso debe rellenarse con vendajes de gasa hasta que quede sellada. Intente colocar la primera gasa en la dirección de la cabeza del paciente. Si tiene gasas de combate disponibles, úselas como los primeros vendajes de gasa. No saque los vendajes una vez que estén en su lugar. No haga esto en heridas ubicadas en el cuello.

Aplicar un vendaje de compresión

Una vez que haya llenado la herida con vendajes de gasa, use vendajes de compresión para fijar estos vendajes de gasa en su lugar. Asegúrese de que esté lo suficientemente apretado para mantener la presión y átelos lo suficientemente bien para evitar que se desarmen. No haga esto en heridas ubicadas en el cuello.

Use un torniquete

Esto es solo para sangrado incontrolado en las extremidades. Si tiene un torniquete comercial disponible, úselo una o dos pulgadas sobre la herida y ajústelo lo suficientemente apretado para que resulte incómodo para el paciente y detenga el sangrado. Si no tiene un torniquete comercial disponible, cree un torniquete improvisado con un vendaje de compresión, una cuerda, una corbata, un cinturón o cualquier cosa que pueda usar para apretar la extremidad lo suficientemente fuerte. Si te falta fuerza para apretar el torniquete improvisado, ata un palo o cualquier cosa que puedas usar como palanca sobre el torniquete y gíralo hasta obtener el efecto deseado. Los torniquetes no deben colocarse sobre las articulaciones ni dejarse en su lugar durante más de dos horas.

Paso 5: evaluar la vía aérea

Si el paciente tiene la capacidad de hablar, llorar o gritar, puede respirar. Si está inconsciente o no está seguro, comience por revisar la tráquea para asegurarse de que no esté dañada u obstruida. Incline la cabeza hacia atrás con cuidado y lentamente y levante la barbilla del paciente para facilitar la respiración. Si el paciente no respira, vaya al paso 10.

Paso 6: evaluar la respiración

Revise el tórax del paciente para ver cómo respira (más detalles en el capítulo nueve); busque un tórax asimétrico o cualquier otra anomalía. Evalúe la frecuencia respiratoria contando cuántas respiraciones toma el paciente durante veinte segundos y multiplicándola por tres (más detalles en el capítulo siete); si el paciente no respira, salte hacia el paso 10.

Revise la parte delantera y trasera del torso desde los hombros hasta el ombligo, buscando heridas penetrantes; asegúrese de no flexionar, extender o girar el cuello mientras busca en la espalda del paciente. Si hay una herida penetrante en cualquier lugar desde los hombros hasta el ombligo, coloque un sello de pecho sobre ella y séllela con cinta quirúrgica (o cinta industrial) en tres de los cuatro bordes del sello. Si no hay un sello de pecho disponible, use algo lo suficientemente duro, como papel de aluminio o una tarjeta de crédito. Después de tres minutos, verifique si la condición respiratoria del paciente ha mejorado o empeorado. Si la situación ha mejorado, deje el sello del pecho; si ha empeorado, retire el sello del pecho.

Paso 7: evaluar la circulación

Mida la presión arterial del paciente con la ayuda de un tensiómetro automático si tiene uno disponible. Si la presión arterial sistólica está por debajo de noventa y / o la frecuencia del pulso por debajo de cincuenta, eso significa que el paciente está en malas condiciones. Si el paciente está en mal estado, o si se está deteriorando rápidamente en esa dirección, verifique si hay heridas sangrantes no tratadas o reevalúe las heridas que ha tratado para asegurarse de que no haya hemorragias masivas que estén deteriorando la condición del paciente (más detalles en el capítulo nueve). la frecuencia del pulso y la presión arterial del paciente (más detalles en el capítulo siete). Con los dedos índice, medio y anular, sienta el pulso del paciente debajo de la palma de su mano, cuente el número de pulsos y multiplíquelos por cuatro para obtener la frecuencia del pulso. METRO

Paso 8: evaluar las lesiones en la cabeza y tratar la hipotermia

Compruebe si hay lesiones en la cabeza e inmovilice la columna cervical si sospecha de la cabeza y / o (más detalles en el capítulo seis). Coloque un collarín cervical alrededor del cuello si tiene uno disponible. Si no tiene uno disponible, haga un inmovilizador improvisado con un par de sombreros, un par de zapatos, almohadas pequeñas o incluso cartón. Átelos alrededor del cuello con un vendaje de compresión, un cinturón, cordones de zapatos o cualquier cosa disponible. Para colocar estos objetos alrededor del cuello, levante la cabeza y los hombros del paciente *mientras se asegura de no flexionar, extender o rotar el cuello* de ninguna manera. Asegúrese de no atar el inmovilizador con tanta fuerza que obstruya el flujo de aire o la circulación. Una vez que haya terminado con la inmovilización de la columna cervical, verifique la Escala de coma de Glasgow para evaluar el grado de posible trauma / daño cerebral (más detalles en el capítulo siete):

Glasgow	Coma	Escala
Ojos	Abrir espontáneamente	+4

	Abierto al sonido (hable con el paciente para evaluar)	+3
	Abierto a la presión (apriete las yemas de los dedos para evaluar)	+2
	No abra (apriete las yemas de los dedos para evaluar)	+1
Verbal	Orientado (puede recordar la hora, el lugar y el nombre)	+5
	Confundido (no puedo recordar la hora, el lugar o el nombre)	+4
	Palabras inapropiadas (el habla no tiene sentido)	+3
	Sonidos incomprensibles (incapaz de pronunciar palabras)	+2
	Sin respuesta verbal (apriete las yemas de los dedos para evaluar)	+1
Motor	Obedece las órdenes (habla para evaluar)	+6

	Localizar el dolor (zona de pellizco entre el hombro y el cuello para evaluar)	+5
	Flexión normal (apriete las yemas de los dedos para evaluar si flexiona el codo y retira la mano sin llevarla al cuerpo)	+4
	Flexión anormal (apriete las yemas de los dedos para evaluar si flexiona el codo y retira la mano colocándola sobre su cuerpo)	+3
	Extensión al dolor (apriete las yemas de los dedos para evaluar si extiende el codo)	+2
	Sin respuesta motora (apriete las yemas de los dedos para evaluar)	+1

Sume los puntos de los tres aspectos principales para obtener una lectura del CCG.

Para evitar la hipotermia, coloque una manta espacial sobre el cuerpo del paciente. Si no hay una manta espacial disponible, use una manta de lana, abrigos o cualquier otra cosa que pueda brindarle calor.

Paso 9: revise otras heridas, inmovilice y prepárese para el transporte

Empiece por tratar las heridas que no sangran tanto. Recuerde, el sangrado masivo se abordó en el paso cuatro. Aplique presión sobre las heridas con vendajes de gasa, aplique vendajes para heridas si las heridas no están en el cuello y asegúrelas con heridas de compresión (más detalles en el capítulo nueve).

Inmovilizaciones

Aplique una inmovilización siempre que crea que puede haber una fractura (más detalles en el capítulo seis). Si sospecha una fractura de brazo, antebrazo, muñeca o mano, use una férula para inmovilizar la extremidad afectada. Si no tiene una férula comercial disponible, use una tabla, un palo, cartón o cualquier otra cosa lo suficientemente dura y capaz de adaptarse a la forma del brazo para inmovilizar el segmento afectado asegurándolo con un vendaje de compresión. Si es posible, asegúrese de que la férula pueda inmovilizar la articulación proximal y distal del segmento afectado. El codo debe estar inmovilizado en flexión de noventa grados. Si no hay una férula capaz de inmovilizar el codo o el hombro, use un cabestrillo para inmovilizar estas articulaciones.

Use un vendaje triangular si está disponible para hacer un cabestrillo si sospecha que las costillas, la clavícula, el hombro o la parte superior del brazo se fracturan. Coloque el vendaje triangular debajo del brazo con el antebrazo colocado horizontalmente sobre el cuerpo del paciente y el codo del paciente flexionado en un ángulo de noventa grados. Lleve la punta más alta del vendaje al hombro sano y detrás del cuello para llegar al hombro afectado. Tome la otra punta del vendaje sobre el antebrazo y hacia el hombro afectado y átela a la otra punta para terminar el cabestrillo.

Use un vendaje triangular si está disponible para hacer un cabestrillo de brazo elevado si sospecha una fractura de antebrazo, muñeca o mano; también, para detener el sangrado del antebrazo o la mano. Coloque el antebrazo lesionado del paciente en diagonal sobre su pecho con las yemas de los dedos sobre su hombro sano. Luego coloque el vendaje triangular sobre el antebrazo del paciente con una punta sobre la mano lesionada. Meta el borde inferior del vendaje debajo del antebrazo y el codo del paciente. Coloque el otro extremo del vendaje detrás de la espalda del paciente y levántelo en diagonal hasta que se encuentre con el primer extremo del vendaje. Ate ambos extremos juntos para terminar el cabestrillo elevado.

Si no hay un vendaje triangular disponible, use un vendaje de compresión, cinturón o tela doblada para hacer un cabestrillo de cuello y puños. Tome el centro del vendaje de compresión detrás del cuello del paciente, con ambos extremos sobre su cuerpo apuntando hacia sus pies. Ponga su antebrazo en posición (horizontal para lesiones en la parte superior del brazo y elevado para lesiones en la parte inferior del brazo). Una vez que el antebrazo esté en su lugar, haga que ambos extremos del vendaje de compresión hagan un nudo sobre la muñeca, tome los extremos alrededor de la muñeca y ate un segundo nudo debajo de la muñeca para terminar el cabestrillo de

338

cuello y puños. Recuerde tener cuidado de no cambiar la posición del cuello durante la aplicación del cabestrillo.

Las inmovilizaciones de piernas funcionan solo con férulas. Si sospecha que se ha fracturado la pierna, use una férula comercial en el área afectada de la pierna para inmovilizarla; la férula debe inmovilizar las articulaciones proximal y distal del segmento afectado. El tobillo debe estar flexionado noventa grados y la rodilla debe estar ligeramente flexionada; colocar un rollo de vendaje debajo de la articulación puede dar a la rodilla el grado de flexión deseado. Si no hay una férula comercial disponible, cree una férula improvisada con tablas, cartón o cualquier material adecuado y átela con un vendaje de compresión. Si no hay materiales apropiados, es aceptable usar la pierna sana como férula para la pierna afectada.

NOTA: Después de completar la inmovilización del brazo o la pierna, apriete las yemas de los dedos de la extremidad inmovilizada. Si recuperan su color en menos de tres segundos, su circulación no se ve comprometida. Si no recuperan su color en menos de tres segundos, su circulación puede verse comprometida y la inmovilización debe aflojarse.

La inmovilización de la columna torácica y lumbar solo se puede hacer con una camilla y debe dejarse a los paramédicos profesionales. Si no viene ningún paramédico y el paciente debe ser trasladado a un centro de salud, se debe lograr la inmovilización de la columna torácica y lumbar en la medida de lo posible llevando al paciente en grupo y evitando la flexión, extensión y rotación del torso.

Recibir a los paramédicos

Cuando los paramédicos se hagan cargo del tratamiento del paciente, debe notificarles la información que recopiló, las técnicas de tratamiento que aplicó, los signos vitales y otras evaluaciones para facilitar su trabajo.

Elección de un centro de salud para el transporte

Si es usted quien se hará cargo del transporte, es fundamental llevar al paciente a un centro de salud adecuado (más detalles en los capítulos siete y ocho). Un paciente con una puntuación de la Escala de coma de Glasgow por debajo de catorce puntos, una frecuencia respiratoria por debajo de 10 o por encima de 29 y / o una presión arterial sistólica por debajo de 90 mmHg debe ser trasladado a un centro de trauma. Los pacientes con heridas penetrantes en la cabeza, el cuello, el torso o las extremidades próximas a los codos o las rodillas, deformidades o inestabilidad del tórax, fracturas pélvicas o de cráneo, parálisis o una extremidad sin pulso también deben ser trasladados a un centro de trauma. El resto de pacientes podría ser trasladado a cualquier centro de salud disponible.

Paso 10: Practique la RCP

Un paciente con parada cardiopulmonar necesita reanimación cardiopulmonar o RCP lo antes posible (más detalles en el capítulo cinco).

Compresiones

Asegúrese de que el paciente esté sobre una superficie dura y plana y arrodíllese junto al hombro del paciente. Presione el talón de una de sus manos sobre el esternón del paciente a la altura del pezón, coloque su segunda mano sobre la primera mano e inclínese sobre el paciente para alinear sus hombros con sus manos. Presione hacia abajo sobre el pecho del paciente de 100 a 120 compresiones por minuto utilizando el peso de la parte superior del cuerpo. Asegúrese de presionar hacia abajo al menos 2 pulgadas, pero menos de 2,4 pulgadas. Haga esto hasta que haya completado 30 compresiones torácicas.

Vías respiratorias

Incline con cuidado la cabeza del paciente hacia atrás y levante la barbilla para abrir las vías respiratorias.

Respiración

Cierre la nariz del paciente con los dedos, tome el aire, coloque la boca sobre la boca del paciente para crear un sello y deje que el aire entre en la boca del paciente durante un segundo. Compruebe si el pecho del paciente se eleva; si es así, la respiración de rescate se suministró correctamente. Si el pecho no se eleva, vuelva a realizar la maniobra de inclinación de la cara y elevación de la barbilla e inténtelo una vez más. Si el abdomen es el que crece, estás soplando demasiado fuerte. Realice dos respiraciones de rescate para completar un ciclo de RCP.

DEA

Si hay un desfibrilador externo automático disponible, siga las instrucciones y siga repitiendo los ciclos de RCP hasta que el paciente comience a respirar nuevamente o lleguen los paramédicos. Si no hay un DEA disponible, continúe con los ciclos de RCP hasta que el paciente comience a respirar nuevamente o lleguen los paramédicos.

Paro respiratorio

Si el paciente no respira, pero su corazón sigue latiendo, todo lo que necesita es la parte de respiración de la RCP. Administre una respiración boca a boca cada 5-6 segundos hasta que comience a respirar de nuevo o el paciente pueda recibir ayuda profesional.

Volviendo al esquema de tratamiento

Una vez que el corazón del paciente comienza a latir nuevamente y su respiración se reanuda, regrese al paso del tratamiento en el que estaba antes de saltar al décimo paso y reanude el tratamiento paso a paso desde allí.

Nota: Si se encuentra en una situación médica de emergencia o que pone en peligro su vida, busque asistencia médica de inmediato.

Capítulo 2

Consideraciones anatómicas

El tratamiento de cualquier paciente lesionado requiere un amplio conocimiento de las estructuras anatómicas del cuerpo, especialmente aquellas que son vulnerables y vitales. Antes de aprender a estudiar a un paciente de la cabeza a los pies, primero debe comprender lo que está buscando. Algunas lesiones son más importantes y críticas que otras debido a las estructuras asociadas, y es imposible comprender esto a menos que desarrolle un conocimiento profundo del cuerpo humano. En este capítulo, le permitiremos comprender la anatomía del cuerpo en un nivel muy básico. Daremos prioridad al conocimiento esencial para comprender las posibles consecuencias de una herida de bala y cómo lidiar con ellas.

Localización

El estudio del cuerpo humano es extenso y puede resultar confuso. No puede decir que su dedo índice está en el lado izquierdo de su pulgar porque eso solo sería cierto para su mano derecha cuando la palma está hacia el frente, o su mano izquierda cuando la palma está hacia atrás. Esto significa que terminología como "izquierda" y "derecha" no se puede utilizar para describir la anatomía del cuerpo humano con precisión. Se ha creado un lenguaje universal para describir y comprender la anatomía sin confusión, así como una posición corporal estándar en la que se describe la anatomía.

La posición anatómica es la situación estándar de cualquier cuerpo estudiado en anatomía. Esto se describe con el cuerpo hacia arriba, mirando hacia el observador, con ambos pies plantados en el suelo mirando hacia adelante, y ambos brazos a los lados, con las palmas hacia adelante. Esto significa que los pulgares de las manos apuntarán "hacia afuera" y los lados internos de los bíceps mirarán hacia adentro, ya que los brazos se girarán ligeramente en esta posición. La posición anatómica es similar a esta imagen.

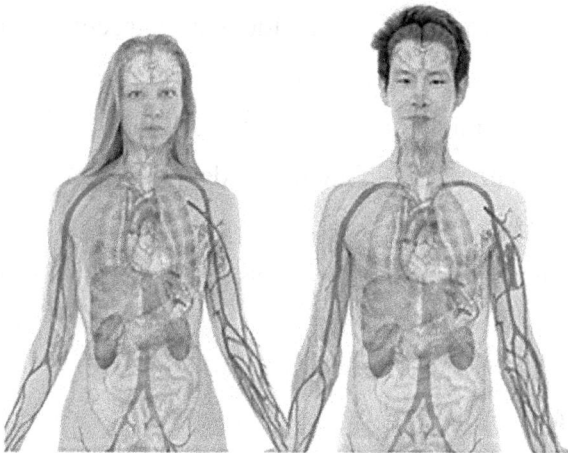

http://commons.wikimedia.org/wiki/File:Female_with_organs.png
http://commons.wikimedia.org/wiki/File:Male_with_organs.png

Cada vez que veas un modelo de anatomía en 3D, es probable que el modelo asuma esta posición, por lo que te acostumbrarás en poco tiempo.

Luego tienes los diferentes términos utilizados para describir la ubicación de cualquier parte del cuerpo humano. Estos también son universales y los encontrará en cualquier libro de anatomía.

Anterior significa cerca de la parte frontal del cuerpo y posterior significa que está ubicado hacia la parte posterior del cuerpo. La línea media es la línea vertical imaginaria que divide el cuerpo entre la derecha y la izquierda. Medial está más cerca de la línea media vertical y lateral es algo que está más lejos de la línea media vertical. Superior e inferior es justo lo que cabría esperar, algo que se encuentra hacia arriba frente a algo que está bastante hacia abajo. Proximal y distal son similares, pero estos términos están relacionados con el origen de una estructura. Entonces, proximal está más cerca del origen de la estructura y distal está más lejos de su origen. Por lo tanto, por ejemplo, su codo estará proximal a su antebrazo, porque está más cerca del hombro, y las yemas de sus dedos estarán distantes de su antebrazo porque están más lejos de su hombro. Finalmente, superficial significa más cerca de la superficie (la piel) y profundo significa más cerca del interior de tu cuerpo (tu corazón, por ejemplo). Una vez que aprenda y comprenda estos términos, estará listo para comenzar a aprender sobre la anatomía humana básica.

Sistema esquelético

Esta es la estructura básica del cuerpo. Está compuesto por 206 huesos, así como por las articulaciones y el cartílago que los forman. Hay aspectos generales que debemos comprender sobre el sistema esquelético antes de profundizar en los detalles, por lo que, en primer lugar, debemos saber que se ve así:

Huesos de las diferentes regiones del cuerpo

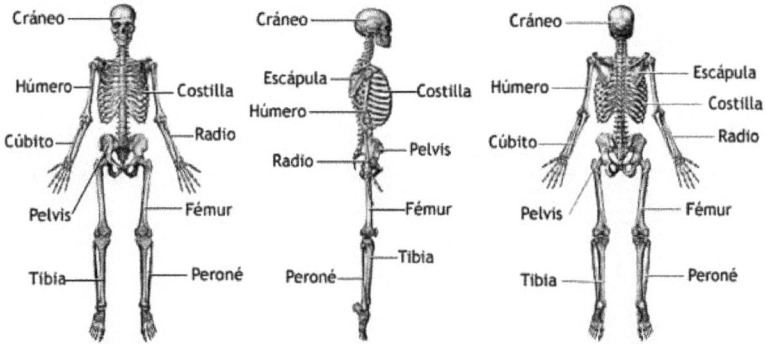

La forma básica de dividir el sistema esquelético es entre el esqueleto axial y el esqueleto apendicular.

El esqueleto axial está formado por el eje vertical del sistema esquelético, que básicamente va desde la parte superior del cráneo hasta la parte inferior del cóccix. Está compuesto por el cráneo, la columna vertebral y la caja torácica.

El esqueleto apendicular, a diferencia del anterior, está compuesto por los huesos que sujetan las extremidades, así como por los destinados a unir las extremidades al esqueleto axial. Esto significa que la pelvis, la escápula y la clavícula son parte del esqueleto apendicular.

Esta imagen ilustrará la diferencia entre el esqueleto axial y el esqueleto apendicular. Veremos el esqueleto axial en color blanco y el esqueleto apendicular en color rojo.

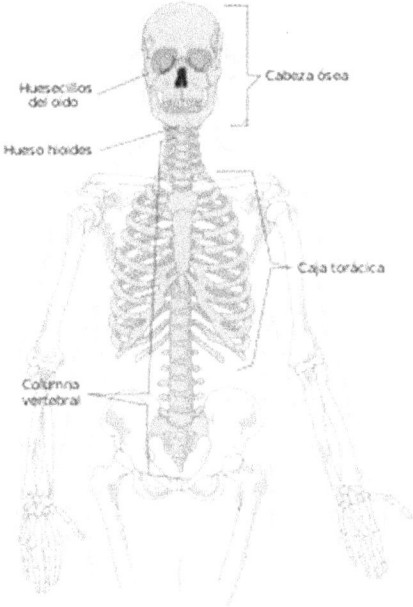

Esqueleto axial

El esqueleto axial contiene las estructuras y los órganos más vitales del cuerpo, por lo que es importante comprender dónde se encuentran estas estructuras y cómo las protegen los huesos que las rodean. En primer lugar, tenemos el cráneo:

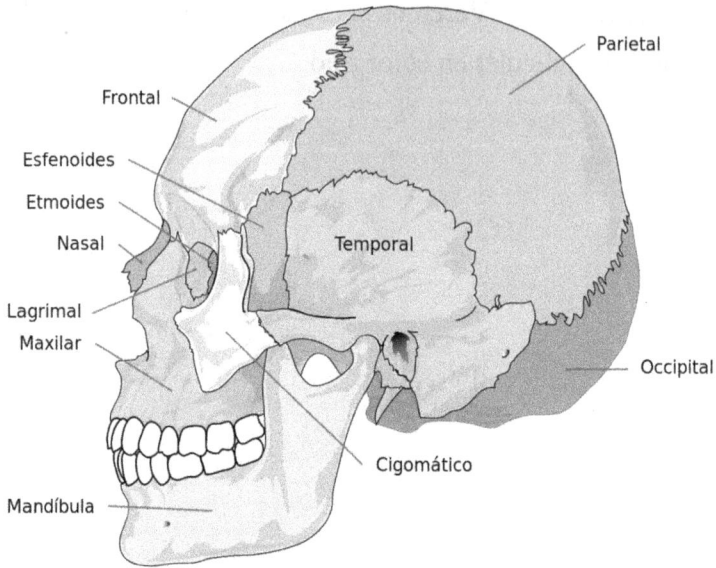

Contiene el órgano más importante del cuerpo, el cerebro, dentro del neurocráneo. Lo que necesita saber sobre el cráneo es que, aunque los huesos que lo forman son bastante fuertes para brindarle a nuestro cerebro un poco de protección adicional, todavía tiene algunas partes que son particularmente débiles y propensas a fracturas. Los huesos cigomáticos, la articulación temporal con el hueso cigomático (la parte horizontal del hueso temporal que sale para encontrarse con el cigomático) y los huesos esfenoides son todos propensos a fracturarse. Además, las suturas del cráneo, es decir, las líneas que unen los diferentes huesos del cráneo, son puntos débiles. Si prestas atención, hay un área particularmente débil en la unión entre el hueso Frontal, Parietal, Temporal y Esfenoides, por lo que cualquier tipo de traumatismo que veas en esa parte del cráneo debe ser investigado. Además, la fuerza contundente aplicada al cráneo aún puede dañar las estructuras internas si es lo suficientemente fuerte; esto se aplica al cráneo, así como a los globos oculares que se encuentran dentro de las cavidades orbitarias.

Debajo del cráneo, tenemos toda la columna vertebral. Está compuesto por 34 vértebras, pero el número puede variar entre 32 y 35 dependiendo de la longitud del cóccix. Estas vértebras son diferentes y se vuelven más resistentes y más grandes a medida que se acercan a la parte inferior para asegurarse de que sean lo suficientemente fuertes como para sostener el peso del cuerpo. Esto significa que las vértebras inferiores son más fuertes y duraderas que las vértebras superiores. Hay siete vértebras cervicales (cuello), doce vértebras torácicas (tórax), cinco vértebras lumbares (abdomen), cinco vértebras sacras (fusionadas) (pelvis) y cuatro vértebras coccígeas (fusionadas). Hay discos intervertebrales entre cada vértebra individual. Puede ver una representación de la columna vertebral en la siguiente imagen.

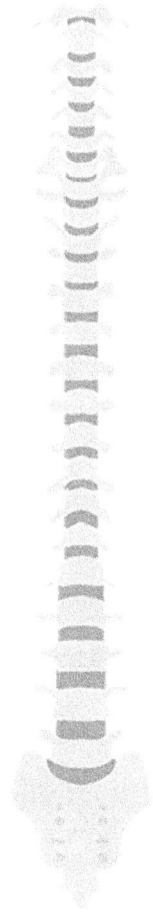

El aspecto más relevante de la columna vertebral es que sostiene y protege la médula espinal. La médula espinal es la parte del sistema nervioso central que se encarga de conectar el sistema nervioso periférico al encéfalo. Si alguna de las vértebras está gravemente dañada o un disco intervertebral, la médula espinal está lesionada. Una lesión de la médula espinal desconecta todo lo que está debajo de la lesión del cerebro, lo que podría dejar al paciente paralizado si el daño es irreversible. Recuerde que las vértebras inferiores son más robustas y fuertes que las vértebras superiores, por lo que el cuello del paciente es más vulnerable que la pelvis del paciente. Este conocimiento es relevante para evaluar lesiones e inmovilizar a los pacientes para transportarlos.

En el medio del cuerpo, inferior al cuello, tenemos la caja torácica. Está compuesto por las vértebras torácicas en la parte posterior, doce pares de costillas a cada lado del tórax y el esternón forma la pared anterior, como se puede ver en la imagen del esqueleto. El tórax está fuertemente protegido con huesos para proteger las estructuras vulnerables dentro de ellos. Estas estructuras son los pulmones y el corazón. Mucha gente cree que el corazón se coloca en el lado izquierdo del pecho, pero eso no es cierto. El corazón está dentro del esternón porque esa es su función, proteger al corazón de lesiones. Las cajas torácicas están ahí para proteger los pulmones, órganos vitales que también son extremadamente vulnerables.

La relevancia de este conocimiento es tener una idea de los órganos posiblemente afectados detrás de un disparo en el pecho. Como veremos en el cuarto capítulo, esas balas de pequeño calibre son capaces de rebotar sobre estructuras duras, por lo que un disparo en el pecho con una pequeña entrada encontrada, sin una herida de salida en el otro lado, puede haber rebotado sobre una de las las costillas. Se debe localizar la trayectoria de la bala y la posible herida de salida para tener una idea de los órganos lesionados.

Además, una costilla fracturada puede perforar el pulmón, por lo que también debe tenerse en cuenta al evaluar a los pacientes.

Esqueleto apendicular

Las extremidades del cuerpo forman esto. Las únicas estructuras vitales que corren alrededor de estos huesos son los vasos sanguíneos principales, y estos se cubrirán en una sección separada. Sin embargo, sigue siendo importante aprender los nombres de estos huesos para usarlos como referencia anatómica.

Las escápulas son los huesos comúnmente denominados "omóplatos". Estos huesos se encuentran detrás de la caja torácica y su función principal es facilitar el movimiento de los brazos. Frente a la caja torácica se encuentran dos huesos largos que van desde el esternón hasta los hombros. Se llaman clavículas, pero es posible que las conozca por el nombre de "clavículas". Estos huesos dan estabilidad a los brazos. Son bastante frágiles y podrían fracturarse en un accidente, lesionando arterias esenciales que corren detrás de ellos, por lo que hay que tener cuidado con estos huesos durante la exploración del paciente. El primer hueso del brazo, el húmero, va desde la articulación del hombro hasta el codo, donde se encuentra con el radio (ubicado lateralmente en la posición anatómica) y el cúbito (ubicado medialmente en la posición anatómica). Luego tenemos los huesos del carpo, los huesos metacarpianos y las falanges, que componen las manos.

Hay una estructura muy similar en las piernas. Tienes la pelvis, que es el hueso grande articulado con el sacro. Soporta nuestro peso, protege nuestros órganos pélvicos y se articula con el hueso más grande del cuerpo, el fémur. El fémur es similar al húmero, pero es mucho más grande. Tiene la tibia y el peroné distal del fémur, al igual que el radio y el cúbito en el antebrazo. La tibia está ubicada medialmente y el peroné está lateral a la tibia. Luego tienes los huesos del tarso, los huesos metatarsianos y las falanges, que forman los pies. Es importante destacar que las balas pueden rebotar desde el fémur hacia la cavidad de la pelvis, por lo que una herida de salida es importante, incluso cuando se trata de heridas en las piernas.

Sistema nervioso

Como veremos en el próximo capítulo, el sistema nervioso es uno de los sistemas encargados de controlar las funciones de nuestro cuerpo. Es extremadamente vulnerable y ya sabemos dónde se encuentra gracias a los huesos que los cubren. Aún así, debemos comprender algunas cosas sobre el sistema nervioso para evaluar lo que sucede en el cuerpo de un paciente lesionado.

El cerebro es el centro de la conciencia, la memoria y la razón. La corteza cerebral, la parte más superficial del cerebro, tiene lóbulos diferenciados dedicados a diferentes funciones del cuerpo.

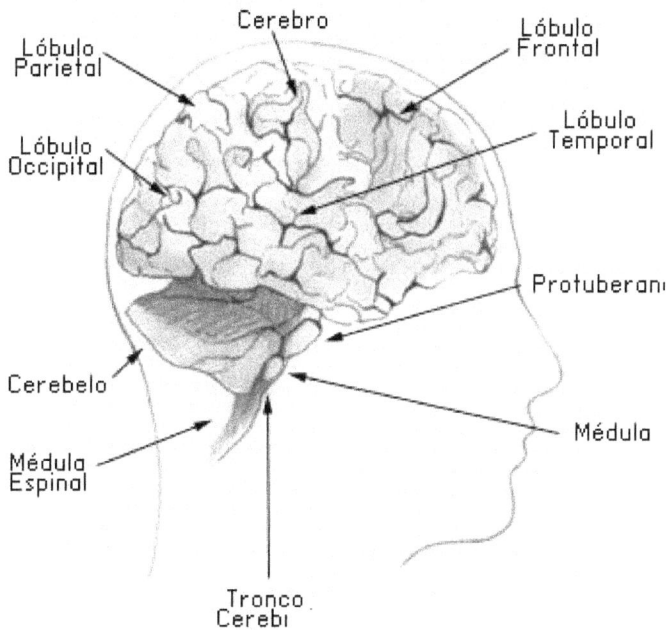

Cerebro
Lóbulo Parietal
Lóbulo Frontal
Lóbulo Occipital
Lóbulo Temporal
Protuberan¡
Cerebelo
Médula
Médula Espinal
Tronco Cerebi

Esto es relevante porque cualquier lesión se manifestará en los diferentes síntomas que presenta el paciente. El lóbulo frontal está a cargo del lenguaje y el comportamiento superiores, mientras que el lóbulo parietal está a cargo del movimiento. El lóbulo temporal está a cargo de las funciones inferiores del lenguaje, como la comprensión del lenguaje y la audición, y los lóbulos occipitales están a cargo de la visión. Entonces, por ejemplo, si un paciente se lesiona en la parte posterior de la cabeza y actualmente no puede ver, debe pensar en una lesión en el lóbulo occipital.

Hay otro concepto importante que debemos entender y es la presión intracraneal. El sistema nervioso central está rodeado por líquido cefalorraquídeo, que nutre el tejido nervioso y lo protege amortiguando los golpes. Si hay sangrado debido a una lesión alrededor del cerebro, la cantidad de líquido aumentará, aumentando la presión intracraneal. Esto provocará dolores de cabeza, vómitos y, a veces, incluso pérdidas de líquido cefalorraquídeo por la nariz y los oídos. Esta es una afección muy grave y, si no se trata con urgencia, puede terminar con la vida del paciente al empujar el cerebro hacia la columna vertebral y dañar el tronco del encéfalo.

Corriendo por el sistema nervioso, tenemos la médula espinal. La médula espinal funciona como un centro de datos que recopila la información proveniente de las diferentes partes del cuerpo y envía la información desde el encéfalo a los órganos del cuerpo. Esta información se transfiere a través de los nervios espinales. Los nervios espinales, el comienzo del sistema nervioso periférico, salen de la columna vertebral a través de los espacios entre las vértebras. Esto significa que hay cinco pares de nervios sacros, cinco pares de nervios lumbares, doce pares de nervios torácicos, ocho pares de nervios cervicales y, al final, solo un par de nervios coccígeos. Cada uno de estos nervios es responsable de la comunicación con un segmento particular del cuerpo. Si se corta la conexión entre un nervio espinal y el cerebro, la persona ya no podrá sentir esa parte de su cuerpo ni mover los músculos que estaban unidos a ese nervio. Esto puede no ser tan relevante cuando la lesión ocurre en el nervio; sin embargo, si la médula espinal es la que está profundamente afectada, esto afectará a todos los nervios espinales inferiores a la lesión. Si se corta la médula espinal, el paciente no podrá sentir ni mover nada por debajo de la lesión. Esto es algo en lo que siempre debemos pensar cuando vemos pacientes traumatizados que no pueden sentir nada en una parte particular de su cuerpo.

Sistema circulatorio

El sistema circulatorio es responsable de llevar la sangre por todo el cuerpo. La sangre en las arterias es rica en oxígeno y nutrientes, y los tejidos de nuestro cuerpo no pueden sobrevivir sin oxígeno, especialmente el cerebro, por lo que cualquier falla en el sistema circulatorio es una situación potencialmente mortal. En primer lugar, deberíamos hablar sobre el órgano responsable de bombear sangre a través de nuestro cuerpo.

El corazón

VENA CAVA SUPERIOR

AORTA

AURÍCLA DERECHA

ARTERIA CORONARIA DERECHA

VENTRICULO DERECHO

VENAS PULMONARES

AURÍCULA IZQUIERDA

ARTERIA CORONARIA DERECHA

RAMA INTERVENTRICULAR ANTERIOR

VENTRICULO IZQUIERDO

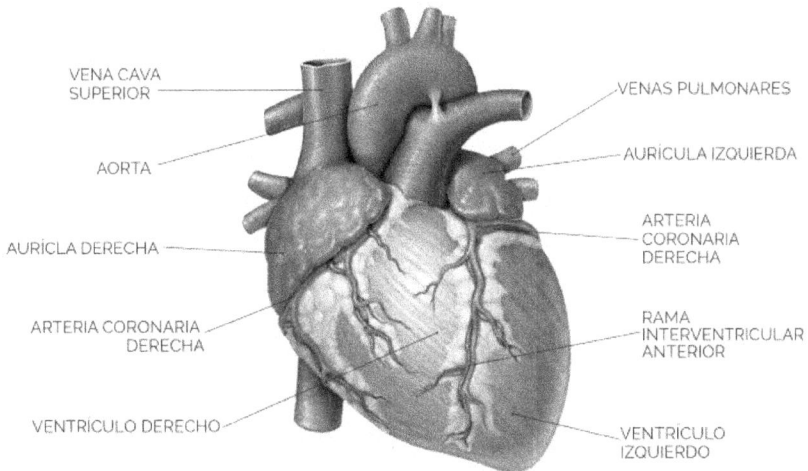

El corazón es el órgano más importante del sistema circulatorio. El lado derecho del corazón recibe la sangre del cuerpo en la aurícula derecha; luego lo empuja hacia los pulmones con el ventrículo derecho. Esta sangre venosa se oxigena en los pulmones y luego el corazón la recibe como sangre arterial en la aurícula izquierda, pasa al ventrículo izquierdo y se bombea hacia el cuerpo a través de la aorta. Esta es la razón por la que las personas que reciben un disparo directamente al corazón no pueden salvarse. Si el corazón sufre una ruptura grave, el paciente perderá toda la sangre de su cuerpo a través de la ruptura. Además, no podrá bombear sangre hacia su cerebro.

Hay una bolsa de tejido que cubre el corazón llamada pericardio. Esta bolsa de tejido está formada por dos paredes; la pared interior está unida al corazón y la pared exterior está unida a todo lo que lo rodea (los pulmones, el esternón, la columna torácica y otras estructuras). Estas paredes suelen estar adheridas entre sí, pero si el pericardio se lesiona, puede llenarse de sangre y otros líquidos, un síndrome conocido como derrame pericárdico. Si la cantidad de líquido dentro del pericardio se vuelve demasiado grande, incluso puede comprimir el corazón, suprimiendo sus funciones. Esta es una situación muy peligrosa porque provoca una hipotensión grave. Aparte de eso, necesita dispositivos profesionales para ser diagnosticados y tratados adecuadamente, por lo que el paramédico solo puede tener una idea de lo que está sucediendo y llevar al paciente a un centro especializado en trauma.

Arterias y venas

Como regla general, las arterias son los vasos sanguíneos que llevan la sangre arterial hacia los órganos. Las venas son los vasos sanguíneos del cuerpo responsables de recuperar la sangre venosa de los órganos y llevarla de regreso al corazón. Las arterias nacen del corazón y corren hacia los periféricos del cuerpo. Las venas nacen al final de las arterias y devuelven esta sangre al corazón.

La sangre arterial está llena de oxígeno y tiene un color rojo brillante porque ese es el color de la hemoglobina cuando transporta oxígeno. También fluye con los pulsos del corazón, causando que el sangrado arterial salga disparado de las lesiones en movimientos rítmicos con cada latido del corazón. Si la sangre es de color rojo brillante y sale disparada de la herida en ráfagas cortas, entonces sabrá que el vaso sanguíneo afectado es una arteria.

La sangre venosa, por otro lado, está llena de dióxido de carbono. Esta sangre adquiere un color más oscuro, el color de la hemoglobina que no transporta oxígeno. A diferencia de la sangre arterial, la sangre venosa no se dispara en ráfagas cortas de las heridas. Esto sucede porque la presión arterial venosa no depende tanto del corazón. En cambio, depende de los músculos del cuerpo para bombear la sangre de regreso a la aurícula derecha. Esto significa que, si la sangre es oscura y fluye de manera constante fuera de la herida, usted sabe que el vaso sanguíneo roto es una vena.

Saber si el vaso sanguíneo lesionado es una arteria o una vena cambiará la forma de detener el sangrado, por lo que es importante poder reconocer la sangre arterial y venosa cuando la vea.

Vasos sanguíneos importantes

El sistema circulatorio está compuesto por venas y las arterias son más grandes cuanto más se acercan al corazón, y más pequeñas cuando llegan a sus destinos finales (las arterias) o empiezan a fluir desde sus puntos de partida (cuando hablamos de las venas). Cuanto más grande sea el vaso sanguíneo, mayor será la pérdida de sangre, por lo que es importante conocer al menos la ubicación de los vasos sanguíneos más grandes del cuerpo.

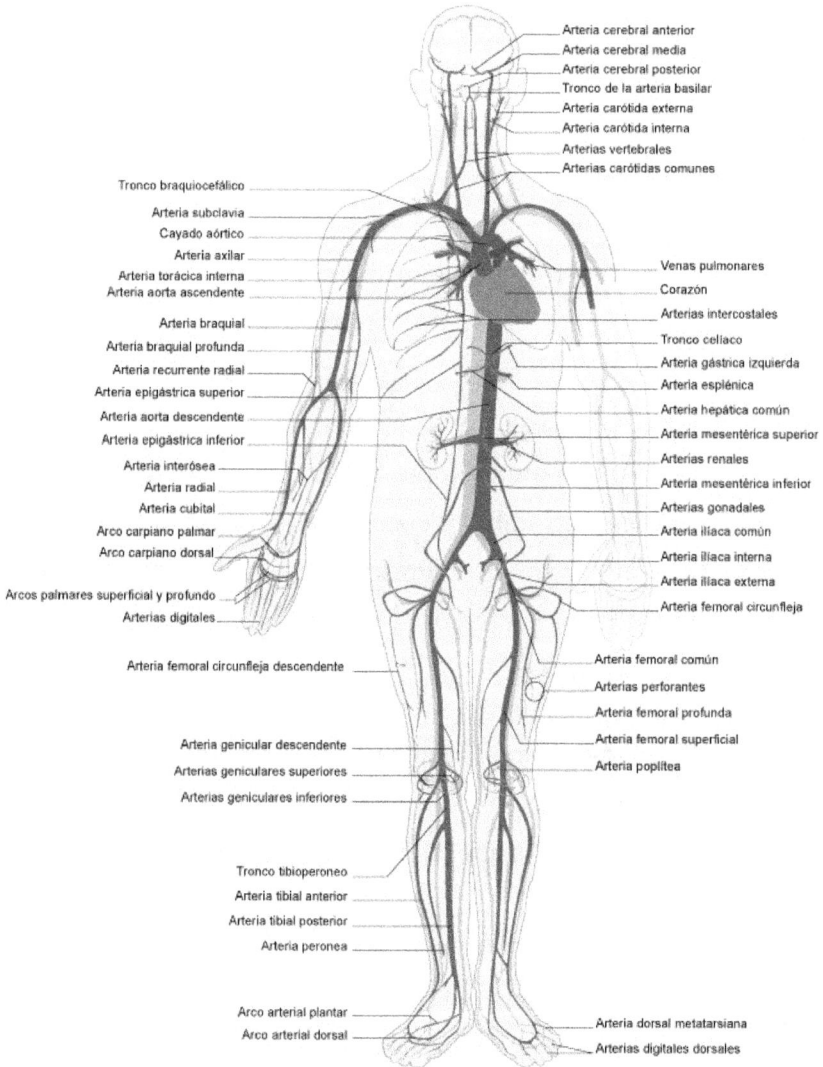

Arteria cerebral anterior
Arteria cerebral media
Arteria cerebral posterior
Tronco de la arteria basilar
Arteria carótida externa
Arteria carótida interna
Arterias vertebrales
Arterias carótidas comunes

Tronco braquiocefálico
Arteria subclavia
Cayado aórtico
Arteria axilar
Arteria torácica interna
Arteria aorta ascendente
Arteria braquial
Arteria braquial profunda
Arteria recurrente radial
Arteria epigástrica superior
Arteria aorta descendente
Arteria epigástrica inferior
Arteria interósea
Arteria radial
Arteria cubital
Arco carpiano palmar
Arco carpiano dorsal
Arcos palmares superficial y profundo
Arterias digitales

Arteria femoral circunfleja descendente

Arteria genicular descendente
Arterias geniculares superiores
Arterias geniculares inferiores

Tronco tibioperoneo
Arteria tibial anterior
Arteria tibial posterior
Arteria peronea

Arco arterial plantar
Arco arterial dorsal

Venas pulmonares
Corazón
Arterias intercostales
Tronco celíaco
Arteria gástrica izquierda
Arteria esplénica
Arteria hepática común
Arteria mesentérica superior
Arterias renales
Arteria mesentérica inferior
Arterias gonadales
Arteria ilíaca común
Arteria ilíaca interna
Arteria ilíaca externa
Arteria femoral circunfleja

Arteria femoral común
Arterias perforantes
Arteria femoral profunda
Arteria femoral superficial
Arteria poplítea

Arteria dorsal metatarsiana
Arterias digitales dorsales

La aorta es la arteria principal del cuerpo. Lleva la sangre arterial del corazón a los periféricos del cuerpo. Nace justo sobre el corazón, por detrás del esternón, y luego va ligeramente hacia la izquierda y hacia abajo en línea recta hasta que se bifurca en el límite entre la quinta vértebra lumbar y la primera sacra. Ambas arterias ilíacas internas nacen de esta bifurcación. Es muy probable que cualquier lesión en los niveles superiores de la aorta acabe con la vida del paciente. Pero si la aorta se lesiona durante su trayectoria a través del abdomen, a veces es posible salvar al paciente si recibe tratamiento lo más rápido posible. El resto de las arterias del cuerpo provienen de la aorta.

El tronco braquiocefálico sale de la parte superior de la aorta y se divide entre la arteria carótida derecha y la arteria subclavia derecha. Las arterias carótida y subclavia izquierdas nacen directamente de la aorta. Las arterias carótidas se elevan a través del cuello hasta la cabeza. Están ubicados a ambos lados del cuello y llevan un flujo sanguíneo muy importante. Estas son las arterias que se utilizan para evaluar la frecuencia del pulso en el cuello. Siempre se debe suponer que el sangrado arterial del cuello proviene de la rotura de una arteria carótida, por lo que se debe actuar rápidamente.

Las arterias subclavias corren ligeramente por debajo y detrás de las clavículas, buscando estar protegidas por estos huesos. Esta es la razón por la que una clavícula fracturada debe alertar a los médicos de la posibilidad de hemorragia interna. Ambas arterias subclavias siguen este camino hasta cruzar el borde lateral de la primera costilla. En este límite, se convierten en arterias axilares durante una corta distancia hasta que se denominan arterias braquiales. Estos corren por la superficie del brazo, anterior al bíceps, luego se cruzan lateralmente hasta llegar a la fosa antecubital. Esta última ubicación es la que usamos para medir la presión arterial con un esfigmomanómetro. Cuando llega al codo, se divide entre la arteria radial (lateral) y la arteria cubital (medial). Las arterias radiales son las que se utilizan para medir la frecuencia del pulso en los antebrazos. Es importante recordar la ubicación de estos vasos sanguíneos para evaluar las lesiones. Sabemos que una lesión anterior al bíceps es grave porque puede romper la arteria braquial, por ejemplo.

La aorta no da ramas relevantes en el resto de su trayectoria a través de la cavidad torácica. Hay muchas arterias relevantes en la trayectoria abdominal de la aorta, como las arterias renales y las arterias mesentéricas. Estos llevan un flujo sanguíneo muy importante, pero son más difíciles de localizar, por lo que no tiene un gran valor clínico comprender dónde están. Todo lo que necesita saber es que las heridas penetrantes en el abdomen pueden dañar estas arterias y se manifestará con taquicardia e hipotensión, por lo que se considera que todos los pacientes con heridas penetrantes en el abdomen se encuentran en condiciones críticas a menos que se demuestre lo contrario.

Luego tenemos las arterias ilíacas comunes, estas son el resultado de la bifurcación de la aorta, y suministran sangre arterial a las piernas de la pelvis. Las arterias ilíacas internas irrigan la pelvis. Estas arterias son inferiores a la pelvis y los órganos reproductores; las arterias ilíacas externas son mucho más relevantes para el cuerpo. Proceden por debajo y por delante en una trayectoria superficial hasta que salen de la pelvis por delante del tubérculo pélvico, momento en el que se denominan arterias femorales. Las arterias femorales descienden a través de una trayectoria anteromedial hasta el muslo, por lo que esa es la parte más vulnerable de la pierna. Luego giran internamente hacia la fosa poplítea y se convierten en arterias poplíteas. Estos también llevan un flujo sanguíneo importante, pero son más profundos que las arterias femorales, por lo que no son tan vulnerables a las lesiones.

Hasta aquí debemos ir estudiando las arterias principales del cuerpo. Las venas generalmente corren al lado de las arterias; son simplemente más profundos que ellos. Entonces, si sabe dónde encontrar la arteria braquial, probablemente sepa la ubicación de la vena asociada que corre con ella. Las diferencias aparecen en las venas más grandes. La contraparte de la aorta serían las venas cava. Éstos recogen la sangre venosa de todo el cuerpo y la llevan a la aurícula derecha. Están en lo profundo del cuerpo y siguen un camino similar al de la aorta, solo que la vena cava inferior corre hacia arriba hasta el corazón, mientras que la vena cava superior recoge la sangre de la cabeza y la lleva hacia el corazón. .

Esto puede parecer una cantidad abrumadora de información, pero en algunas circunstancias, puede ser la diferencia entre la vida y la muerte. Además, es imposible aplicar un vendaje y detener el sangrado correctamente si no está seguro de la rotura del vaso sanguíneo, por lo que vale la pena el esfuerzo de aprender sobre las principales arterias y venas del cuerpo humano.

Sistema respiratorio
El sistema respiratorio es el responsable de tomar oxígeno y sacar dióxido de carbono a través de nuestra respiración. Está compuesto por la nariz, las cavidades nasales, los senos nasales, la faringe, la

laringe, la tráquea y los pulmones. La boca también se considera parte del sistema respiratorio y otros sistemas como el sistema digestivo.

El sistema respiratorio es clave para nuestra supervivencia. Si alguno de los órganos involucrados se lesiona, el paciente puede morir por asfixia. Es imposible restaurar las vías respiratorias de un paciente traumatizado si no tiene un conocimiento básico de la anatomía de algunos de los componentes de este sistema, por lo que debe estudiarlo detenidamente.

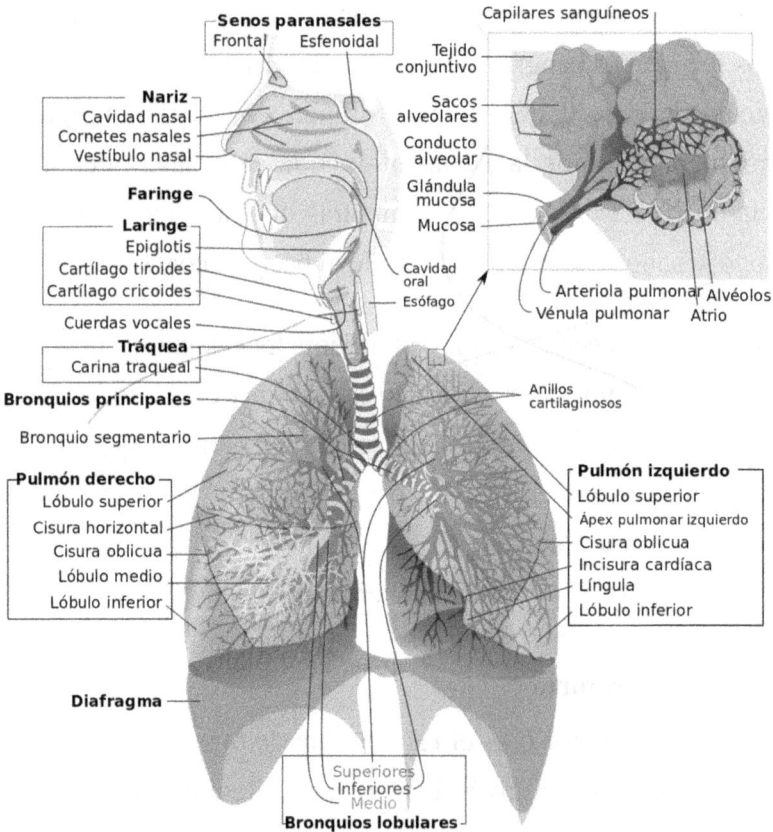

Inferior a la cavidad oral, encontrará la faringe, comúnmente conocida como garganta. Al igual que la boca, la faringe forma parte tanto del sistema respiratorio como del sistema digestivo. Ambos sistemas están separados por la laringe. Después de eso, tiene la tráquea que conduce a los pulmones y el esófago posterior a la tráquea, que conduce al estómago.

Laringe y tráquea

Comúnmente conocida como la "caja de la voz", la laringe es el órgano responsable de crear el componente de sonido de nuestra voz (sostiene las cuerdas vocales), así como de impedir que los componentes líquidos y sólidos entren en los pulmones. La parte más prominente de la laringe es el cartílago tiroides, que forma la nuez de Adán en los hombres. Tanto hombres como mujeres tienen esta estructura, pero generalmente es más visible en hombres que en mujeres. Debajo del cartílago tiroides se encuentra el cartílago cricoides, menos prominente, pero también lo suficientemente grande como para identificarse al tacto. Si entendemos esto, sabemos que cualquier paciente que no pueda producir sonido puede haber sufrido una lesión en la laringe. Las lesiones de la laringe ponen en peligro la vida porque pueden interrumpir el flujo de aire del paciente y dejarlo incapacitado para respirar. Además, el cartílago tiroides se utiliza como punto de referencia para encontrar la tráquea, justo debajo de la laringe.

La tráquea es un tubo hecho de cartílagos que conecta la laringe con los pulmones. Está compuesto por alrededor de dieciséis a veinte cartílagos en forma de C, conectados por ligamentos entre ellos. Esta estructura se conoce comúnmente como "tráquea". Si hay una interrupción del sistema respiratorio superior a la tráquea, como una laringe lesionada, el paciente necesitará una traqueotomía. Se trata de una incisión sobre la pared anterior de la tráquea para colocar un tubo que permitirá que el paciente siga respirando. Este procedimiento se practica típicamente en una sala quirúrgica y los profesionales lo realizan; sin embargo, en una situación de vida o muerte en la que no hay ayuda profesional disponible en millas, es mejor saber cómo hacerlo que dejar morir a un paciente traumatizado sin intentarlo.

Pulmones y pleura

Estos son los principales órganos respiratorios del cuerpo. Los pulmones se encuentran a ambos lados del corazón, ocupando la mayor parte de la cavidad torácica. Los pulmones lesionados pueden llenarse de sangre. Sin embargo, existe una consecuencia más común de una lesión por perforación en estas estructuras; trastornos pleurales como hemotórax y neumotórax.

Los pulmones, al igual que el corazón, están cubiertos por una bolsa formada por dos paredes de tejido. Esta estructura que recubre los pulmones se llama pleura y permite que los pulmones se expandan con el tórax y el diafragma mientras inhalamos. La pared superficial de tejido o membrana se llama pleura parietal y está adherida a las paredes de la cavidad torácica. La pared profunda de tejido o membrana se llama pleura visceral y está adherida a los pulmones. Entre la pleura visceral y la pleura parietal, hay un espacio virtual llamado saco pleural o cavidad pleural. Es virtual porque ambas membranas están muy unidas entre sí hasta que hay una lesión que provoca una separación entre ellas. Cuando la cavidad pleural se lesiona y comienza a llenarse de aire, eso se llama neumotórax, y cuando se llena de sangre, es un hemotórax. Cualquiera de estas condiciones podría colapsar los pulmones y hacer que el paciente no pueda respirar. Estas son afecciones potencialmente mortales y deben tratarse lo antes posible. Puede imaginarse la pleura como la parte azul de la siguiente imagen.

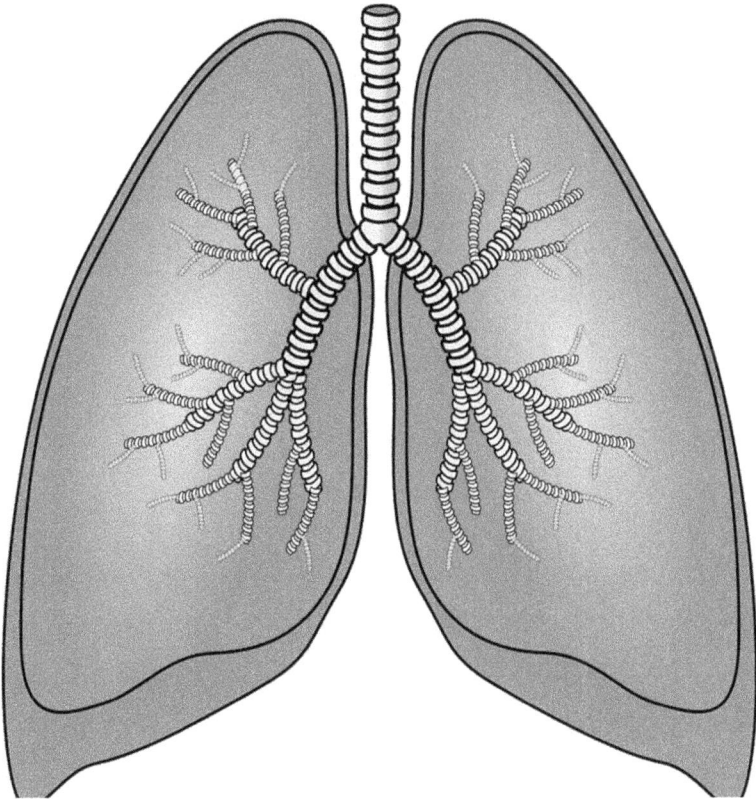

Cavidad abdominal

El resto de sistemas del cuerpo son menos relevantes en lo que respecta a las heridas por arma de fuego. Los sistemas renal, digestivo y endocrino solo son relevantes para heridas de bala en la cavidad abdominal. Entonces, vamos a pasar por los órganos vitales que deben evaluarse y abordarse en pacientes traumatizados, particularmente el hígado y los riñones.

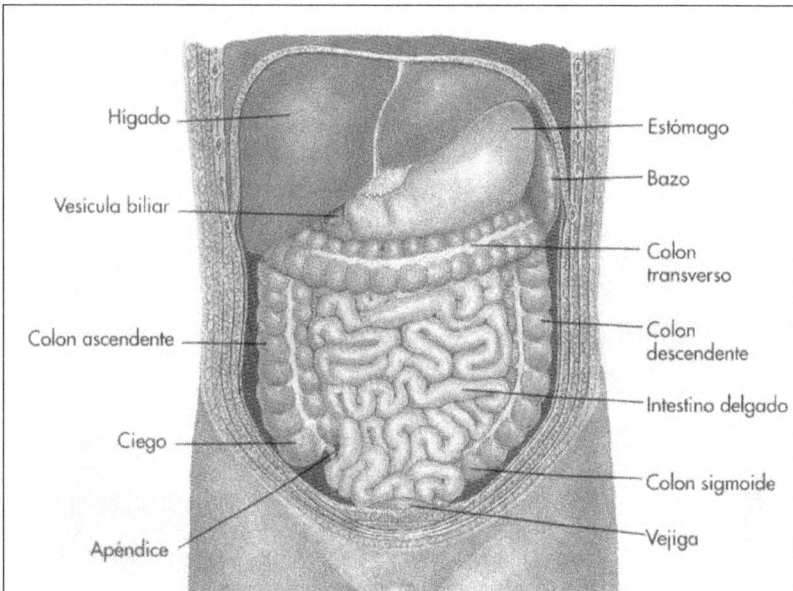

El hígado, como puede ver en la imagen, está ubicado en la parte superior derecha del abdomen debajo del diafragma. Funciona como centro de procesamiento del cuerpo. Esto significa que la mayor parte de nuestra sangre fluye a través del hígado. Una lesión hepática es una situación peligrosa y debe abordarse lo antes posible. Estas heridas solo se pueden tratar en una sala de operaciones. Los cirujanos deben detener el sangrado y reconstruir el hígado.

Si el hígado es una estructura anterior que se puede tocar a través de la pared abdominal anterior, los riñones se ubican en la parte posterior. Son inferiores a la caja torácica y están irrigados por las arterias renales, que transportan una gran cantidad de sangre.

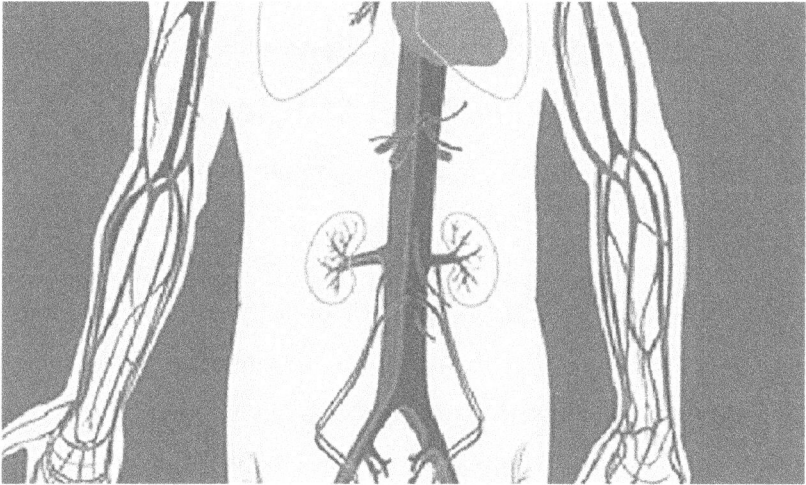

Todas las heridas penetrantes en el abdomen, como las heridas por arma de fuego, son motivo de alarma. Sin embargo, las heridas de bala localizadas en estas áreas deben ser priorizadas.

Aplicar el conocimiento

Un gran médico que comprende la anatomía siempre tiene una muy buena idea de lo que está sucediendo con el paciente traumatizado a primera vista. La ubicación de la lesión y los síntomas del paciente y la condición es información suficiente para hacer un diagnóstico rápido y tratar la estructura dañada del cuerpo, o al menos limitar el daño.

Capítulo 3

El gobernante inconsciente y consideraciones fisiológicas

El cuerpo humano está compuesto por sistemas extremadamente complejos que interactúan entre sí en armonía. Siempre que se daña uno de los sistemas, el cuerpo responde para intentar salvar los tejidos y mantener el equilibrio. Los médicos estudian estas respuestas como síntomas que nos dicen si algo está mal o no y cómo lidiar con la situación. Comprender cómo funciona el cuerpo es fundamental para tratar situaciones críticas como el shock hipovolémico.

Tenemos dos sistemas encargados de controlar el resto del cuerpo, el sistema nervioso y el sistema endocrino. Ambos envían señales al resto de los órganos, indicándoles qué hacer y cuándo hacerlo. El sistema endocrino es mucho más lento que el sistema nervioso. Todavía tiene su propio valor como estructura reguladora del cuerpo, pero su velocidad de respuesta lenta lo hace menos relevante para manejar lesiones críticas. El manejo de heridas es principalmente el trabajo del sistema nervioso, principalmente el sistema nervioso autónomo.

Podemos dividir el sistema nervioso en el sistema nervioso central y el sistema nervioso periférico anatómicamente, pero hay una distinción más relevante funcionalmente. El sistema nervioso tiene un componente consciente e inconsciente. Si mueve las manos, camina, habla o realiza cualquier otra acción consciente, lo está haciendo desde su sistema nervioso somático. Este es tu componente consciente, el que te permite actuar en tu vida. El sistema nervioso autónomo, técnicamente parte del sistema nervioso periférico, funciona por sí mismo, como cualquier otro sistema de su cuerpo. No puede controlarlo más de lo que puede controlar su propio estómago. Es importante comprender el sistema nervioso autónomo porque hay muchos medicamentos que se usan para tratar a los pacientes traumatizados que dependen de esta estructura.

Dependiendo de las fuentes que consulte, encontrará que el sistema nervioso autónomo está dividido en dos o tres ramas. Tenemos el sistema nervioso simpático, el sistema nervioso parasimpático y el sistema nervioso entérico, o simplemente los dos primeros. El sistema nervioso simpático se conoce comúnmente como el responsable de las reacciones de "lucha o huida", mientras que el sistema nervioso parasimpático trabaja en una situación de "alimentación y reproducción". Sus acciones son opuestas entre sí porque están activas en circunstancias completamente opuestas. Estudiaremos el sistema nervioso autónomo al igual que los sistemas nerviosos simpático y parasimpático, ya que ambos se encargan de todo, particularmente de lo que es relevante para un paciente traumatizado.

Neurotransmisores

El sistema nervioso se comunica a través de señales químicas llamadas neurotransmisores. Estas son sustancias químicas que son liberadas por los nervios para transportar información a través del cuerpo, no muy diferente de la energía y la información que fluye a través de sus cables. Tanto el sistema nervioso somático como el autónomo utilizan neurotransmisores para comunicarse, pero nos vamos a centrar en el sistema nervioso autónomo por su relevancia en el tratamiento de pacientes traumatizados. Los diferentes neurotransmisores provocan reacciones separadas en los tejidos y órganos del cuerpo. Si el corazón recibe, por ejemplo, acetilcolina, reaccionará de manera completamente diferente a cuando recibe norepinefrina. Los órganos diana de estas sustancias químicas tienen estructuras especializadas diseñadas para recibirlas e interpretar sus señales. Estas estructuras se denominan receptores, y la diversificación entre ellas permite al cuerpo una amplia gama de acciones y consecuencias de los estímulos del sistema nervioso. También es importante señalar que, dado que el sistema nervioso autónomo es parte del sistema nervioso periférico, cualquier neurotransmisor que utilice no tendrá sus consecuencias habituales en el sistema nervioso central. Entonces, por ejemplo, la acetilcolina liberada por el sistema nervioso autónomo no funcionará como neuromodulador porque eso es lo que hace en el sistema nervioso central. Este código químico complejo es utilizado por los sistemas nerviosos simpático y parasimpático como una forma de comunicar la información. El conocimiento derivado del estudio de estas sustancias químicas y los receptores nos permite crear medicamentos que liberarán o imitarán los neurotransmisores, causando los efectos que deseamos en el cuerpo humano. Hay dos neurotransmisores principales que utiliza el sistema nervioso autónomo. Estos son acetilcolina y norepinefrina.

Acetilcolina

El sistema nervioso parasimpático utiliza principalmente este neurotransmisor. Actúa sobre el tejido muscular y la secreción de glándulas como las digestivas. Tiene diferentes acciones según el órgano diana y los receptores sobre los que actúa. Actúa sobre los receptores nicotínicos y muscarínicos.

Norepinefrina

La noradrenalina, comúnmente conocida como noradrenalina, es el principal neurotransmisor del sistema nervioso simpático. Suele preparar nuestro organismo para una intensa actividad física. Al igual que con la acetilcolina, la noradrenalina cambia sus funciones dependiendo de los órganos y receptores diana. Funciona en los receptores alfa-1, alfa-2 y beta-1.

Epinefrina

Es el resultado de la metilación de la norepinefrina para producir epinefrina. Técnicamente no es un neurotransmisor sino una hormona porque las neuronas no los transportan. Sin embargo, son liberados por el sistema nervioso simpático y actúan sobre los receptores simpáticos, por lo que todavía se consideran parte del sistema nervioso autónomo. Comúnmente conocida como adrenalina, solo es secretada por la médula suprarrenal de las glándulas suprarrenales. Funciona de manera similar a la norepinefrina, pero también afecta a los receptores beta-2.

Preganglionares y posganglionares

Las conexiones neuronales se realizan con una gran red de neuronas entrelazadas. La conexión entre estas neuronas se llama sinapsis. La forma en que la información corre a través del sistema nervioso es mediante la liberación de los neurotransmisores mencionados anteriormente. La neurona liberadora se llama presináptica, mientras que la neurona receptora es la neurona postsináptica. Cuando hablamos del sistema nervioso autónomo, tenemos una estructura vital llamada ganglios autónomos. Este es el lugar donde ocurre la sinapsis entre la neurona del sistema nervioso central y la neurona del sistema nervioso periférico. Las neuronas ubicadas proximales a los ganglios son preganglionares y son la neurona presináptica de esa conexión. Bajan desde el encéfalo y la médula espinal hasta llegar a los ganglios autónomos, ubicados a ambos lados de la médula espinal. Las neuronas ubicadas distales a los ganglios son posganglionares y son las neuronas postsinápticas en esa conexión. Reciben la información de los ganglios autónomos y la llevan al órgano diana. Es importante entender esto porque algunos neurotransmisores y hormonas funcionan de manera diferente dependiendo de si actúan sobre una neurona preganglionar o posganglionar.

En un tiempo de ocio

El sistema nervioso simpático se encarga de nuestro tiempo de descanso y paz. Es responsable de nuestras acciones de "descansar y digerir" o "alimentar y criar". Lo necesitamos para procesar la comida, descansar, dormir y mantener el cuerpo relajado cuando no necesitamos movernos. Es más fácil entender lo que hace este sistema si lo dividimos por sus diferentes acciones.

Digestión

Esta es la función principal del sistema nervioso parasimpático. Permite la peristalsis activando las fibras musculares del tubo digestivo. Estos son los movimientos que realiza el sistema digestivo para mantener la comida digerida fluyendo hacia el recto. Este transporte forma parte del proceso digestivo. Sin él, no podríamos absorber los nutrientes de nuestra comida. El sistema nervioso parasimpático también activa la secreción de ácido en el estómago, vital para transformar y aprovechar los nutrientes presentes en nuestras comidas. Otras glándulas relacionadas con el sistema digestivo son activadas por el parasimpático, como el páncreas. La relajación de los esfínteres también es activada por el sistema nervioso parasimpático, lo que permite el proceso de excreción.

Micción

El sistema parasimpático contrae los músculos de la vejiga y relaja los esfínteres, lo que permite la liberación de orina de la vejiga.

Respuesta pupilar

El sistema nervioso parasimpático contrae el músculo esfínter del iris, disminuyendo el tamaño de las pupilas. Esta adaptación es útil para evitar que la luz entre en los ojos en ambientes llenos de ella. También adaptan los ojos para ver cosas de cerca.

Actividad sexual

La vasodilatación de las arterias que fluyen hacia los órganos sexuales prepara al cuerpo humano para las relaciones sexuales. El sistema nervioso parasimpático controla esto.

Respiración

El sistema nervioso parasimpático inhibe la respiración. Contrae los músculos presentes en las vías respiratorias, cerrando los canales utilizados para transportar aire a través de los pulmones. También estimula la secreción de moco que bloqueará el paso del aire. Respirar con dificultad no es tan necesario cuando el cuerpo humano está relajado.

Actividad del corazon

La frecuencia cardíaca disminuye y la presión arterial se reduce por efecto del sistema nervioso parasimpático. Disminuye el número de latidos del corazón por minuto y relaja el tejido muscular del corazón, debilitándolo. No es necesario gastar energía en un aumento del flujo sanguíneo cuando el cuerpo está relajado.

En un momento de acción

El sistema nervioso simpático va en dirección opuesta al sistema nervioso parasimpático. Está ahí para prepararnos para la acción, que es la reacción de "lucha o huida". Cualquier ser humano sometido a estrés mental o físico activará el sistema nervioso simpático. Esto podría deberse a una lesión, una crisis interna, una actividad física o simplemente una emoción. Las funciones del sistema nervioso simpático variarán según el órgano y tejido diana, pero todas estarán dirigidas de la misma manera.

Respuesta pupilar

El sistema nervioso simpático actúa sobre el músculo dilatador del iris y lo contrae. En lugar de contraer las pupilas, las dilata provocando midriasis. De esta manera, las pupilas crecen más, tomando más luz de su entorno y adaptándose a situaciones más oscuras. También se adapta a ver cosas que están lejos, lo que tradicionalmente es más necesario para la actividad física intensa, especialmente las actividades primarias de supervivencia como la caza.

Respiración

El sistema nervioso simpático relaja los músculos alrededor de las vías respiratorias, provocando broncodilatación y permitiéndonos respirar mejor. El suministro de oxígeno es extremadamente importante para la actividad física intensa.

Actividad del corazon

El corazón necesita latir más rápido y más fuerte para llevar más sangre a los tejidos, en particular al tejido muscular. El sistema nervioso simpático aumenta la fuerza del músculo cardíaco y la frecuencia cardíaca para permitir que los tejidos obtengan más sangre.

Vasos sanguíneos

La sangre no solo necesita ir más rápido hacia sus objetivos, sino que también debe distribuirse de manera diferente. La actividad física demanda sangre en el tejido muscular, concretamente tejido del músculo esquelético, que es el responsable de nuestro movimiento. Para conseguir este efecto, el sistema nervioso simpático contrae los vasos sanguíneos de la piel y los órganos abdominales como el estómago y el intestino y los riñones. Esto reduce su suministro de sangre y hace que la sangre viaje más rápido a través de estos vasos sanguíneos hacia otros destinos. Los vasos sanguíneos ubicados en el músculo esquelético están, por el contrario, dilatados por la acción del sistema nervioso simpático. Esto permite que este tejido muscular reciba más sangre y, por lo tanto, más oxígeno.

Digestión

El sistema nervioso simpático tiene un efecto opuesto sobre el sistema digestivo que el sistema nervioso parasimpático. Inhibe el peristaltismo y la secreción de las glándulas en lugar de permitirlo. La energía de nuestro cuerpo no se puede desperdiciar en la digestión durante las actividades físicas. Esta es la razón por la que las personas no deberían hacer ningún ejercicio inmediatamente después de comer.

Glándulas sudoríparas

El sudor puede resultar confuso cuando estudiamos el sistema nervioso autónomo. La mayor parte de la secreción de las glándulas es habilitada por el sistema nervioso parasimpático e inhibida por el sistema nervioso simpático, excepto las glándulas sudoríparas. La razón de esto es que el sistema nervioso simpático usa acetilcolina para activar estas glándulas. El cuerpo debe evitar el sobrecalentamiento durante la actividad física intensa, por lo que utiliza el sudor para enfriarse. El sistema nervioso parasimpático, como principal usuario de acetilcolina, también es capaz de activar las glándulas sudoríparas. Sin embargo, esto es poco común, ya que las conexiones entre el sistema nervioso y las glándulas sudoríparas se realizan principalmente a través del sistema nervioso simpático, a menos que haya algo mal.

Receptores

Estas son las estructuras especializadas que reciben los neurotransmisores e interpretan sus señales. Los receptores se pueden encontrar en las paredes celulares o dentro de las células, donde reciben y procesan los neurotransmisores. Se pueden dividir en receptores adrenérgicos y colinérgicos según el neurotransmisor utilizado para activarlos. Sin embargo, algunos receptores pueden ser activados por ambos tipos de neurotransmisores, provocando diferentes efectos en el cuerpo humano.

Receptores adrenérgicos

Los receptores adrenérgicos son los receptores alfa-1, alfa-2, beta-1 y beta-2. Los receptores alfa son más abundantes que los receptores beta.

Los receptores alfa-1 son excitadores, lo que significa que permiten una acción específica (como la contracción muscular) en el tejido diana. Se diseminan ampliamente por los tejidos del cuerpo. Son receptores de activación, por lo que tienden a provocar secreción y contracción muscular. Causan midriasis y contraen las arteriolas (a excepción de las arteriolas del músculo esquelético), entre otras funciones.

Los receptores alfa-2, al contrario que los alfa-1, son inhibidores. Funcionan evitando una acción, por lo que liberarán la tensión muscular y relajarán los músculos, por ejemplo. Se distribuyen a través de los tejidos diana y las neuronas presinápticas. Actúa inhibiendo su propia liberación en las neuronas presinápticas. De esta forma, el sistema nervioso simpático puede autorregularse.

Todos los receptores beta pueden ser activadores o inhibidores dependiendo de su tejido objetivo, al igual que los receptores muscarínicos. Estos son los principales receptores adrenérgicos del corazón (aunque algunos receptores beta-2 también funcionan allí). Tanto los receptores beta-1 como los beta-2 tienen una actividad habilitadora en el corazón, aumentando su actividad general. Son igualmente activados por la epinefrina y la norepinefrina. Los receptores beta-1 también permiten la secreción de renina, que es una hormona que aumenta la presión arterial.

Los receptores beta-2 son los receptores beta más comunes en los tejidos diana. Pueden ser activadores o inhibidores, pero tienden a ser inhibidores. También responden mejor a la epinefrina que a la norepinefrina.

Receptores colinérgicos

Estos son los receptores nicotínicos y muscarínicos.

Los receptores nicotínicos se encuentran en las neuronas posganglionares de los sistemas nerviosos simpático y parasimpático. Activa estas neuronas, permitiéndoles llevar su información hacia sus órganos diana y provocar una respuesta.

Los receptores muscarínicos se encuentran en los tejidos y órganos diana. Son activadores o inhibidores según el tejido en el que se encuentren. Entonces, activarán la contracción del tejido muscular de las vías respiratorias, provocando broncoconstricción y, por lo tanto, dificultando la respiración. Sin embargo, inhibirán la contracción muscular en el corazón, disminuyendo su fuerza y, por lo tanto, la presión arterial sistólica. Hay cinco tipos de receptores muscarínicos, llamados M-1, M-2, M-3, M-4 y M-5, respectivamente.

Los receptores M-1 trabajan en las glándulas salivales, lo que permite la secreción de saliva. También actúan sobre el estómago activando la liberación de ácido estomacal, ayudando a la digestión. Es un activador.

Los receptores M-2 reducen la frecuencia cardíaca y la fuerza de contracción. Se encuentran en el tejido cardíaco. Este tipo de receptor es un inhibidor.

Los receptores M-3 son activadores. Actúan sobre el tejido muscular de los pulmones, provocando broncoconstricción. También provocan secreciones glandulares, como salivación y ácido estomacal. Aumentan la motilidad intestinal y la peristalsis. También contraen el músculo esfínter del iris, provocando miosis.

M-4 y M-5 no son tan importantes para el sistema nervioso autónomo. Los receptores M-4 facilitan la locomoción, que son los movimientos generales del cuerpo. Los receptores M-5 solo se encuentran en el sistema nervioso central.

Tabla de funciones

Puede ser difícil hacer un seguimiento de todas las diferentes funciones de los sistemas nerviosos simpático y parasimpático, sus neurotransmisores, los receptores y las acciones que realizan sobre cada uno de estos receptores. Aquí hay una tabla que le ayudará a recordar cada uno de estos aspectos.

Tejido	Receptor	Actividad simpática	Actividad parasimpática
Músculo del esfínter del iris	M-3	Ninguna actividad	Miosis
Músculo dilatador del iris	Alfa-1	Midriasis	Ninguna actividad
Músculo ciliar	Beta-2 / M-3	Relajación para la visión lejana	Contracción para visión cercana
Corazón	Beta-1, Beta-2 y	Aumenta la frecuencia cardíaca	Disminuye la frecuencia cardíaca.

	Nicotínico / M-2	Aumenta la fuerza del músculo cardíaco.	Disminuye la fuerza del músculo cardíaco.
Arteriolas cutáneas	Alfa-1	Fuerte contracción	Ninguna actividad
Arteriolas abdominales	Alfa-1	Fuerte contracción	Ninguna actividad
Arteriolas renales	Alfa-1	Fuerte contracción	Ninguna actividad
Arteriolas del músculo esquelético	Alpha-1 y Beta-2	Contracción leve	Ninguna actividad
Vías respiratorias de los pulmones	Beta-2 / M-3	Broncodilatación	Broncoconstricción
Glándulas pulmonares	Alpha 1 y Beta-2 / M-3	Disminuye la secreción de moco.	Aumenta la secreción de moco.
Glándulas sudoríparas	Muscarínico (1-5)	Sudoración generalizada	Sin actividad en circunstancias normales
Glándulas sudoríparas	Alfa 1	Sudoración localizada	Ninguna actividad
Médula suprarrenal	Nicotínico	Aumento de la secreción de epinefrina y norepinefrina.	Ninguna actividad

Glándulas salivales	Alpha-1 y Beta-2 / M-3	Leve secreción de saliva	Alta secreción de saliva.
Motilidad del estómago	Alpha-1 y Beta-2 / M-3	Disminuido	Aumentado
Secreción de ácido por el estómago	M-1 y M-3	Ninguna actividad	Estímulo
Esfínteres de estómago	Alfa-1 / M-3	Contracción	Relajación
Motilidad intestinal	Alpha-1 y Beta-2 / M-3	Disminuido	Aumentado
Secreción intestinal	M-1 y M-3	Ninguna actividad	Estímulo
Esfínteres intestinales	Alfa-1 / M-3	Contracción	Relajación
Pared de la vejiga	Beta-2 / M-3	Relajación	Contracción
Esfínter de vejiga	Beta-2 / M-3	Contracción	Relajación
Riñón	Beta-1	Secreción de renina	Ninguna actividad

El sistema de alarma del cuerpo

El sistema nervioso autónomo trabaja junto con varios sensores ubicados en el cuerpo para realizar un seguimiento de la condición del cuerpo y reaccionar en consecuencia si algo anda mal. El sistema endocrino participa en este sistema regulador, respondiendo a cualquier circunstancia extrema como un intento de preservación de la vida.

Hay una estructura ubicada en los senos carotideos llamada barorreceptor. Los barorreceptores son sensores que detectan la presión arterial baja. Si la presión arterial del cuerpo comienza a disminuir, activarán el sistema nervioso simpático para tratar este problema lo antes posible. Si, por el contrario, la presión arterial comienza a subir, los barorreceptores enviarán una señal de alarma para que el cuerpo pueda reaccionar utilizando el parasimpático (junto con otros sistemas).

Si subimos hacia el encéfalo, encontraremos sitios sensibles a la quimioterapia de oxígeno en el tronco del encéfalo. Estas estructuras sensibles a la quimioterapia funcionan como sensores para detectar una baja saturación de oxígeno en la sangre. Una vez que detectan esto, están programados para reaccionar lo más rápido posible activando el sistema nervioso simpático y asegurando un buen suministro de oxígeno.

Además, una situación crítica activará las alarmas de cualquiera que esté al tanto de lo que está sucediendo. Vivir una situación peligrosa activará instantáneamente el sistema nervioso simpático, asegurando de inmediato un buen suministro de sangre al cerebro, así como a los músculos esqueléticos. Este será el caso de cualquier paciente consciente con una herida de bala. Sin embargo, el estrés mental no es necesario para activar el sistema nervioso simpático.

Un paciente inconsciente seguirá beneficiándose de los recursos del sistema nervioso simpático gracias a estos sensores naturales, así como de otros signos naturales de alarma, como el dolor físico.

Frecuencia cardíaca y arritmia

El corazón humano es capaz de latir por sí solo. Si se separa del cuerpo, seguirá latiendo hasta que empiece a fallar y se detenga. Esto se debe a pequeñas masas de tejido especializado capaces de generar corrientes eléctricas por sí mismas y estimular la contracción de los músculos del corazón. Estas pequeñas masas se denominan nódulos cardíacos. Hay cuatro nodos cardíacos diferentes, y cada uno de ellos es capaz de producir sus propios estímulos rítmicos por sí mismos. Cada uno de estos nodos tiene su propia frecuencia de estímulos eléctricos por minuto; como todos están conectados, el más rápido suele encargarse de producir latidos llevando sus estímulos eléctricos hacia los demás. Estos nodos son:

- El nódulo sinoauricular, ubicado en la parte superior de la aurícula derecha y conectado al nódulo auriculoventricular.

- El nódulo auriculoventricular, ubicado entre las aurículas y conectado con el nódulo sinoauricular.

- El haz auriculoventricular, ubicado entre los dos ventrículos y conectado con el nodo auriculoventricular.

- Las fibras de Purkinje, ubicadas en las paredes externas de los ventrículos y conectadas con el haz auriculoventricular.

El nódulo sinoauricular se conoce como marcapasos del corazón porque generalmente está a cargo de las contracciones del corazón.

Tiene una tasa de estímulos de alrededor de 60 a 100 estímulos por minuto, teniendo la tasa más alta por minuto. Este nodo transporta los estímulos eléctricos hacia los nodos posteriores, provocando la contracción de los músculos del corazón y, por tanto, un latido. Estos estímulos suelen ser regulares y simétricos. Los nodos no pulsan de forma errática; en cambio, los latidos del corazón son rítmicos y simétricos porque los nodos funcionan de la misma manera. El sistema nervioso autónomo acelera y desacelera los latidos del corazón al influir directamente en la actividad de estos nodos.

Esta es la forma en que funciona el componente eléctrico del corazón en circunstancias normales. Sin embargo, existen ciertas afecciones, como una lesión cardíaca y el uso de medicamentos que podrían alterar el funcionamiento de los ganglios. Cuando el nódulo sinoauricular no puede generar pulsos efectivos, el siguiente nódulo se hace cargo de la actividad del corazón. Eso significa que el nodo auriculoventricular asume la dirección de los latidos del corazón; si falla, el haz auriculoventricular se hace cargo, y así sucesivamente. Dado que cada uno de estos ganglios tiene una frecuencia más lenta que el anterior, el corazón comienza a latir más lento, lo que provoca bradicardia. Además, cuando un nódulo deja de latir rítmicamente, el corazón comienza a latir de forma errática (o, en casos graves, no late en absoluto). Tanto la taquicardia como la bradicardia y los latidos cardíacos irregulares entran en la definición de arritmia, y es una afección grave que debe ser tratada y tratada por médicos especializados. Una arritmia en la que los estímulos están regidos por los nódulos sinoauriculares o auriculoventriculares se denomina arritmia supraventricular, y si está regida por el haz auriculoventricular de las fibras de Purkinje, es arritmia ventricular.

Hay otra condición relevante en la que ninguno de los nodos creará estímulos eléctricos. El corazón carecerá de actividad eléctrica y, por lo tanto, no habrá latidos. Esto se llama asistolia y es una situación potencialmente mortal que le quitará la vida al paciente si no se trata de inmediato.

Las arritmias y la asistolia no se pueden identificar sin un electrocardiograma (o EKG). Los electrocardiogramas son pruebas que miden la actividad eléctrica del corazón. Si los ganglios siguen funcionando, el EKG detectará y medirá su actividad incluso si el corazón ya no late. Se necesita un electrocardiograma para identificar si la arritmia es supraventricular o ventricular y si es una taquiarritmia (taquicardia) o bradiarritmia (bradicardia).

La relevancia de este conocimiento es que algunos medicamentos no se pueden suministrar a alguien que sufre de arritmia. Los medicamentos como la atropina empeoran algunas arritmias, por lo que no se pueden administrar a una persona con este tipo de afección. Ésta es la razón por la que la administración de medicamentos es un asunto tan delicado y está restringido a los médicos.

Usando este conocimiento

Los médicos deben comprender el sistema nervioso autónomo, los neurotransmisores, los receptores y sus funciones para tratar una amplia gama de afecciones. Sin embargo, este conocimiento también es vital para los paramédicos y otros profesionales de la salud críticos que necesitan practicar la reanimación cardiopulmonar. Como veremos en el capítulo seis, existen fármacos que utilizan los profesionales durante el proceso de reanimación cardiopulmonar. Estos medicamentos activan el sistema nervioso simpático o inhiben el sistema nervioso parasimpático, por lo que es importante comprender qué hacen estos sistemas antes de intentar usarlos. El uso de estos medicamentos está legalmente reservado para médicos y profesionales de la salud en la mayoría de los países. Sin embargo, en una situación de vida o muerte donde no hay otro recurso disponible que usar uno de estos medicamentos; saber cómo administrarlos puede salvar una vida.

Capítulo 4

Heridas de bala

No todas las armas de fuego usan las mismas balas o causan el mismo daño. Las balas suelen provocar heridas penetrantes, pero las consecuencias de estas heridas pueden ser muy diferentes según el lugar del impacto, la proximidad, el tipo de arma de fuego y el tipo de bala. Un paramédico capacitado sabe cómo identificar una herida de bala en cuestión de segundos, información invaluable que debe recopilarse antes de intentar curar la herida de bala y salvar una vida.

Heridas penetrantes y perforantes

Las heridas penetrantes de bala son heridas con un punto de entrada, pero sin un punto de salida. Las heridas de bala perforantes, por otro lado, tienen heridas tanto de entrada como de salida. En el caso de heridas de bala penetrantes, es necesario extraer la bala o fragmentos de bala del cuerpo del paciente para poder tratarla. Esto puede resultar muy difícil, especialmente sin el equipo y la formación quirúrgica adecuados. Además, siempre que esté lidiando con una herida de bala, si no puede ver las heridas de entrada y salida, no puede estar seguro de la trayectoria de la bala. Si la bala golpea un hueso, puede rebotar y cambiar de dirección. Las heridas de bala perforantes, por otro lado, nunca tienen este problema. Sin embargo, la trayectoria más grande a través del cuerpo aumenta el riesgo de tejido dañado.

Identificar la distancia

La distancia entre la boca de la pistola (el extremo del cañón de la pistola) y la persona lesionada cambia el daño y el posible resultado. Las distancias más cercanas entrarán en el cuerpo con más fuerza. Esto significa que es más probable que los órganos y estructuras alrededor de la trayectoria de la bala se dañen cuanto más cerca esté la distancia entre la herida y el hocico; esto es especialmente cierto alrededor de la herida de entrada. Por otro lado, entrar con más fuerza a través del cuerpo hará que sea menos probable que la bala rebote si encuentra resistencia. Por lo tanto, si una bala encuentra un hueso en su trayectoria, es más probable que se rompa y se mantenga en el rumbo que rebotar en una dirección diferente si la boca del cañón estaba cerca de la persona lesionada. Ninguna de estas circunstancias es positiva para el resultado del paciente, pero la posibilidad de rebotar no es demasiado alta, mientras que el daño de un disparo a corta distancia siempre es motivo de preocupación. Esto significa que los pacientes con heridas de bala a larga distancia tienen más posibilidades de recuperarse. La identificación de estas lesiones se realiza examinando la herida de entrada.

Contacto

Las heridas por arma de fuego de contacto son aquellas en las que el atacante hundió la boca del arma en la carne del paciente antes de apretar el gatillo. Hay dos formas posibles de identificar estas heridas.

Si la herida de contacto ocurrió en cualquier lugar que no sea el cráneo, la herida será perfectamente redonda y tendrá un margen de piel chamuscado y ennegrecido. Este margen ennegrecido y chamuscado ocurre por el contacto de la piel con el polvo y la explosión.

Una herida de bala de contacto en el cráneo se comportará de manera diferente porque la piel se estira y cubre el cráneo con fuerza. Hay tres formas diferentes en las que pueden aparecer estas heridas. La herida podría ser como la anterior, redonda con márgenes ennegrecidos y chamuscados. Puede ser una forma de estrella, lo que ocurre cuando el gas en expansión del disparo diseca y rasga la piel. La tercera forma en que puede aparecer es como una herida redonda con una huella en el hocico; esta es una herida de bala que parece el orificio de salida del cañón de la pistola. En esta última situación, la piel se presiona contra la pistola debido a la expansión del gas.

Contacto cercano

Estas son heridas de bala que ocurren en circunstancias muy similares a las heridas de bala de contacto, pero el hocico no toca la piel del paciente. El hocico, en este caso, está a menos de un centímetro de la piel del paciente, por lo que el arma de fuego aún se mantiene lo suficientemente cerca como para causar un daño interno muy similar al de la herida de contacto. Cerca del contacto, las heridas se identifican como heridas circulares con bordes chamuscados y ennegrecidos en la piel, solo más anchos que las heridas por contacto.

Intermedio

Las heridas intermedias o de corto alcance son las que están lo suficientemente cerca como para dejar un "tatuaje de polvo" oscuro alrededor de la herida de entrada. Estas heridas de bala ocurren lo suficientemente cerca como para que la pólvora que sale del cañón del arma esté lo suficientemente cerca como para llegar a la piel. Dependiendo del arma de fuego, estas heridas pueden ser causadas por una distancia de pulgadas, hasta unos pocos pies. Estas heridas se identifican porque no causan laceraciones ni huellas en el hocico, sino principalmente por el "tatuaje de polvo" oscuro o el punteado de polvo. Es importante señalar que esta área de punteado de polvo no es un área quemada. Simplemente está cubierto de polvo.

Distante

Las heridas distantes están lo suficientemente lejos de la piel del paciente para que no dejen un punteado de polvo. Son heridas de bala redondas con un anillo de abrasión y márgenes afilados. El anillo de abrasión, a diferencia de la herida de contacto, no está ennegrecido. Además, no hay huellas ni laceraciones en el hocico. Una herida de bala distante también tiende a ser más pequeña, siendo tan ancha como la bala.

La trayectoria de la bala

La mayor parte del daño causado por una herida de bala ocurre durante la trayectoria de la bala. Cuanto mayor sea la deformación del cuerpo humano, mayor será el daño causado por la bala. Además, cuanta más energía cinética transporta la bala, más fuerte es la deformación, por lo que podemos decir que la energía cinética es un factor determinante en el daño de la bala. Ya hemos hablado de la proximidad de la bala al paciente como un factor que altera la deformación provocada por la bala. Ahora hablaremos de otros dos aspectos relevantes: la velocidad y la forma de la bala.

Velocidad de la bala

Aquí es donde entra en juego el tipo de arma. Todas las balas son rápidas, pero el disparo de una pistola es mucho más lento que el de un rifle de asalto. Más velocidad significa más energía cinética, por lo que una bala disparada por un rifle de asalto hace más daño que una bala disparada por una pistola, por ejemplo.

La forma de la bala

Hay una diferencia en la capacidad de deformación entre una bala de punta hueca, una bala plana y una bala con cubierta metálica completa. Las balas con cubierta metálica completa no tienen tanta capacidad de deformación como las otras dos. En cambio, están diseñados para deslizarse fácilmente a través del cuerpo, provocar una herida perforante y rebotar fácilmente. Las balas de punta hueca, en cambio, tienen una alta capacidad de deformación, pero no viajan tanto. Entonces estas balas no tienen una trayectoria larga; sin embargo, suelen hacer más daño en su área de efecto limitada. Las balas planas se encuentran entre las balas de punta hueca y las balas de cubierta de metal completo.

Heridas de salida

Identificar las heridas de salida y diferenciarlas de las heridas de entrada no es difícil; Hay un par de cualidades que se aplican generalmente para salir de heridas.

- A la bala le resulta más difícil salir del cuerpo del paciente que atravesar la piel. Esto se debe a que puede tropezar durante su trayectoria a través del cuerpo del paciente, también, porque puede deformarse debido a un impacto. Esto se reflejará en una herida de salida más irregular que la herida de entrada.

- La fragmentación de la bala puede dividirla en proyectiles más pequeños, creando heridas de salida más pequeñas alrededor de la herida de salida principal.

- Las heridas de salida no tienen huellas en el hocico, ennegrecimiento de los bordes de la piel ni punteado en polvo.

- A veces, el paciente tiene una herida de salida "apuntalada". Esto sucede cuando la bala impacta en algo justo cuando sale del cuerpo del paciente; la piel tocaba algo más cuando la bala la atravesó. Las heridas de salida apuntaladas generalmente son causadas por materiales duros como paredes. Estas heridas de salida pueden ser similares a las heridas de entrada distantes porque también tienen un área de abrasión. Sin embargo, serán más irregulares que la herida de entrada, mucho más pequeños que una herida de entrada de corto alcance y no tendrá punteado de polvo.

Casos especiales

Dos situaciones particulares no suelen encajar con el resto de las heridas por arma de fuego.

Heridas de ojo de cerradura

Son heridas de bala donde la herida de entrada es la misma que la herida de salida. Esto solo puede suceder cuando la bala golpea el cráneo en un ángulo poco profundo. La bala nunca entra realmente en el cráneo, por lo que no llega al cerebro. Sin embargo, la bala golpea el cráneo con la fuerza suficiente para enviar un trozo de hueso al cráneo, lo que puede poner en peligro la vida.

Heridas de escopeta

Las escopetas disparan balas que contienen una gran cantidad de pequeños perdigones. Después de que la bala sale del cañón de la escopeta, los perdigones salen disparados de la bala y se esparcen hacia su objetivo. Esto significa que cuanto más lejos estén estas balas del paciente, más ancha será el área afectada. Una herida de escopeta al contacto produce una sola herida en la entrada, pero una herida extendida y de salida irregular. Las heridas de escopeta a corta distancia se extienden más a medida que aumenta el alcance. Estas heridas de entrada pueden ir desde una herida redonda central con varias heridas circulares más pequeñas a su alrededor hasta un mayor número de orificios individuales con una herida de entrada desactivada en el centro.

Las heridas de escopeta son muy peligrosas a corta distancia por su gran capacidad de deformación; sin embargo, se vuelven menos peligrosos a medida que aumenta el alcance. Estos, sin embargo, son mucho más difíciles de tratar sin equipo especializado y personal capacitado.

Evaluación y tratamiento

Es necesaria una evaluación rápida de las heridas de bala para predecir el posible daño al paciente y establecer un plan de tratamiento. Al comprender la anatomía básica, el médico sabe qué estructuras puede dañar la bala. Además, el conocimiento básico de la balística le indicará al médico la posible extensión del daño, así como la posibilidad de que la bala cambie de dirección radicalmente dentro del cuerpo del paciente. Es necesario comprender esto antes de intentar curar las heridas de bala del paciente.

Capítulo 5

Reanimación cardiopulmonar

Algunos pacientes se encuentran en condiciones más graves que otros. Dependiendo de cuánto tiempo lleve tratarlos, cuánta sangre pierdan durante el transporte o muchos otros factores diferentes, la respiración de un paciente podría detenerse, o peor aún, su respiración y sus latidos cardíacos. Estos pacientes están pasando por un paro cardiopulmonar, están en peligro inmediato y requieren reanimación cardiopulmonar lo antes posible.

La reanimación cardiopulmonar (o CPR) es una técnica que salva vidas. Se utiliza para el paro cardiopulmonar, ahogamiento de pacientes e incluso infartos. Cuando el corazón se detiene, una persona puede morir en ocho o diez minutos debido a la falta de sangre oxigenada en el cerebro. La idea es que, si el corazón no puede latir por sí solo, el paramédico debe ayudar al corazón a bombear mecánicamente hasta que los pacientes dispongan de métodos y tratamientos más avanzados, o hasta que un profesional declare la muerte clínica.

Siga el DRS

Hay un par de pasos sencillos que debe seguir antes de practicar la RCP en un paciente. Esto es especialmente relevante para situaciones en las que encuentra al paciente tirado en el suelo y cree que necesita RCP. Debe evaluar la situación general, comprobar si el paciente está consciente o no y pedir ayuda.

Peligro

D es de peligro en el sistema DRS. Lo primero que usted, o cualquier paramédico, debe hacer tan pronto como llegue a la escena es verificar si existe algún peligro para usted o el paciente. Si el paciente traumatizado se encuentra cerca de un accidente automovilístico, en medio de una carretera, cerca de un incendio forestal o en cualquier otra circunstancia extrema, sacarlo del peligro es antes que nada.

Respuesta

Evalúe el estado del paciente hablando con él. Este es un excelente momento para evaluar la Escala de coma de Glasgow (más detalles en el capítulo siete). Al medir la escala de coma de Glasgow, tendrá una idea clara del estado mental del paciente y si puede haber una lesión cerebral o no.

Grito por ayuda

Busque ayuda de quienes lo rodean y asegúrese de que la ayuda profesional esté en camino. Ya que usted se hará cargo de realizar la RCP, pídale a otra persona que llame a una ambulancia. Si la RCP no es suficiente para reiniciar los latidos del corazón del paciente, debe realizar la RCP hasta que llegue la ayuda profesional. Debe asegurarse de que eso suceda lo antes posible. Hay un dispositivo especial llamado desfibrilador externo automático (o DEA). Estos dispositivos entregan corrientes eléctricas a pacientes con paro cardiorrespiratorio, con el objetivo de restaurar los latidos del corazón. Vienen con instrucciones y no necesitan ningún entrenamiento especial para usarlas. Los comercios y negocios más grandes suelen tener uno de esos disponibles, por lo que si hay uno cerca de usted, debe pedirle a otra persona que lo busque y lo obtenga lo antes posible.

Siga el CAB

Una vez que haya cubierto el DRS, es hora de comenzar la reanimación cardiopulmonar.

Compresiones

Este es el primer paso de la RCP. El médico se arrodilla junto al paciente y empuja su esternón hacia abajo para ayudar a que su corazón respire mecánicamente y restablezca el flujo sanguíneo.

- En primer lugar, se debe colocar al paciente sobre una superficie plana. Si el paciente está acostado sobre una cama, un sofá o cualquier otra cosa que pueda recuperarse durante las compresiones, estas no serán tan efectivas ni obtendrán el efecto necesario.

- En segundo lugar, el paramédico debe ponerse cómodo de rodillas junto al paciente. Si es diestro, debe arrodillarse al lado derecho del paciente y permanecer lo más cerca posible.

Si es zurdo, debe arrodillarse al lado izquierdo del paciente. En cualquier caso, el médico debe acercarse lo más posible al pecho y la cabeza del paciente.

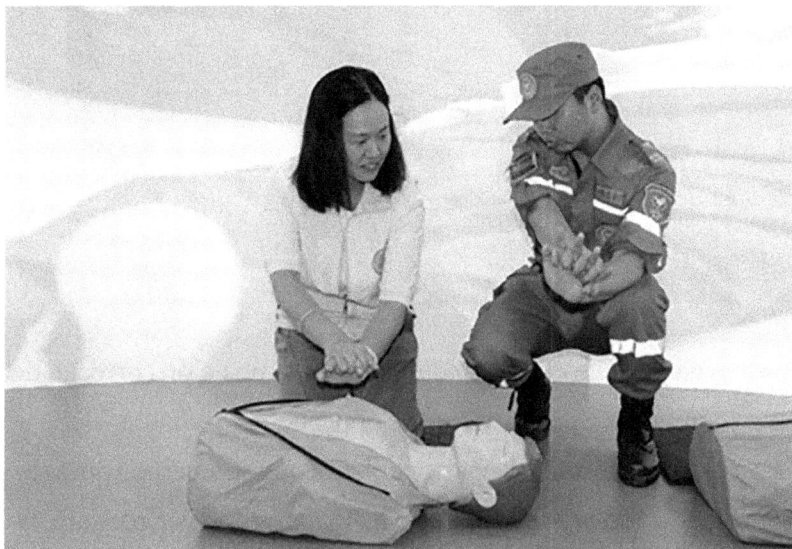

- A continuación, el médico debe colocar el talón de una de sus manos sobre el esternón del paciente aproximadamente a la altura de sus pezones. La otra mano debe colocarse sobre la primera, y luego el médico debe inclinarse hacia adelante sobre el paciente hasta que sus hombros estén alineados con sus manos.

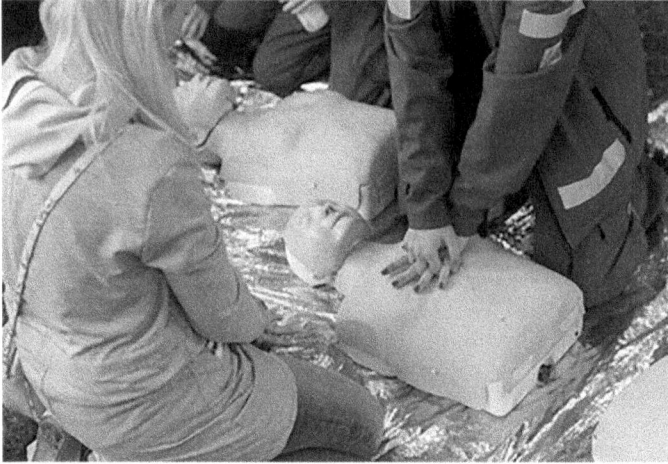

- Una vez que el paramédico esté en la posición correcta, debe comenzar a presionar sobre el pecho del paciente. Debe usar el peso de toda la parte superior de su cuerpo, no solo la fuerza de sus brazos, o de lo contrario se cansará muy rápidamente. Las compresiones deben realizarse a un ritmo constante y deben realizarse entre 100 y 120 por minuto, por lo que es una buena idea tener un cronómetro para ayudar al médico a mantener el ritmo. Además, el esternón debe presionarse hacia abajo al menos dos pulgadas (alrededor de cinco centímetros), pero no más de 2.4 pulgadas (aproximadamente seis centímetros).

- Cuente hasta que haya realizado treinta compresiones y continúe con el siguiente paso. La American Heart Association recomienda seguir con las compresiones torácicas si no está capacitado en RCP. Por lo tanto, es muy recomendable practicar los siguientes pasos a fondo para asegurarse de que los está haciendo correctamente.

Vías respiratorias

Las compresiones están destinadas a reemplazar los latidos naturales del corazón, pero ese no es el único problema. Si el corazón se ha detenido, el paciente tampoco está respirando, por lo que también debemos reponer los pulmones para permitir que el paciente sobreviva. Pero primero, las vías respiratorias deben colocarse de manera que favorezcan la respiración y el flujo de aire; esto se hace con la maniobra de inclinación de cabeza y elevación de mentón. Primero, debe colocar su mano sobre la frente del paciente y empujarla con cuidado hacia atrás; luego, colocará la otra mano debajo de la barbilla del paciente y la levantará suavemente hacia adelante. La idea es enderezar la faringe, la laringe y la tráquea para facilitar el flujo de aire; sin embargo, esto debe hacerse con cuidado porque no desea mover demasiado el cuello de un paciente traumatizado, en caso de que haya una lesión en las vértebras cervicales.

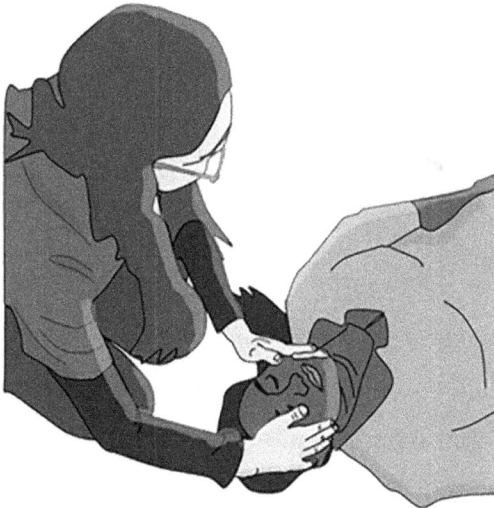

Respiración

Una vez que se abren las vías respiratorias, el paciente está listo para recibir respiración boca a boca o boca a nariz. El boca a boca es el método preferido, pero si la boca del paciente está lesionada o no puede abrirse, el médico debe usar el boca a nariz.

- El médico debe cerrar las fosas nasales del paciente apretando su nariz con los dedos antes de proporcionar la respiración de rescate. Luego, debe tomar aire y cubrir la boca del paciente con la suya, haciendo un sello.

- El médico deja que el aire entre en la boca del paciente durante un segundo, que es la primera respiración de rescate. Comprueba si el pecho del paciente se eleva. Si sube, significa que el aire entra en sus pulmones; sin embargo, si el tórax del paciente no se eleva, el médico debe aplicar la maniobra de inclinación de cabeza y elevación de mentón una vez más y hacerlo una vez más. Si el abdomen es el que se eleva en lugar del pecho, entonces probablemente el aire corre por la faringe, el esófago y luego el estómago. Esto significa que el médico está soplando demasiado fuerte. Soplar aire en el esófago puede provocar una perforación del estómago, que es una complicación peligrosa de la RCP.

- Una vez que el médico proporciona las dos respiraciones de rescate, debe volver a las compresiones torácicas. Un ciclo de RCP se compone de treinta compresiones torácicas y dos respiraciones de rescate.

- Si alguna vez hay disponible un desfibrilador externo automático, todo lo que el médico debe hacer es seguir las instrucciones del dispositivo. El DEA proporcionará una descarga; luego, el médico debe restaurar la RCP durante dos minutos más hasta que el DEA proporcione una segunda descarga. Si las instrucciones no son claras, cualquier operador del 911 podrá proporcionar instrucciones en tiempo real a través del teléfono hasta que lleguen los paramédicos profesionales o el paciente sea transportado a un centro de salud. La función principal del DEA es restaurar la actividad eléctrica del corazón a la normalidad, especialmente las fibrilaciones. Se trata de un tipo particular de taquiarritmia tan rápida que no permite que el corazón lata. También proporcionan una lectura de EKG con un diagnóstico automático; de esta manera, el médico es capaz de saber qué está sucediendo con la actividad eléctrica del corazón y si hay una arritmia o una falta de estímulos eléctricos (asistolia), sin saber cómo leer un electrocardiograma.

- Si no hay un DEA disponible, el médico debe continuar con el ciclo de RCP hasta que haya ayuda profesional lista para hacerse cargo del tratamiento del paciente o el paciente comience a respirar nuevamente.

El valor del trabajo en equipo

Si usted es el único disponible cerca de una persona que necesita RCP, no hay forma de evitarlo. Sin embargo, lo más probable es que haya al menos alguien más cerca, y esto puede facilitar las cosas. Además de pedirle a otra persona que se encargue de todo lo demás mientras está atascado con los ciclos de RCP, también puede pedir ayuda con la RCP en sí. Si hay otra persona entrenada en RCP, la mejor manera de trabajar juntos es que uno de ustedes haga las compresiones y el otro la respiración. Quien esté haciendo las compresiones también puede hacer la maniobra de inclinación de la cabeza y elevación del mentón, y mantener la cabeza en esa posición, para que el otro tenga un trabajo más fácil. Ambos también pueden cambiar de posición si el que realiza las compresiones se cansa.

Respiración CPR

Si el corazón del paciente late, pero todavía no respira, el paciente no necesitará las compresiones, pero sí necesitará ayuda para respirar para mantenerse con vida. El médico debe abrir las vías respiratorias mediante la maniobra de inclinación de la cabeza y elevación de la barbilla, y luego seguirá los pasos para que el paciente respire boca a boca o boca a nariz. El médico debe administrar una respiración boca a boca cada cinco o seis segundos para mantener vivo al paciente hasta que comience a respirar de nuevo o llegue más ayuda.

Pacientes heridos por bala

Hay muchas otras cosas que debemos hacer con los pacientes que han sufrido una herida de bala. Se debe detener el sangrado, evaluar las lesiones y las condiciones, y el paciente debe mantenerse con vida por cualquier medio disponible hasta que se disponga de transporte a un centro de salud adecuado. Si está tratando a un paciente con una herida de bala y sufre un paro cardiorrespiratorio, se debe priorizar la restauración de los latidos del corazón del paciente sobre todo lo demás. Esto no significa que deba detener la compresión que está usando para detener el sangrado. En estos casos, debe utilizar la ayuda de cualquier otra persona disponible para mantener la presión sobre la herida de bala mientras realiza la RCP. Sin embargo, si está solo, la reanimación cardiopulmonar es más importante para salvar la vida del paciente y debe practicarse por todos los medios.

La técnica de reanimación cardiopulmonar te será útil en otras situaciones. Una vez que comprenda cómo hacer esto, su ayuda no se limita a los pacientes con bala, sino a los pacientes ahogados y a los que sufren ataques cardíacos. Siga los pasos, practíquelos en casa y sabrá cómo salvar una vida o al menos mantenerla hasta que haya un tratamiento más especializado en camino.

Nota: Si se encuentra en una situación médica de emergencia o que pone en peligro su vida, busque asistencia médica de inmediato.

Capítulo 6

Vendajes y transporte

La mayoría de las muertes por heridas de bala se deben a hemorragias masivas. La siguiente causa es un neumotórax a tensión causado por heridas penetrantes en el pecho. Aprender sobre los vendajes y cómo usarlos correctamente es la única forma de tratar estas condiciones en un escenario de emergencia. Además, antes de que cualquier paciente esté listo para ser trasladado a un centro de salud, debe ser inmovilizado. Los paramédicos profesionales se encargarán de esto una vez que lleguen al lugar. Sin embargo, si es usted quien debe transportar al paciente, debe aprender sobre las inmovilizaciones.

Tipos de vendajes por material

El primer paso para aprender a usar un vendaje es saber para qué sirven los diferentes vendajes.

Vendajes de gasa

Estos son los tipos de vendajes más comunes y también los más utilizados. Están hechos de una tela tejida, y están esterilizados y empaquetados para usarlos más tarde. Estos son los vendajes que usamos para presionar las heridas sangrantes. También se utilizan para limpiar heridas y desinfectar la piel antes y después de aplicar inyecciones. Son limpias, fáciles de manipular y tienen una gran capacidad para absorber líquidos.

Vendajes de compresión

Son los vendajes que se utilizan para aplicar presión, inmovilizar al paciente, mejorar la circulación y hacer torniquetes improvisados. Son más fuertes que las gasas, pero no tienen la misma capacidad para absorber líquidos, por lo que no son aptas para absorber el sangrado. Sin embargo, tienen muchos otros usos. Si no tiene a mano un vendaje especializado para inmovilizaciones, estos son los vendajes que debe usar para preparar al paciente para el transporte.

Vendajes triangulares

Estos son vendajes especializados que se utilizan para inmovilizaciones en los brazos, antebrazos y hombros. Son fuertes vendajes con forma de triángulo rectángulo; la punta de este ángulo se llama vértice del vendaje. Su forma y resistencia los hacen cómodos para una férula, así como para otros usos.

Vendajes de tubo

Como su nombre lo indica, se trata de vendajes elásticos con forma de tubo. Están fabricados así para que podamos apretarlos alrededor de las extremidades, incluso los dedos; de esta manera, podemos sostener objetos hacia las extremidades del paciente para mantener la estabilidad, como férulas. Facilitan mucho el proceso de inmovilización.

Vendajes especializados

En el tratamiento y manejo de heridas por arma de fuego, existen dos tipos de vendajes que merecen una mención especial. Estos son sellos de pecho y gasas de combate. Las gasas de combate funcionan como las gasas normales, con la diferencia de que están cubiertas con agentes químicos que mejoran la formación de coágulos y ayudan a detener el sangrado. Los sellos de pecho también son similares a las gasas en la forma en que se usan directamente sobre la herida, pero son más duros y resistentes. Los sellos de pecho son más sólidos porque se utilizan para cubrir heridas penetrantes en el pecho, evitando que el aire entre en la cavidad pleural. Uno de los bordes de un sello de tórax suele ser una válvula de aleteo para permitir que salga el aire.

Aplicación de vendajes

Una vez que haya aprendido sobre los tipos de vendajes y para qué se usan, es importante comprender cómo usarlos.

Presión de la herida

Este es el primer paso para detener el sangrado. El médico usa vendajes de gasa para ejercer presión sobre la herida sangrante. La presión debe ser lo suficientemente fuerte como para detener el sangrado, por lo que se recomienda usar las palmas de las manos en lugar de las yemas de los dedos para presionar la gasa hacia el sangrado. Es posible que las heridas pequeñas con sangrado leve solo necesiten presión, pero las heridas más grandes necesitarán otras medidas según su ubicación.

Embalaje de heridas

Esta es una técnica que se usa para detener grandes heridas sangrantes. El médico rellena la herida con vendajes de gasa y los cubre para sellar. Esto mejora la formación de coágulos, deteniendo el sangrado de inmediato. Aquí es exactamente donde los médicos con un conocimiento básico de anatomía obtienen sus conocimientos para practicar. Al estudiar el tipo de sangrado y la ubicación de la herida, tienen una idea del vaso sanguíneo roto y la dirección a la que deben apuntar los vendajes de gasa. Las heridas con hemorragia arterial necesitan que las gasas apunten en una dirección proximal ya que de ahí proviene la sangre de las arterias. Por el contrario, una herida sangrante venosa necesita gasas para apuntar en la dirección opuesta ya que de ahí proviene la sangre de la vena. Además, el conocimiento del tipo de bala, arma de fuego y la distancia del disparo le indicará al médico el daño esperado alrededor de la herida, así como la dirección que debe cubrir con los vendajes de gasa si encuentra una herida de salida. La ubicación de los vasos sanguíneos grandes que podrían haber sido dañados por la bala le indica al médico hacia dónde apuntar los vendajes de gasa.

Las primeras gasas se van a empapar completamente de sangre. Esto es normal y es lo que estamos buscando. No puede sacar estas gasas de la herida, o de lo contrario se detendrá el proceso de formación de coágulos y el sangrado comenzará nuevamente. Todo lo que necesita hacer es colocar un vendaje de gasa directamente en el vaso herido. Una vez colocadas las primeras gasas, el resto de la herida debe empaquetarse y cubrirse con ellas. Una vez hecho esto, el médico debe aplicar presión durante al menos tres minutos. El empaque de la herida se termina uniendo los vendajes hacia la herida con un vendaje de compresión. En ocasiones se puede colocar una férula con el vendaje de compresión para evitar que el empaque se deshaga durante el transporte del paciente.

Torniquetes

Los torniquetes son vendajes fuertes diseñados para atarse alrededor de una extremidad y para detener el flujo de sangre hacia ella por completo. Dado que son muy restrictivos y no permiten que la sangre llegue a la extremidad, son el *último recurso en el tratamiento de una herida sangrante incontrolable* . Siempre que la presión y el empaque de la herida sean suficientes para detener el sangrado, NO use un torniquete.

La privación de sangre puede ser letal para los tejidos y, si un tejido pasa demasiado tiempo sin recibir sangre, se puede superar la necrosis. Además de esto, los torniquetes solo son aptos para aplicarse en las extremidades. No puede dejar de sangrar por el cuello o el torso con un torniquete.

La ubicación del torniquete también es extremadamente importante. Los torniquetes deben colocarse al menos dos pulgadas por encima de la herida. Para detener el sangrado, necesitamos cortar el flujo sanguíneo de la arteria. Esto también es cierto para el sangrado venoso porque las venas suelen ser más profundas que las arterias, por lo que es muy difícil detener el sangrado venoso con un torniquete. Además, los torniquetes no deben colocarse sobre las articulaciones. Si el sangrado está justo debajo del codo o la muñeca, el torniquete debe estar por encima de esas articulaciones y nunca directamente sobre ellas.

Hay muchos torniquetes comerciales diferentes y debe tener al menos uno de ellos disponible en su botiquín de primeros auxilios. Estos funcionan mejor y son muy recomendables para cualquier emergencia. Algunos torniquetes tienen bombas de inflado, al igual que el esfigmomanómetro, y las utilizan para detener el sangrado. Otros torniquetes son solo un cinturón con una correa para minimizar la fuerza requerida para apretarlos alrededor de las extremidades. Sin embargo, si no tiene un torniquete comercial a mano, tendrá que usar un torniquete improvisado. Vendas de compresión, telas, cinturones e incluso toallas se pueden usar como torniquete si eso es lo que tienes disponible en este momento. Coloque el material de tela alrededor de la extremidad, átelo con un simple nudo cuadrado (el primero que use en los cordones de los zapatos antes de terminarlo) y apriételo con fuerza. Si no eres lo suficientemente fuerte para detener el sangrado, o si no puedes atar el torniquete de manera que deje de depender de tu fuerza para permanecer en su lugar, puedes usar un palo para ayudarte con el torniquete. Estos palos pueden estar hechos de madera, tubos de metal, incluso tubos de plástico si eso es lo que tienes a mano. El único requisito es que sean resistentes y tengan el tamaño adecuado. Una vez que encuentres un palo, debes colocarlo sobre el nudo cuadrado del torniquete y hacer un segundo nudo alrededor. Luego, debes comenzar a girar el palo en el sentido de las agujas del reloj para apretar el torniquete con más fuerza alrededor de la extremidad.

Es importante señalar que los torniquetes son extremadamente dolorosos e incómodos. Si se aplica correctamente, un paciente consciente podría incluso pedir su eliminación. Sin embargo, esta es exactamente la forma en que se debe aplicar un torniquete; no funciona a menos que detenga el sangrado correctamente. Los torniquetes son soluciones temporales porque si se dejan demasiado tiempo sobre la extremidad, dañarán el tejido debajo de ella. Sin embargo, si todo lo demás falla, es mejor perder una pierna que perder una vida.

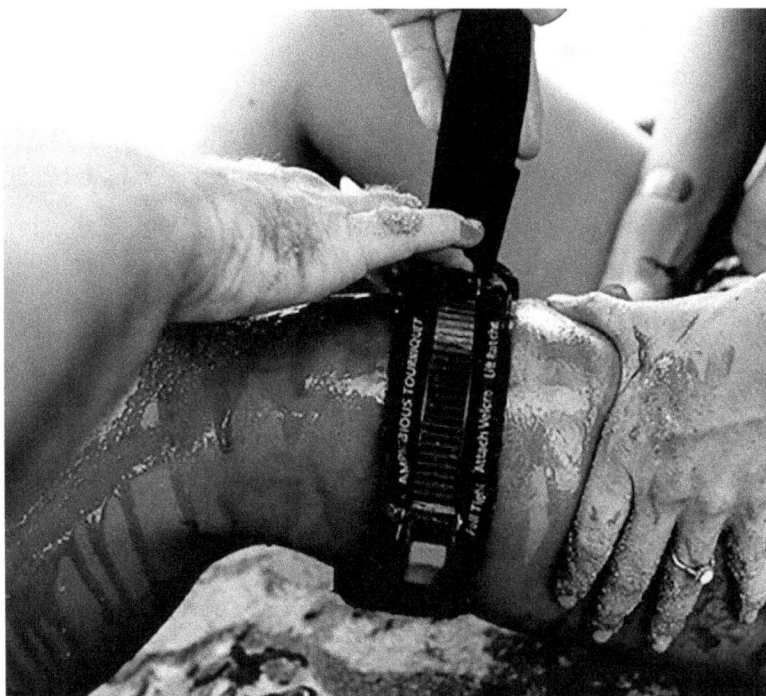

Reglas para inmovilizaciones

Cuando sospechamos una fractura, no podemos permitir que el paciente sea transportado sin una inmovilización adecuada, o de lo contrario existe un alto riesgo de que la fractura empeore. Los huesos involucrados pueden crecer más entre sí, lo que dificulta el tratamiento y la recuperación de la fractura, y los fragmentos de hueso pueden dañar el tejido circundante. Además, cualquier paciente traumatizado que pueda haber recibido un golpe en la cabeza o el cuello debe inmovilizar su cuello. Las vértebras cervicales son muy débiles y las lesiones de la médula espinal son muy peligrosas, especialmente en esa zona (más detalles en el capítulo dos). Por lo tanto, la aplicación de una inmovilización del cuello es estándar para los pacientes traumatizados. Hay tres reglas principales para aplicar correctamente cualquier técnica de inmovilización.

Busque estabilidad

La primera regla es que la inmovilización debe realizarse con algo fuerte para mantener estable el segmento anatómico afectado. Aquí es donde entran en juego las férulas y los collares cervicales. Hay muchas férulas comerciales destinadas a inmovilizar posibles fracturas, como fracturas de radio y cúbito, fracturas de húmero, fracturas de fémur, etc. Algunas de estas férulas comerciales tienen sus propios cinturones y correas para sujetarlas contra el hueso fracturado. Otras férulas necesitan la ayuda de otro tipo de soporte, como un vendaje de compresión o un vendaje de tubo, para atar alrededor de la extremidad afectada. Si no tiene una férula comercial, puede usar cualquier cosa adecuada como férula improvisada que tenga a mano. Puedes usar palos, tablas, zapatos, incluso cartón si es lo suficientemente resistente y encuentras una gran cantidad. Las férulas improvisadas deben adaptarse a la forma anatómica del segmento del cuerpo afectado lo más firmemente posible y sujetarse con un vendaje de compresión (o cualquier otra cosa disponible) para que funcionen.

Si no tiene nada más a mano para usar como férula, puede usar el cuerpo del paciente. Debe sujetar dos segmentos corporales adyacentes, como las piernas, de modo que realice la inmovilización uniendo la pierna fracturada a la pierna sana con un vendaje de compresión. También puede utilizar el torso del paciente para inmovilizar sus brazos, utilizando en estos casos un vendaje triangular. No existen estructuras anatómicas adyacentes al cuello, por lo que el paciente siempre necesitará algún tipo de objeto como férula. Sin embargo, encontrar una férula para inmovilizar el cuello es bastante simple. Si no tiene un collar para el cuello disponible, un par de sombreros alrededor del cuello y un vendaje de compresión es suficiente. Si tampoco hay sombreros disponibles, un par de zapatos atados alrededor del cuello también es una buena opción para esas inmovilizaciones.

Asegure las articulaciones

La segunda regla para la inmovilización se aplica a las fracturas de las extremidades y consiste en inmovilizar la articulación proximal y distal a la fractura. Si quieres evitar los movimientos en el brazo, por ejemplo, debes inmovilizar el hombro y el codo. Para inmovilizar el antebrazo, si sospecha una fractura de radio o cúbito, debe inmovilizar el codo y la muñeca. Algunas férulas comerciales son capaces de adaptarse a la forma de la muñeca, mientras que otras demandan más materiales a utilizar para inmovilizar correctamente estas articulaciones. Tenga en cuenta que todo lo que necesita hacer es mantener la extremidad lo suficientemente estable para el transporte; El tratamiento definitivo se proporcionará en el centro de salud.

No demasiado apretado

Las inmovilizaciones deben ser lo suficientemente apretadas para evitar cualquier movimiento, pero no pueden ser tan apretadas que cambien la dirección de los huesos o, peor aún, comprometan la circulación o el flujo de aire. El médico debe asegurarse de que la extremidad inmovilizada no se ponga pálida o azul; esto significaría que la circulación está comprometida. Para las inmovilizaciones de la columna cervical, apretar demasiado también afectará la dirección del cuello, y si el paciente tiene problemas para respirar, o si ve que su cara se pone pálida o azul, eso probablemente significa que está comprometiendo el flujo de aire o la circulación hacia la cabeza. .

Inmovilizaciones según el segmento del cuerpo

El cuerpo tiene diferentes formas y posiciones de reposo, y las inmovilizaciones deben adaptarse a estas circunstancias. No es lo mismo inmovilizar un brazo que una pierna, por lo que las técnicas para aplicar estas inmovilizaciones deben estudiarse por separado.

Inmovilización de la columna cervical

La inmovilización más importante es la inmovilización de la columna cervical. Casi cualquier paciente tendrá una inmovilización del cuello antes de ser trasladado a un centro de salud. Colocar un collarín cervical es la mejor manera de asegurarse de que la columna cervical del paciente sea segura. Son confiables y fáciles de usar, por lo que es muy recomendable tener uno en el botiquín de primeros auxilios. Si no tiene un collarín cervical o cualquier otro inmovilizador de cuello comercial, cartón, almohadas o cualquier otra cosa que pueda ajustarse a la forma del cuello sin forzarlo a inclinarse hacia adelante o rotar hacia cualquier lado.

El proceso de colocar una inmovilización de la columna cervical es muy delicado y requiere más de un par de manos. Uno de los paramédicos debe levantar la cabeza y los hombros del paciente al mismo tiempo. Debe levantarlos lentamente, asegurándose de mantener el cuello en su posición actual. El otro paramédico debe colocar cualquier inmovilizador necesario alrededor del cuello mientras se levanta del suelo. Una vez que esté en su lugar, se puede dejar al paciente en el suelo. Luego se debe asegurar el inmovilizador con correas (si es un inmovilizador comercial) o haciendo un nudo con la venda de compresión previamente colocada (si es un inmovilizador improvisado).

Inmovilizadores de brazo

Las fracturas de brazo son extremadamente comunes, especialmente las fracturas de radio y cúbito. No existe una manera fácil de saber si un hueso está fracturado o no, a menos que tenga una formación especializada. En el caso de un paciente con herida de bala, las heridas en los brazos pueden fracturar los huesos y siempre deben tratarse como fracturas hasta que se demuestre lo contrario. Hay dos recursos principales utilizados en la inmovilización de un brazo; se trata de férulas y cabestrillos.

Se colocan tablillas en el segmento lesionado del brazo para evitar que se mueva. También deben intentar inmovilizar lo mejor posible las articulaciones proximales y distales del segmento afectado . Las férulas comerciales son excelentes como soporte, pero se puede usar cualquier otro material duro si no hay férulas comerciales disponibles. El brazo siempre debe estar inmovilizado con el codo doblado en un ángulo de noventa grados (para lesiones en la parte superior del brazo) o en un ángulo más estrecho (para lesiones en la parte inferior del brazo), por lo que la férula debe adaptarse para que encaje con el brazo doblado. Los materiales duros y maleables como el cartón son ideales porque se pueden doblar fácilmente.

Una vez que se coloca la férula, el siguiente paso es usar un cabestrillo. Los cabestrillos son útiles para cualquier posible fractura en el brazo, sin importar la ubicación. Inmovilizan los brazos, aportan estabilidad e incluso ayudan con el sangrado según la ubicación. Hay tres tipos de cabestrillos que debe aprender y comprender para tratar a pacientes con heridas de bala; los dos primeros necesitan un vendaje triangular o una sábana de ropa triangular o rectangular que se pueda adaptar como uno solo, el tercero está diseñado para usarse si no hay un vendaje triangular disponible.

Los cabestrillos son los más comunes. Su objetivo principal es inmovilizar la parte superior del brazo, por lo que son excelentes para la inmovilización del hombro, el húmero, la clavícula e incluso las costillas si se sospecha una fractura en la caja torácica. El proceso de colocación de un cabestrillo comienza colocando el vendaje triangular debajo del brazo con el vértice del vendaje apuntando hacia el codo, el lado más corto apuntando al hombro sano y el lado más largo apuntando hacia los pies. Una vez que el vendaje está en la posición correcta, se toma la parte superior detrás del cuello y hacia el hombro dañado. Luego, se toma el lado más largo, sobre el antebrazo del paciente y hasta el hombro dañado donde se encuentra con la punta del lado más corto del vendaje. Ambas puntas están atadas juntas y las esquinas del nudo están metidas debajo del vendaje. En este punto, el brazo y el antebrazo ya deben estar en la posición correcta, con el antebrazo colocado horizontalmente con una ligera elevación hacia la mano. El cabestrillo se termina extendiendo el vendaje hacia el dedo meñique, brindando apoyo al brazo hasta la punta de los dedos. Luego, se ata el vértice del vendaje detrás del codo para mejorar la estabilidad.

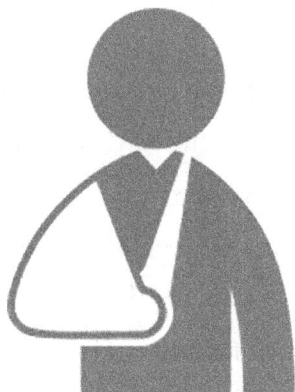

El segundo tipo de cabestrillo es el cabestrillo de brazo elevado. Estos cabestrillos son los mejores para la parte inferior del brazo, por lo que se utilizan en lesiones de antebrazo, muñeca y mano. Dado que elevan el antebrazo hacia el hombro sano, son excelentes para reducir el sangrado del antebrazo y la mano. El proceso de aplicación de un cabestrillo de mano elevado comienza colocando el antebrazo lesionado en diagonal sobre el pecho, con las yemas de los dedos sobre el hombro sano. Luego, el vendaje triangular se coloca sobre el brazo con un extremo sobre el hombro sano y el vértice sobre el codo. El borde inferior del vendaje se coloca debajo del antebrazo y el codo. El extremo libre del vendaje

418

se toma por detrás de la espalda del paciente y se dirige diagonalmente hacia el codo sano para encontrar el otro extremo (recuerde tener cuidado con la inmovilización de la columna cervical y torácica). Ambos extremos del vendaje se atan juntos y las esquinas del nudo se colocan debajo del vendaje. Luego, se ata el vértice del vendaje para mejorar la estabilidad detrás del codo.

El último tipo de cabestrillo es el cabestrillo de cuello y puños. No proporciona tanta estabilidad y comodidad como los demás, pero es el único recurso disponible si no hay vendajes triangulares. Utiliza un vendaje de compresión o cualquier tipo de tela que se pueda doblar hasta que parezca un vendaje de compresión. El centro del vendaje de compresión se coloca detrás del cuello del paciente y el hombro sano, con ambos extremos del vendaje apuntando hacia el brazo. Dependiendo de si desea priorizar la parte superior del brazo y el codo (cabestrillo) o la parte inferior del brazo (cabestrillo elevado), coloque el brazo en la posición deseada. Una vez que el brazo está en su lugar, se termina el cabestrillo atando un nudo por encima de la muñeca, tomando ambas puntas alrededor de la muñeca y haciendo un nudo debajo.

Una vez finalizada la inmovilización del brazo, es importante evaluar la circulación para asegurarse de que el cabestrillo o la férula no lo comprometan. La forma de evaluar la circulación es apretando una de las yemas de los dedos del brazo afectado. La yema del dedo debe palidecer bajo la presión porque ya no recibe sangre. Si la yema del dedo recupera su color en menos de tres segundos después de que se libera la presión, entonces no hay compromiso en la circulación del brazo; si no es así, se debe evaluar la inmovilización y volver a realizarla. Por supuesto, si hay una pérdida masiva de sangre o se coloca un torniquete en el brazo, la evaluación de la circulación es imposible.

Inmovilización de piernas

En una emergencia, inmovilizar una pierna es menos complicado que inmovilizar un brazo. Además, dado que los huesos de la pierna son más fuertes, es menos probable que se fracturen con una bala. La mayoría de las férulas para piernas se utilizan para aliviar tensiones. Sin embargo, sigue siendo valioso aprender a inmovilizar una pierna correctamente.

La articulación de la rodilla debe estar ligeramente flexionada. La pierna del paciente no puede estar completamente recta durante la inmovilización, pero tampoco puede estar demasiado flexionada. A veces, es útil colocar un pequeño rollo de vendaje debajo de la rodilla para permitir que se produzca esta ligera flexión. Cuando se trata del tobillo, el ángulo entre la pierna y el pie debe ser de noventa grados. La mayoría de las férulas comerciales para piernas ya vienen preparadas para mantener el pie en la posición correcta, pero si el paramédico no tiene una disponible, adaptar una férula a la parte posterior de la pierna debería ser suficiente para obtener el efecto deseado. Estas inmovilizaciones también usan vendajes de compresión para mantener la férula unida a la pierna. Recuerde que puede usar el sano como férula para la pierna lesionada. El paramédico también debe controlar la circulación de la pierna para asegurarse de que no esté comprometida apretándola suavemente.

Inmovilización de la columna torácica y lumbar

El cuello se puede inmovilizar con una férula, pero no hay una férula lo suficientemente grande como para inmovilizar la columna torácica o lumbar. Ambas estructuras anatómicas también protegen un segmento de la médula espinal, por lo que siempre que sospechemos daño a estas estructuras, debemos tratarlas con cuidado. Es posible que no sean tan frágiles como la columna cervical, pero aún son vulnerables a los traumatismos y las lesiones en la médula espinal no pueden sanar y recuperarse.

Los paramédicos profesionales llevarán una camilla y aplicarán las técnicas de transporte correctas para inmovilizar toda la columna. La camilla se bajará hasta que esté justo al lado del cuerpo del paciente para evitar lesiones cuando el paciente esté sobre ella. Luego trabajan en grupos para levantar al paciente y colocarlo sobre la camilla, asegurándose de evitar flexiones y rotaciones de la columna. Una vez que el paciente está en la camilla, se asegura con correas para evitar que su torso gire, se flexione y se extienda. Ese es el último paso de la inmovilización antes de subir al paciente a la ambulancia y transportarlo a un centro de salud.

Si está solo, probablemente no tenga una camilla a mano. Debe esperar a que los paramédicos profesionales se hagan cargo de la inmovilización y el transporte del paciente. Sin embargo, si sabe que no vendrán y debe hacerse cargo del transporte usted mismo, debe hacer su mejor esfuerzo para evitar los movimientos de la columna torácica y lumbar. Cuando esté listo para llevar al paciente al vehículo que usará para el transporte, pida ayuda. Si tiene una persona levantando la cabeza y los hombros, uno o dos ayudantes más levantando el torso y un último ayudante levantando las piernas por los tobillos, usted debe poder mover al paciente manteniendo los movimientos de la columna al mínimo. Si no hay nadie más que te eche una mano, debes conformarte con lo que tienes. Cargar al paciente sobre la espalda o arrastrarlo por las piernas es una alternativa válida si no hay otra forma de llevar al paciente a un centro de salud especializado. Recuerde que este es el último paso del proceso de inmovilización. La inmovilización de la columna cervical es *antes de la* inmovilización de la columna torácica y lumbar, y se deben colocar otras inmovilizaciones y férulas de las extremidades antes de levantar al paciente.

Nota: Si se encuentra en una situación médica de emergencia o que pone en peligro su vida, busque asistencia médica de inmediato.

Capítulo 7

Signos vitales y otras mediciones
Evaluación inicial

Lo primero que todo médico debe hacer para tratar a un paciente lesionado es realizar una evaluación completa. Esta evaluación debe realizarse lo más rápido posible; tiene un orden prediseñado a seguir que se ha demostrado que mejora las posibilidades de recuperación del paciente, y debe hacerse correctamente. Los paramédicos hacen tres cosas principales cuando tratan con un paciente en un entorno prehospitalario. Realizan la valoración, estabilizan al paciente y avisan al centro de salud para coordinar el tratamiento hospitalario. Esta comunicación es absolutamente vital porque permite al centro de salud movilizar al personal y prepararse para recibir al paciente. Además, el tiempo en la escena antes de transportar al paciente a un hospital debe ser lo más corto posible, especialmente para pacientes críticos.

El primer paso de la evaluación inicial es tomar los signos vitales. Los signos vitales son indicadores que nos muestran las funciones corporales más básicas; esta es la forma más rápida de evaluar la condición de un paciente traumatizado. En el sistema ATLS, el personal prehospitalario debe centrarse primero en la frecuencia respiratoria, la presión arterial sistólica y la escala de coma de Glasgow. Después de medirlos, el médico puede concentrarse en la frecuencia del pulso y otra información vital que será valiosa para el personal del hospital. Tomar estas medidas no debería tomar más de noventa segundos, incluso sesenta segundos para profesionales capacitados. Las mediciones rápidas salvan vidas y los profesionales de la salud lo saben. Si desea ayudar a alguien y asegurarse de salvar una vida, debe practicar llevar estos carteles en casa hasta que sea lo suficientemente competente con ellos.

La frecuencia respiratoria

Esta es la medida de las respiraciones por minuto. Los pacientes sometidos a estrés físico o mental pueden mostrar un aumento de la frecuencia respiratoria. Esta es una respuesta autónoma del sistema nervioso destinada a asegurar el suministro de oxígeno al cuerpo, especialmente al cerebro. Cuando el sistema nervioso, así como el resto de los sistemas, se apagan, la frecuencia respiratoria puede ir en sentido contrario y estará por debajo de la frecuencia normal. Esto sucede cuando el paciente alcanza una condición crítica y es un signo de alarma. La frecuencia respiratoria normal debe estar entre 12 y 20 respiraciones por minuto. Más alto que eso se llama taquipnea, y más bajo que eso se considera bradipnea. Para el ATLS, los pacientes con taquipnea mayor de 29 respiraciones por minuto, así como los pacientes con bradipnea menor de diez respiraciones por minuto, deben ser llevados inmediatamente a un centro de trauma avanzado.

Medición de la frecuencia respiratoria

Para medir la frecuencia respiratoria, el paciente debe desconocer lo que está sucediendo. Un paciente consciente no puede ser consciente de esta medida, o de lo contrario puede distorsionar la lectura acelerando o desacelerando su respiración. Por lo tanto, debe asegurarse de que el paciente no se dé cuenta de lo que está haciendo. La respiración se observa a través de los movimientos del tórax y el abdomen, particularmente la expansión del tórax, el abdomen y el movimiento de los hombros. Si la respiración de un paciente es demasiado superficial para percibirla, puede ayudarse colocando su mano sobre el abdomen para sentir su ascensión. Puede hacer esto mientras también coloca su cabeza sobre el pecho del paciente para escuchar la respiración y los latidos del corazón. Esta última maniobra te permitirá medir la frecuencia cardíaca, que es otro signo vital invaluable para el equipo médico que espera en el hospital.

En cuanto a la parte del recuento de respiraciones, esta debe hacerse con un cronómetro. Puede contar el número de respiraciones durante un minuto. Esta es la forma más confiable de evaluar la frecuencia respiratoria, pero durante una emergencia, dedicar un minuto entero a la medición de la frecuencia respiratoria es una pérdida de tiempo. Siempre que la respiración sea constante y regular, puede contar el número de respiraciones durante treinta segundos y multiplicarlo por dos para obtener la frecuencia respiratoria. Incluso podría contarlos durante veinte segundos y multiplicar eso por tres. La única razón válida para perder sesenta segundos midiendo la frecuencia respiratoria es si esta es irregular. Si se da cuenta de que la respiración del paciente se acelera y desacelera constantemente, no puede predecir la frecuencia respiratoria con una medida de veinte o treinta segundos.

Presión arterial sistólica

La presión arterial sistólica es la fuerza producida por el impacto de la sangre cuando circula por las arterias. Es la fuerza de la sangre cuando corre por nuestras arterias. La presión arterial no es un signo vital; sin embargo, siempre se mide en pacientes críticos. A nivel fisiológico y físico, es la resistencia de las arterias contra el próximo flujo sanguíneo. Es una medida de la fuerza del corazón, así como de la resistencia de sus arterias. La medición de la presión arterial requiere equipo especializado. Si desea poder ayudar a alguien que recibió una herida de bala, siempre debe tener un monitor de presión arterial a su alrededor en caso de que alguna vez lo necesite.

La presión arterial se divide en dos medidas. Está la presión arterial sistólica, que ya hemos explicado, y la presión arterial diastólica, que es la fuerza producida por la sangre que regresa al corazón. Cuando hablamos de la presión arterial diastólica desde una perspectiva fisiológica y física, es la resistencia del corazón contra la sangre que fluye hacia él. Por mucho que esto sea relevante para la salud general de un paciente, no es tan vital para las emergencias. En la evaluación inicial de un paciente lesionado, la presión arterial sistólica nos dirá lo que necesitamos saber sobre su condición.

El procedimiento de medición

Medir la presión arterial sistólica es mucho más fácil y rápido cuando usa un monitor de presión arterial automático. Hay pequeños dispositivos que puede sujetar al brazo o la muñeca del paciente y le darán las medidas que está buscando.

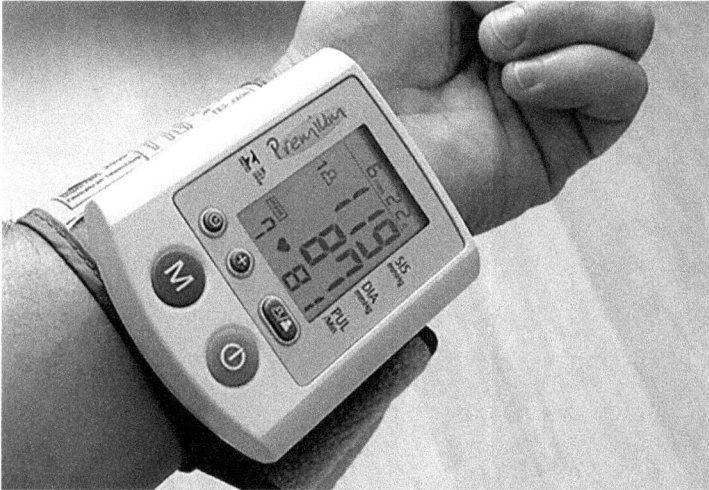

La presión arterial se registra como "mmHg" (milímetros de mercurio). El valor más alto será la presión arterial sistólica; esto se considera normal entre 90 mmHg y 120 mmHg. Un valor superior a ese nos indica la hipertensión sistólica, que es una afección médica muy grave, pero no es lo que nos preocupa cuando nos enfrentamos a un paciente traumatizado. La hipotensión sistólica, un valor por debajo de 90 mmHg de presión arterial sistólica, es la verdadera razón para preocuparse por un paciente herido por arma de fuego. Esto sucede cuando hay una pérdida significativa de sangre o una lesión en el corazón. La hipotensión sistólica es un motivo para trasladar al paciente inmediatamente a un centro de trauma.

El monitor de presión arterial también le dará la presión arterial diastólica. Este valor debe estar entre 60 mmHg y 90 mmHg. En un paciente traumatizado, la presión arterial diastólica será la última en verse afectada por la pérdida de sangre, por lo que no se utiliza como referencia inmediata para evaluar el estado del paciente. La mayoría de los monitores de presión arterial automáticos también le darán la frecuencia del pulso del paciente, que es el número más bajo que ve en la imagen. Esto es relevante y lo cubriremos más adelante en el libro.

Cuando empiece a recibir artículos para su botiquín de primeros auxilios, siempre debe obtener un monitor automático de presión arterial. Sin embargo, si todo lo que tiene disponible es un esfigmomanómetro manual, también debe saber cómo usarlo para obtener la medición que necesita.

En primer lugar, un esfigmomanómetro manual se ve así:

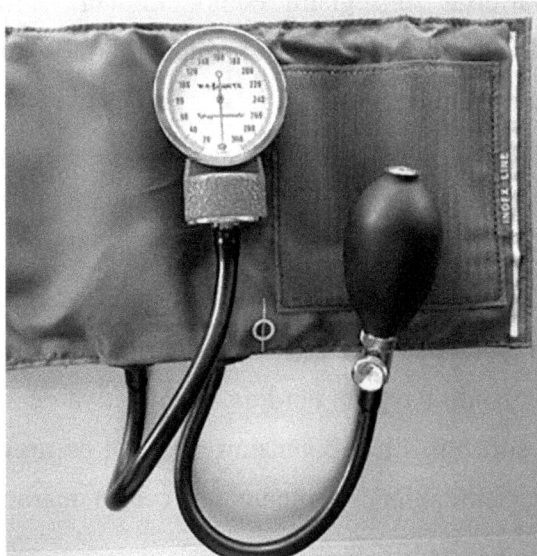

La mayor parte del esfigmomanómetro es el manguito; es la parte que se envuelve alrededor del brazo del paciente. La parte redonda y negra es la bombilla de inflado; debe apretarlo para llenar el manguito de aire y presionar las arterias del brazo. La pequeña válvula redonda plateada que está junto a la pera de inflado es la válvula de liberación de aire; esto controla la salida de aire del brazalete. Cuando está cerrado, no permite que el aire salga del brazalete, y cuando está ligeramente abierto, permite que el aire salga gradualmente. La pieza redonda con un manómetro es el manómetro aneroide. Tiene una aguja que apunta a la presión actual en el brazalete, medida en mmHg. A menos que sea extremadamente competente para tomar el pulso con los dedos, deberá usar un estetoscopio con el esfigmomanómetro para medir la presión arterial.

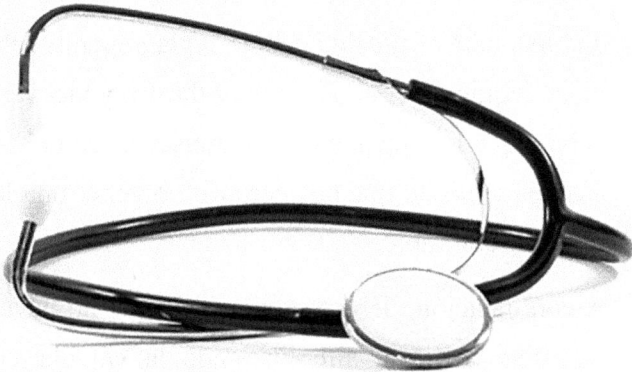

Probablemente haya visto a profesionales de la salud usarlos muchas veces. La pieza redonda se llama diafragma y recorre la superficie del cuerpo que desea escuchar. Las dos piezas blancas ubicadas en el otro extremo son los auriculares. Entran en sus oídos para permitirle escuchar, en este caso, los sonidos de la sangre que fluye.

Algunos esfigmomanómetros tienen un estetoscopio integrado. Esos esfigmomanómetros tienen el diafragma integrado en el brazalete y los auriculares están libres en el otro extremo para que pueda enchufarlos en sus oídos y medir la presión arterial cómodamente.

El procedimiento para medir la presión arterial no es nada difícil. Puede que al principio requiera un poco de práctica, pero una vez que lo domines, será tan fácil como andar en bicicleta.

1. Primero, debe descubrir el brazo del que desea tomar la medida. No puede colocar el brazalete sobre la ropa o distorsionará la medida. Como regla general, debe elegir el brazo izquierdo si el paciente es diestro y viceversa. Esto se debe a que hay menos tensión muscular en el brazo que no usamos tanto, lo que nos permitirá obtener una lectura más limpia y confiable.

2. A continuación, debe asegurarse de que no haya aire en el brazalete. Abra el aire liberando la válvula y apriete el brazalete para soltar todo el aire restante.

3. Envuelva el brazalete alrededor del brazo del paciente. El borde inferior del manguito debe estar más alto que la fosa

antecubital. Esta es la cara opuesta del codo; la división entre el bíceps y el antebrazo.

4. Coloque el diafragma del estetoscopio sobre la fosa antecubital, ligeramente sobre el borde inferior del manguito. La arteria braquial pasa por debajo de la fosa antecubital, razón por la cual medimos la presión arterial allí.

5. Cierre la válvula de liberación de aire, colóquese los auriculares, mire directamente al manómetro e infle el manguito hasta que la aguja del manómetro alcance los 180 mmHg. Esto se hace apretando repetidamente la perilla de inflado del esfigmomanómetro.

6. El número que me marcó el manómetro se corresponde con la presión que hemos ejercido sobre el brazo del paciente. Una vez que la aguja alcance los 180 mmHg, abra ligeramente la válvula de liberación de aire para que la presión comience a descender lentamente. Debería descender a una velocidad de alrededor de tres mmHg por segundo para asegurarse de tomar la medida correcta. Al usar el estetoscopio, escuchará un golpeteo una vez que la presión descienda por debajo de la presión arterial sistólica del paciente. Este primer sonido de golpe se llama sonido "korotkoff". Con ese sonido, comenzará a escuchar la sangre fluyendo con golpes rítmicos. Cuando deja de escuchar los golpes, significa que ha alcanzado la presión arterial diastólica del paciente, así que preste atención a la aguja descendente del manómetro.

7. Tome nota del valor de mmHg en el que escuchó el sonido korotkoff, ese es el valor de la presión arterial sistólica. Tome nota también de la presión arterial diastólica, que corresponde al valor en mmHg cuando dejó de escuchar los golpes rítmicos.

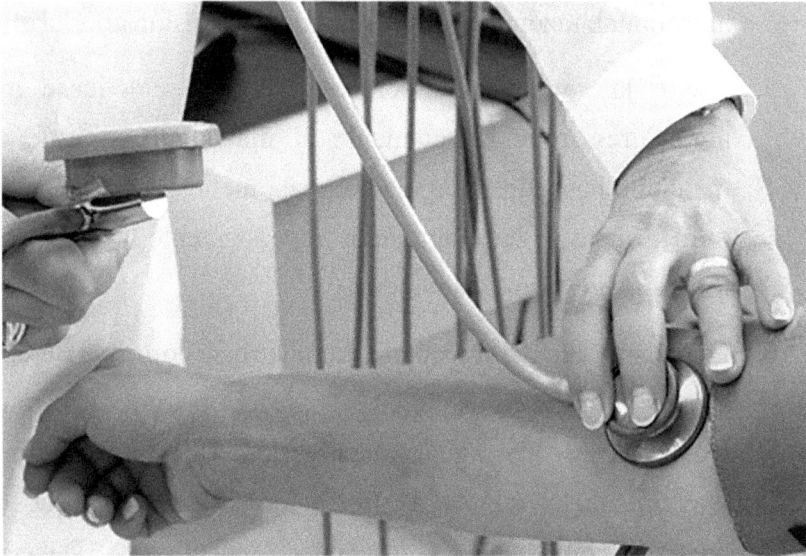

Probablemente haya visto a profesionales de la salud usarlos muchas veces. La pieza redonda se llama diafragma y recorre la superficie del cuerpo que desea escuchar. Las dos piezas blancas ubicadas en el otro extremo son los auriculares. Entran en sus oídos para permitirle escuchar, en este caso, los sonidos de la sangre que fluye.

Algunos esfigmomanómetros tienen un estetoscopio integrado. Esos esfigmomanómetros tienen el diafragma integrado en el brazalete y los auriculares están libres en el otro extremo para que pueda enchufarlos en sus oídos y medir la presión arterial cómodamente.

El procedimiento para medir la presión arterial no es nada difícil. Puede que al principio requiera un poco de práctica, pero una vez que lo domines, será tan fácil como andar en bicicleta.

1. En primer lugar, debe descubrir el brazo del que desea tomar la medida. No puede colocar el brazalete sobre la ropa o distorsionará la medida. Como regla general, debe elegir el brazo izquierdo si el paciente es diestro y viceversa. Esto se debe a que hay menos tensión muscular en el brazo que no usamos tanto, lo que nos permitirá obtener una lectura más limpia y confiable.

2. A continuación, debe asegurarse de que no haya aire en el brazalete. Abra el aire liberando la válvula y apriete el brazalete para soltar todo el aire restante.

3. Envuelva el brazalete alrededor del brazo del paciente. El borde inferior del manguito debe estar más alto que la fosa antecubital. Esta es la cara opuesta del codo; la división entre el bíceps y el antebrazo.

4. Coloque el diafragma del estetoscopio sobre la fosa antecubital, ligeramente sobre el borde inferior del manguito. La arteria braquial pasa por debajo de la fosa antecubital, razón por la cual medimos la presión arterial allí.

5. Cierre la válvula de liberación de aire, colóquese los auriculares, mire directamente al manómetro e infle el manguito hasta que la aguja del manómetro alcance los 180 mmHg. Esto se hace apretando repetidamente la perilla de inflado del esfigmomanómetro.

6. El número marcado por el manómetro corresponde a la presión que hemos ejercido sobre el brazo del paciente. Una vez que la aguja alcance los 180 mmHg, abra ligeramente la válvula de liberación de aire para que la presión comience a descender lentamente. Debería descender a una velocidad de alrededor de tres mmHg por segundo para asegurarse de tomar la medida correcta. Al usar el estetoscopio, escuchará un golpeteo una vez que la presión descienda por debajo de la presión arterial sistólica del paciente. Este primer sonido de golpe se llama sonido "korotkoff". Con ese sonido, comenzará a escuchar la sangre fluyendo con golpes rítmicos. Cuando deja de escuchar los golpes, significa que ha alcanzado la presión arterial diastólica del paciente, así que preste atención a la aguja descendente del manómetro.

7. Tome nota del valor de mmHg en el que escuchó el sonido korotkoff, ese es el valor de la presión arterial sistólica. Tome nota también de la presión arterial diastólica, que corresponde al valor en mmHg cuando dejó de escuchar los golpes rítmicos.

Glasgow	Coma	Escala
Ojos	Abrir espontáneamente	+4
	Abierto al sonido	+3
	Abierto a la presión	+2

	No abrir	+1
Verbal	Orientado	+5
	Confuso	+4
	Palabras inapropiadas	+3
	Sonidos incomprensibles	+2
	Sin respuesta verbal	+1
Motor	Obedecer las órdenes	+6
	Localizar el dolor	+5
	Flexión normal	+4
	Flexión anormal	+3
	Extensión al dolor	+2
	Sin respuesta motora	+1

La Escala de coma de Glasgow, como se mencionó anteriormente, se deriva de la observación de la respuesta del paciente a los estímulos externos. Es bastante simple y fácil de aplicar, y su valor para predecir el estado actual de un paciente y el posible resultado lo convierte en una herramienta vital. Sin embargo, puede parecer confuso a primera vista, especialmente para un principiante. Lo vamos a explicar a fondo para no dejar lugar a dudas.

Ojos

Se espera que los ojos se abran espontáneamente porque una mente activa siempre está consciente de su entorno. Si el paciente abre los ojos por su cuenta, sin necesidad de un estímulo particular, obtiene una puntuación de +4.

Si el paciente tiene los ojos cerrados y solo los abre si alguien intenta hablar con él, o si está escuchando claramente, obtiene una puntuación de +3. El primer acercamiento a un paciente generalmente implica hablar con él.

Si el paciente no abre los ojos cuando se le habla, pero responde al dolor o la presión, obtiene una puntuación de +2. Este es un paciente con el que intenta hablar, no responde, y tiene que apretar uno de sus pulgares o presionar sobre su esternón para que abra los ojos.

Si el paciente nunca abre los ojos, no importa lo que le haga, obtiene +1 en esta puntuación. Este es un paciente que nunca reacciona, ni siquiera al dolor o la presión.

Verbal

Este factor mide la respuesta verbal del paciente. También se mide hablando con el paciente, por lo que es fácil de evaluar. Es solo una cuestión de aprender los valores de las diferentes respuestas en la escala y cómo se presentan.

Un paciente que habla normalmente obtiene un valor de +5. Este es un paciente que habla en oraciones completas si se le pide y no se confunde en absoluto. Esto significa que el paciente comprende dónde, cuándo y quién es.

Un paciente que muestra signos de confusión, sin embargo, obtiene un +4 en la escala. Este es un paciente capaz de hablar con oraciones completas, pero no está seguro de dónde o cuándo está. Puede estar equivocado sobre la fecha exacta o el lugar en el que se encuentra actualmente. A veces, estos pacientes pueden incluso estar confundidos acerca de quiénes son. Existen enfermedades psiquiátricas capaces de provocar estas situaciones, como la demencia, la enfermedad de Alzheimer o la esquizofrenia. Sin embargo, cuando trata con un paciente traumatizado, este no es el primer diagnóstico en el que debe pensar, especialmente si no hay motivos para creerlo o antecedentes personales que respalden ese diagnóstico. Es muy probable que un paciente lesionado que esté confundido esté sufriendo una lesión en el sistema nervioso central.

Si un paciente no puede hablar en oraciones completas, pero es capaz de vocalizar palabras, se le da un +3. Estas palabras a menudo son inapropiadas para el contexto y casi nunca responden a ninguna de las preguntas que se le hacen al paciente. El paciente podía pronunciar palabras como "dolor" una y otra vez en un estado mental casi catatónico.

Un paciente que no puede pronunciar palabras, pero que aún produce algún tipo de sonido con la boca, recibe un valor de +2. El paciente puede estar aullando de dolor, hablando en sílabas o simplemente diciendo tonterías. Si el paciente parece capaz de entender que le están hablando, pero no sale nada coherente o inteligible de su boca cuando intenta responder, esto es indicativo de una lesión en la corteza cerebral, específicamente en los lóbulos parietales. En cualquier caso, este es un signo de una enfermedad muy grave.

Si el paciente no produce ningún sonido, recibe un +1 en la escala. Estos pacientes no responden cuando se les habla y no hablan por sí mismos. Esta condición es similar a la última condición en el factor ojos.

Motor

Este es el último paso de la escala y evalúa la respuesta motora del paciente. Es tan fácil de evaluar como los anteriores, a veces incluso más fácil que el aspecto verbal. Sin embargo, la terminología puede resultar confusa para los principiantes, por lo que es importante indicar claramente qué significan estos términos.

La mejor condición en la que puede estar un paciente es cuando puede seguir instrucciones simples. Esto significa que tienen el control de su motricidad, además de ser capaces de entender el lenguaje y crear una respuesta adecuada. Seguir instrucciones significa un +6 en el valor de la escala.

La siguiente condición es cuando los pacientes se limitan a señalar su lesión o dolor. Esto no debe confundirse con un paciente al que se le pide que señale dónde le duele y que pueda seguir esa simple instrucción. Eso significaría que el paciente está en las mejores condiciones, con un +6 en la escala. Los pacientes que localizan su dolor son los que tienen los brazos sobre el lugar que les duele. Un paciente que sufre un infarto probablemente se llevará las manos al pecho, por ejemplo. Si el paciente no sigue instrucciones sencillas y en cambio permanece con las manos sobre el lugar que le duele, obtiene un +5 en la escala. Esto también se aplica a los pacientes que inmediatamente se apoderan de un lugar que les duele.

Un paciente que flexiona su cuerpo y extremidades para alejarse del dolor recibe un valor de +4. A esto se le llama flexión normal. Es el movimiento que esperarías que hiciera alguien si se alejara del dolor. Tienes que asegurarte de que el movimiento sea rápido y tenga sentido para no confundirlo con la siguiente categoría. No habrá movimientos extra que parezcan fuera de lugar y sin un propósito claro.

Un paciente que flexiona el cuerpo y las extremidades de manera errática presenta una flexión anormal y, por lo tanto, recibe +3. Este movimiento tiende a ser más lento y no todas las partes del cuerpo del paciente se flexionan para alejarse del dolor. Habrá movimientos adicionales, como un crujido abdominal o una extensión de piernas. Otra forma de diferenciar una flexión anormal de una flexión normal es que el paciente suele mantener el brazo alejado del cuerpo durante una flexión normal. A diferencia de esto, un paciente con una flexión anormal generalmente colocará su brazo sobre su torso.

Cuando estimulamos a un paciente con dolor y su cuerpo no reacciona con la flexión, sino al extender las extremidades, eso es una extensión del dolor. Estos pacientes obtienen un valor de +2 en la escala. Este movimiento no tiene sentido como reacción al dolor porque acerca el brazo del paciente a la fuente del daño.

Un paciente que no realiza ningún movimiento obtendrá siempre un valor de +1 en la escala. Algunos pacientes traumatizados pueden estar inmóviles en el suelo y aún reaccionar de alguna manera a un estímulo. Esta categoría es para pacientes que no reaccionan incluso si reciben un estímulo doloroso.

Midiendo la escala

Una vez que comprenda lo que significa cada una de las categorías, debe conocer los pasos básicos a seguir si desea medir la Escala de Coma de Glasgow de la manera correcta. Hay un orden básico que siempre debes seguir, así como algunos consejos para el estímulo.

Debe comenzar por verificar la situación actual del paciente. Asegúrese de que el paciente no sufra de ninguna condición que le impida mostrar una respuesta a los estímulos. Un paciente intubado no puede dar una respuesta verbal, por ejemplo, y eso no significa que deba tener un valor de +1 en el aspecto verbal de la escala. Eso solo significa que la escala no se puede aplicar fielmente en ese momento en particular. Estas situaciones producirán un valor bajo en la escala, pero no significa que el paciente esté realmente en condiciones extremas. Deben aplicarse otras medidas para evaluar el estado del paciente.

El segundo paso se aplica mediante la observación. Al observar al paciente, también debería poder calificar muchas de las características de la escala. Un paciente que abre los ojos de forma espontánea, habla coherentemente y parece capaz de moverse sin problemas puede evaluarse sin interactuar con él. Este paciente ya tiene +4 en el valor de ojos de la escala. El paciente también tiene +5 en el valor verbal y +6 en el valor motor; Puede obtener una idea general de esto, pero necesita trabajar más para confirmarlo.

El tercer paso es ponerse en contacto con el paciente y evaluar su respuesta a los estímulos. Para esto, debe proporcionar al paciente estímulos verbales, así como estímulos dolorosos. Los estímulos hablados deben usarse siempre para evaluar la orientación, así como para obtener información básica del paciente. Los paramédicos siempre preguntan el nombre del paciente, si sabe o no dónde está y qué día es. Si es capaz de responder todo esto correctamente, obtiene un +5 en la escala verbal. Si comete un error al responder esto, obtiene +4 en la escala porque está confundido, y así sucesivamente. También puede medir el valor del ojo con los estímulos verbales. Si el paciente tiene los ojos cerrados y solo los abre cuando se le habla, obtiene un +3 en la escala de ojos. Si no abre los ojos incluso cuando le hablan, probablemente obtendrá un +2 en la escala. El resto de posibles condiciones se evaluarán con los demás estímulos.

Una simple orden serán los siguientes estímulos necesarios para evaluar al paciente. Pedirle al paciente que le muestre dónde le duele, o señalar el lugar del accidente, o realizar cualquier otra acción motora simple evaluará la primera condición de la escala motora. Si el paciente puede hacer esto, obtiene un +6 en esa escala.

En este punto, un paciente en buen estado ya ha sido evaluado correctamente. El médico calculó un +4 en la escala ocular mediante observación; además, un +5 y +6 en el resto de escalas mediante estímulos verbales simples. Esto no debería llevar más de ocho segundos si se hace correctamente, y el tiempo es valioso cuando intenta ayudar a estos pacientes.

El último tipo de estímulo son los estímulos dolorosos. Esto a menudo se hace al mismo tiempo que los estímulos verbales porque ahorra tiempo. Un paciente en buenas condiciones no debería necesitar esto; Los estímulos dolorosos solo serán necesarios para crear una respuesta en aquellos pacientes que no se encuentran en la parte superior de la escala o cerca de ella. Sin embargo, dado que no siempre se puede saber con certeza a primera vista si un paciente está en buenas condiciones o no, el mejor curso de acción es aplicar los estímulos de todos modos. Hay dos maniobras principales que debe aprender a aplicar si desea evaluar a un paciente en malas condiciones. Debe causarle dolor al sujeto en la mitad superior del torso. Esto podría ser colocando los nudillos sobre el esternón del paciente y presionando hacia abajo mientras desliza los nudillos o pellizcando el trapecio del paciente (el músculo que se encuentra entre el hombro y el cuello del paciente). La reacción que espera es que el paciente lleve su mano hacia el dolor. Esto cuenta como localizar el dolor, y si el paciente no puede seguir instrucciones simples, localizar el dolor le dará un +5 en la escala. La otra maniobra consiste en aplicar presión sobre una de las yemas de los dedos del paciente apretándolas entre sus dedos. Esto hará que el paciente flexione el brazo a la altura del codo de manera rápida y normal, lo flexione de manera anormal o extienda el brazo a la altura del codo. Si el paciente no puede seguir instrucciones simples y siente un dolor localizado, esto le dará la calificación de la respuesta motora del paciente, ya sea +4, +3 o +2, respectivamente.

El cuarto y último paso en la medición de la Escala de coma de Glasgow es dar una calificación a cada uno de los aspectos de la escala y sumar los puntos para obtener un valor total. La calificación de la escala va de 3 (si el paciente se encuentra en las peores condiciones posibles) a 15 (un paciente en las mejores condiciones). Por consenso, 13 a 15 pueden considerarse una lesión leve en la cabeza, 9 a 12 una lesión moderada en la cabeza y 3 a 8 es una lesión grave en la cabeza. Sin embargo, esta escala debe considerarse un continuo en lugar de categorías individuales. Los pacientes con puntuaciones de 3 a 5 tienen resultados extremadamente malos. Es muy probable que estos pacientes no sobrevivan, y durante una emergencia, si los paramédicos deben elegir entre intentar salvar a estos pacientes oa un paciente en estado crítico y un mejor resultado posible, darán prioridad a los otros pacientes. Los pacientes traumatizados con una escala de 6 a 8 necesitan un tratamiento agresivo, pero aún tienen un resultado posible mucho mejor que aquellos que están por debajo de ese valor. En cualquier caso, todos los pacientes con un valor inferior a 14 necesitarán ser trasladados a un centro de trauma lo antes posible.

La Escala de coma de Glasgow es universalmente reconocida y utilizada debido a su valor para predecir los resultados del paciente. También es extremadamente útil para emergencias porque se tarda menos de diez segundos en solicitar a cualquier médico y paramédico capacitado. Estudie las diferentes condiciones, valores y aprenda a evaluarlos, y lo obtendrá en poco tiempo.

La frecuencia del pulso

La frecuencia del pulso es un signo vital que mide los latidos del corazón. No es parte del algoritmo ATLS de evaluación y tratamiento del paciente, pero aún proporciona información valiosa para los paramédicos, así como para los profesionales de la salud involucrados en el tratamiento y la recuperación del paciente. La frecuencia del pulso es la cantidad de veces que se bombea sangre a través de las arterias por minuto. Dado que la sangre se bombea con cada latido del corazón, es una forma confiable de medir los latidos del corazón del paciente por minuto, lo que se denomina frecuencia cardíaca. La frecuencia cardíaca normal va de sesenta a noventa latidos por minuto. Más alto que eso se llama taquicardia y más bajo es bradicardia. Sin embargo, algunas fuentes solo consideran la taquicardia cuando la frecuencia cardíaca supera los 100 latidos por segundo y la bradicardia cuando llega a menos de 50 latidos por segundo. Un paciente con salud física o mental probablemente tendrá una frecuencia cardíaca acelerada, incluso taquicardia. A menos que alcance valores extremadamente altos, no debe preocuparse demasiado por ello. La condición realmente preocupante es un paciente traumatizado con bradicardia. En un concepto similar a la hipotensión, la bradicardia ocurre cuando el corazón no puede funcionar correctamente.

Midiendo el pulso

Muchos gadgets te ayudarán con esta sencilla tarea. Si usa un monitor de presión arterial automático, probablemente obtendrá una lectura de la frecuencia del pulso como valor adicional. Hay otro dispositivo que le dará una lectura automática de la frecuencia del pulso y se llama oxímetro.

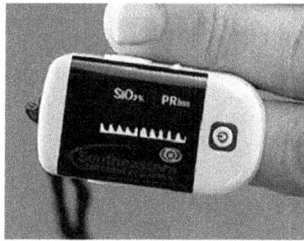

Estos dispositivos se utilizan principalmente para medir la saturación de oxígeno en la sangre. Esto es particularmente útil para pacientes con afecciones respiratorias graves como neumonía. Sin embargo, la saturación de oxígeno no es lo que buscamos cuando usamos un oxímetro en un paciente traumatizado. Queremos saber la frecuencia del pulso, también indicada por el dispositivo. Cuando esté construyendo su botiquín de primeros auxilios, siempre debe incluir uno de estos. Facilitará mucho la valoración del paciente.

Si no tiene un oxímetro o un monitor de presión arterial automático que le dé una lectura del pulso sanguíneo del paciente, debe aprender a tomar el pulso usted mismo. Es bastante simple una vez que comprenda la anatomía y las técnicas detrás de ella.

La técnica correcta para medir el pulso es usar los dedos índice, medio y anular. No puede usar el pulgar porque tiene un pulso muy notable, por lo que podría confundir su propio pulso con el pulso del paciente y obtener una lectura incorrecta. Debe colocar estos tres dedos sobre la arteria a la que apunta. El dedo anular se usa para presionar sobre la arteria para suprimir el pulso y luego liberar la presión para permitir el flujo sanguíneo. Esto ayuda a los principiantes a sentir el pulso, pero no es necesario una vez que domines esta técnica. Puede dejar de usar el dedo anular una vez que tenga confianza en sus habilidades para localizar y sentir el pulso del paciente. Hay muchos lugares para sentir el pulso, pero los más fáciles de localizar son el pulso radial y el pulso carotídeo.

El pulso radial se encuentra al final del antebrazo, justo debajo de la mano, al lado del pulgar. Está entre el radio y la mitad del antebrazo, como en la imagen. Es fácil sentir un pulso allí porque la arteria radial está justo al lado de la piel (más detalles en el capítulo dos). Puede que requiera algo de práctica al principio, pero una vez que comprenda dónde se encuentra, le resultará fácil.

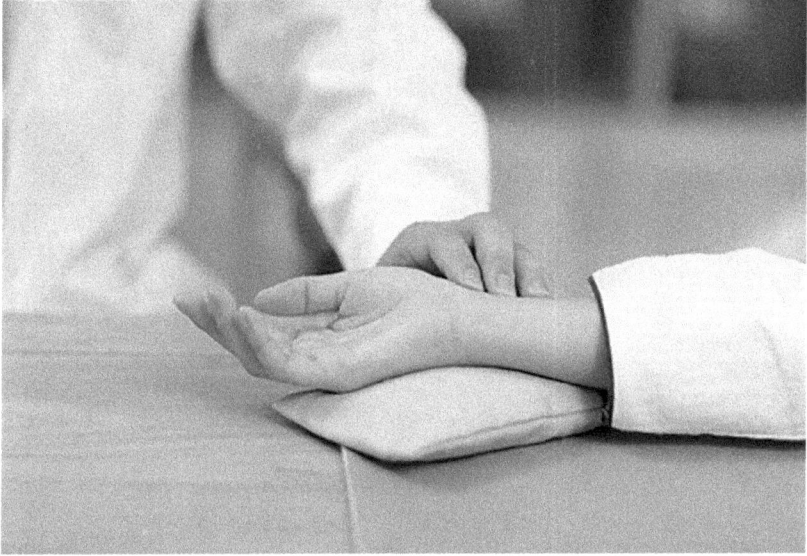

El segundo pulso más fácil de medir es el pulso carotídeo. Se encuentra en la parte frontal del cuello, justo debajo del mentón, al lado de la nuez de Adán y ligeramente por encima de ella. Este pulso es un poco más difícil de localizar y sentir que el pulso radial, por lo que es posible que deba mover los dedos lentamente hasta que lo sienta. Dado que es menos cómodo para el paciente y más difícil de encontrar, la gente suele buscar primero el pulso radial. Sin embargo, si hay una lesión que compromete el flujo sanguíneo del brazo, o si la presión arterial del paciente es demasiado baja, puede ser más fácil evaluar la frecuencia del pulso en el pulso carotídeo porque cuando la presión arterial del cuerpo es demasiado baja, el sistema prioriza el transporte de sangre. al cerebro, por lo que el pulso carotídeo será el último en verse afectado cuando haya una hemorragia.

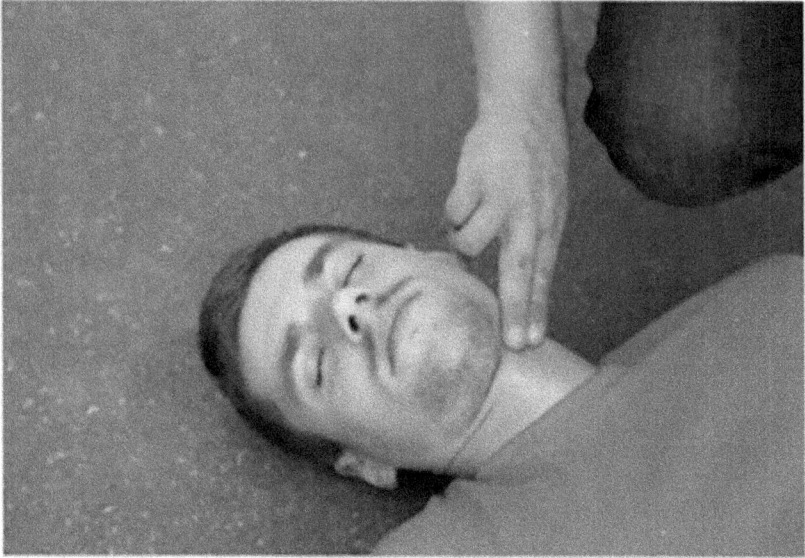

Puedes practicar estas técnicas contigo mismo hasta que las domines. Todos somos capaces de tomar nuestro propio pulso si sabemos cómo hacerlo. Una vez que encuentre su pulso, cuente las pulsaciones durante un lapso de sesenta segundos para obtener su frecuencia cardíaca. Al igual que con la frecuencia respiratoria, esta es la forma más confiable de medir la frecuencia del pulso, pero no es adecuada para una emergencia. Dado que una de sus principales preocupaciones durante una emergencia debe ser medir el pulso lo más rápido posible, puede contar las pulsaciones durante quince segundos y multiplicar ese número por cuatro para obtener la frecuencia del pulso del paciente. Esto solo es posible si el pulso es regular.

Si el pulso es irregular y nota que está acelerando y desacelerando constantemente, debe contar las pulsaciones durante sesenta segundos para obtener una medida precisa. En realidad, si el pulso es irregular, esto también afectará a cualquier dispositivo electrónico diseñado para medir la frecuencia del pulso. Verá que los números suben y bajan constantemente a medida que la frecuencia del pulso se acelera y desacelera, por lo que en este caso, deberá verificar el pulso manualmente. Si el paciente tiene una extremidad sin pulso, es decir, una extremidad en la que es imposible medir el pulso, este es un signo crítico que nos dice que el paciente necesita recibir tratamiento en un centro de trauma lo antes posible.

Si todo se hizo correctamente y no existen condiciones que cambien la frecuencia del pulso del paciente, debería obtener una lectura en unos veinte segundos. Los profesionales acostumbrados a esto tomarán la frecuencia del pulso mientras toman la frecuencia respiratoria. Esto requiere práctica, pero una vez que lo domines, te ahorrará mucho tiempo, aumentando las posibilidades de salvar una vida.

Nota: Si se encuentra en una situación médica de emergencia o que pone en peligro su vida, busque asistencia médica de inmediato.

Capítulo 8

Búsqueda de heridas y triaje

Durante el primer acercamiento a un paciente, es importante buscar todas las posibles heridas. Teniendo en cuenta la naturaleza errática de las balas, las heridas causadas por ellas podrían dejar una herida de entrada y una salida completamente separadas entre sí. Encontrar estas heridas y tratarlas es un paso estándar en cualquier plan de primeros auxilios. Además, si varios pacientes necesitan la ayuda del médico y es imposible tratarlos a todos, se debe priorizar a los pacientes para poder tratar y transportar a los que más lo necesitan.

De la cabeza a los pies

Una evaluación de la cabeza a los pies es un esquema de búsqueda y diagnóstico en el que el médico descubre todo el cuerpo para buscar posibles heridas. Se debe usar un par de tijeras o una hoja afilada para deshacerse de la ropa y descubrir el cuerpo. Ésta es la única forma de buscar de manera eficiente heridas y otras lesiones.

Durante la evaluación de la cabeza a los pies de un paciente herido por arma de fuego, algunas heridas requieren atención especializada.

450

Estas heridas hacen que el paciente deba ser trasladado a un centro de traumatología lo antes posible. Las heridas que deben alarmar al clínico y exigir un tratamiento traumatológico especializado son:

- Fracturas de cráneo
- Heridas penetrantes en el torso, el cuello o la cabeza. Las heridas penetrantes en los brazos y las piernas también se incluyen en esta categoría siempre que estén próximas a los codos y las rodillas.
- Inestabilidad y / o deformidad de la pared torácica.
- Fractura de pelvis
- Parálisis

Cualquiera de estos significa que el paciente necesitará un equipo de profesionales sanitarios especializados en trauma.

Triaje

Durante la evaluación inicial, el médico debe identificar a los pacientes que necesitan atención crítica. Este proceso es importante porque estos pacientes no pueden ser transportados a ningún hospital que no sea un centro de trauma certificado. La clasificación de pacientes entre los que necesitan atención inmediata y crítica y los que se encuentran en mejores condiciones se denomina Triaje. La información recopilada durante la evaluación inicial es de suma importancia para el paciente y se recopilará para ayudar al personal del hospital en el proceso de tratamiento.

A veces, un médico o un paramédico debe tomar la difícil decisión de dejar ir a un paciente para darle a otro paciente la posibilidad de sobrevivir. Considerando las implicaciones éticas de estas decisiones, el proceso se ha sistematizado universalmente para crear un algoritmo de toma de decisiones.

El triaje se basa en evaluar a los pacientes y ubicarlos en diferentes categorías. Estas categorías se han ilustrado con colores que se pueden seguir y comprender fácilmente de forma universal. La idea detrás del uso de colores es dar a los pacientes una marca de acuerdo a su estado. Esto le dice al médico la condición del paciente incluso antes de conocerlo. Los colores utilizados son los siguientes:

Negro

Los pacientes considerados en la categoría negra son pacientes que están muertos o casi muertos. Estos pacientes no se pueden salvar incluso si reciben tratamiento, o su posibilidad de recuperarse es tan mínima que no vale la pena el esfuerzo si hay alguien más que necesita el tratamiento más. Estos pacientes se identifican como pacientes inconscientes que no respiran y / o su corazón no late. Son clínicamente imposibles de diferenciar de un paciente muerto.

rojo

Los pacientes críticos que podrían salvarse si reciben tratamiento médico se colocan en la categoría roja. Los sistemas circulatorio y respiratorio del paciente están gravemente comprometidos. Estos pacientes son la máxima prioridad del sistema de clasificación.

Amarillo

Estos son los pacientes que podrían esperar al menos entre 55 y 60 minutos para recibir tratamiento médico. Han sufrido lesiones que pueden comprometer los sistemas del cuerpo, pero sus signos vitales son normales.

Verde

Los pacientes verdes son aquellos que pueden esperar varias horas sin recibir tratamiento. No han recibido una lesión en ninguno de los sistemas del cuerpo y sus signos vitales son normales.

Capítulo 9

Atención de heridos en combate táctico

El primer abordaje de un paciente lesionado tiene una estructura predeterminada en primeros auxilios. Los paramédicos siguen el esquema de tratamiento ABCD como regla general para pacientes traumatizados. Este sistema de trabajo comienza con las vías respiratorias asegurándose de que nada obstruya el flujo de aire a los pulmones. Luego tienes Respiración, donde controlan la respiración del paciente. A continuación, está la Circulación, la evaluación de los signos vitales y el cuidado del corazón. Luego terminan su abordaje primario con Déficit, donde miden el déficit neuronal y la condición del paciente. Este enfoque principal es adecuado para pacientes en circunstancias generales, especialmente para pacientes que han sufrido un accidente. Sin embargo, existe un mejor esquema para acercarse a los pacientes con una herida de bala, el sistema de atención de heridos de combate táctico o TCCC.

También conocido como el "T Triple C", los marines desarrollaron el sistema de atención de víctimas de combate táctico como un sistema para tratar a los soldados que han recibido una herida de bala. En lugar del ABCD, sigue un sistema llamado MARCH (E) como un recorrido paso a paso.

Hemorragia masiva

Las técnicas utilizadas para detener una hemorragia masiva ya se han descrito en este libro (más detalles en el capítulo 6). Como mencionamos anteriormente, el sangrado masivo es la principal causa de muerte en pacientes con heridas de bala. Debe aplicar presión directa sobre la herida, tapones para heridas y torniquetes si es necesario. Si no tiene su equipo y vendajes listos al momento de acercarse al paciente herido, debe comenzar por detener el sangrado por cualquier medio necesario. Use sus dedos, palmas, incluso sus codos si detienen el sangrado mientras obtiene sus vendajes de gasa y se prepara para realizar cualquiera de las técnicas correctas. Es importante señalar que nunca debes poner tus dedos desnudos en contacto con una herida, para evitar la contaminación de la herida y protegerte de posibles infecciones. Un paciente puede morir a los pocos minutos de que una hemorragia masiva no se aborde ni se trate, por lo que el primer paso cuando se acerca a un paciente herido por arma de fuego es detener el sangrado. Hay cinco pasos generales que se utilizan en el TCCC para tratar hemorragias masivas.

Posicionamiento corporal

Colocar el segmento sangrante del cuerpo por encima del nivel del corazón reducirá la cantidad de sangre que fluye hacia él y, por lo tanto, reducirá el sangrado. Esto solo se puede hacer cuando la herida de bala se encuentra en una de las extremidades. Los disparos al torso o al cuello no se pueden elevar. Además, es importante señalar que elevar las extremidades sanas no ayudará a mejorar la situación del paciente; de lo contrario; empeorará el sangrado. Esta es una técnica que se usa para pacientes con hipotensión y sería útil siempre que no haya sangrado. Sin embargo, si eleva las piernas de un paciente herido de bala , aumentará el retorno de sangre al corazón y hacia el lugar de la lesión, aumentando el sangrado.

Aplicar presión

El siguiente paso en el marco de TCCC es aplicar presión sobre la herida. Esto se hace como se describe en el capítulo seis de este libro. Todas las heridas, sin importar dónde estén colocadas, pasarán por este paso. Las heridas de bala en el cuello solo llegarán hasta aquí en el marco, y la presión no se puede liberar hasta que el paciente sea recibido por el personal especializado en trauma en el centro de salud.

Embalaje de heridas

El siguiente paso es aplicar un empaque de heridas. Esto se hará en casi todas las heridas de bala, especialmente en aquellas lo suficientemente grandes como para caber muchas gasas. La excepción a esta regla es cuando hay una herida de bala en el cuello; esto se debe a que el taponamiento de la herida podría cerrar las vías respiratorias al ejercer presión sobre la laringe o la tráquea. Este es el paso en el que utiliza un agente hemostático, como una gasa de combate. Debe ser el primer vendaje que use en el proceso de empaque de heridas. Si la herida está ubicada en el cuello, entonces debe usar el agente hemostático durante el paso anterior.

Vendaje de presión

Una vez que se ha aplicado el empaque de la herida, el siguiente paso es sellar la herida aplicando un vendaje de compresión. Esto es necesario para el transporte del paciente ya que permite moverlo y manipularlo sin necesidad de sujetar el empaque en su lugar. Para los pacientes con heridas de bala en el cuello, esto tampoco es necesario.

Aplicación de torniquetes

Si hay una herida de bala masiva en una de las extremidades y hay demasiado sangrado, el siguiente paso es aplicar un torniquete. La mayoría de las personas que mueren a causa de una extremidad sangrante lo hacen porque el torniquete no se ha aplicado adecuadamente, por lo que es importante asegurarse de que el torniquete funcione y de que el sangrado se detenga.

Vías respiratorias

El siguiente paso en el sistema TCCC es asegurar el flujo de aire al cuerpo. Los pacientes que pueden gritar o comunicarse verbalmente respiran correctamente y sus vías respiratorias están abiertas. Es más difícil evaluar esto en pacientes inconscientes, por lo que el médico debe acercarse a la nariz y evaluar si están respirando o no. Si no hay riesgo de lesión en la columna, o si se ha colocado una inmovilización adecuada de la columna, se puede girar al paciente hacia un lado para evitar que se atragante con su propia lengua. En el TCCC, el procedimiento estándar para asegurarse de que las vías respiratorias estén despejadas es insertar un tubo nasofaríngeo. **¡Esto SOLO puede ser realizado por profesionales médicos**

capacitados con el equipo adecuado! Esto se ha agregado solo con fines de información general.

Los tubos nasofaríngeos son tubos de goma flexibles que se utilizan para crear una vía aérea artificial cuando la vía respiratoria natural está en riesgo de obstruirse. El médico debe empujar el tubo hacia una de las fosas nasales. Una vez que el tubo llega a la nasofaringe (la conexión entre la cavidad nasal y la faringe), comenzará a bajar por la faringe hasta llegar a la laringe. Según el TCCC, la única función del tubo es evitar que se obstruyan las vías respiratorias; no obstante, no está de más introducir el tubo en la tráquea para asegurar una vía aérea alternativa.

Hay un par de situaciones en las que no se debe usar una sonda nasofaríngea. Si hay un traumatismo severo en la nariz o la cavidad nasal, no se puede colocar una sonda nasofaríngea. Además, si el médico sospecha una fractura del cráneo, fracturas faciales centrales, lesión cerebral traumática o si el paciente tiene algún trastorno de la coagulación, no se puede colocar el tubo nasofaríngeo.

Respiración

Una vez que la vía aérea está asegurada, el siguiente paso en el sistema TCCC es respirar o respirar. Este es el paso donde se mide la frecuencia respiratoria (más detalles en el capítulo siete). En el caso de un paciente herido por arma de fuego, esto significa evaluar el tórax y el abdomen para ver si hay heridas penetrantes y si el tórax se expande simétricamente durante la respiración. Si hay una herida penetrante en el tórax o incluso en el abdomen por encima del ombligo, el médico debe considerar la posibilidad de un neumotórax. Si uno de los lados del tórax se expande más que el otro, el médico también debe considerar un neumotórax, especialmente si el paciente tiene problemas para respirar. Todos estos son signos de neumotórax o neumotórax a tensión.

Si el paciente tiene una herida penetrante en el tórax, el aire podría estar fluyendo hacia la cavidad pleural cada vez que el paciente exhala y no puede salir cuando inhala. Esto causa un neumotórax y, si no se atiende, colapsará los pulmones del paciente. La forma de evitar o tratar un neumotórax es aplicando un vendaje oclusivo. Los sellos de pecho son la mejor opción para esto, sin embargo, si no hay un sello de pecho disponible, también se puede usar papel de aluminio, tarjetas de crédito o cualquier cosa lo suficientemente fuerte. La forma de aplicar un vendaje oclusivo es colocándolo sobre la herida del pecho y usando cinta quirúrgica para sellar tres de los cuatro bordes del vendaje. Esto crea una "válvula unidireccional" que no permitirá que el aire se filtre hacia la cavidad pleural, solo que salga de ella. Si la respiración del paciente mejora después de la aplicación del vendaje oclusivo, la técnica está funcionando. Sin embargo, si la respiración empeora, eso significa que el aire no se estaba filtrando solo hacia la cavidad pleural . También estaba saliendo de un pulmón perforado y hacia la cavidad pleural, una vez más, incapaz de salir del tórax lo suficientemente rápido. A esto se le llama neumotórax a tensión y debe ser tratado por un cirujano. Entonces, si el vendaje oclusivo deteriora las condiciones del paciente después de tres o cuatro minutos, es imperativo quitar el sello del tórax y llevar al paciente a un centro de salud lo antes posible.

Circulación

El cuarto paso del sistema TCCC es la evaluación del estado del sistema circulatorio. Este es el paso en el que el médico debe medir la frecuencia del pulso y la presión arterial sistólica (más detalles en el capítulo siete). Si el corazón del paciente se está debilitando, significa que ha perdido una cantidad importante de sangre. Esto requiere una transfusión de sangre o componentes sanguíneos. Un paramédico o médico profesional debe hacer cualquiera de estos, por lo que no hay nada más que hacer en un entorno de primeros auxilios antes de que la ayuda profesional llegue al paciente. Lo único que se puede hacer es evitar que salga más sangre del cuerpo del paciente deteniendo el sangrado. Si los signos vitales del paciente se están deteriorando rápidamente, todavía se está produciendo una hemorragia masiva. Esta hemorragia puede ser interna, en cuyo caso no hay nada más que hacer hasta que el paciente reciba ayuda profesional. También podría ser externo, en cuyo caso es importante buscar otras heridas, o verificar si el empaque de la herida y los torniquetes están siendo efectivos y reforzarlos en caso contrario. Recuerde buscar las heridas de salida, ya que estas pueden estar ocultas y podrían ser debido a la hemorragia que está deteriorando la condición del paciente. La consecuencia final de una hemorragia masiva es el paro cardiopulmonar, en cuyo caso el corazón del paciente dejará de latir y el paciente necesitará RCP (más detalles en el capítulo cinco).

Lesión en la cabeza e hipotermia

En el sistema TCCC, la H significa hipotermia y lesión en la cabeza. En el caso de una lesión en la cabeza, hay poco que hacer antes de que llegue la ayuda profesional. Es importante recordar mantener inmovilizada la columna cervical. Además, el líquido cefalorraquídeo puede filtrarse por la nariz y los oídos del paciente. Esto sucede debido a la inflamación del cerebro y no se puede detener. Este tipo de sangrado debe dejarse solo para permitir que el cerebro alivie su presión. Este es también el paso para evaluar la Escala de coma de Glasgow (o reevaluar si se evaluó anteriormente).

La hipotermia también se evita durante este paso. Es una consecuencia común de una pérdida significativa de sangre, ya que hay menos sangre para calentar el cuerpo. Si el médico permite que la temperatura del paciente baje, el cuerpo desperdiciará energía tratando de mantener la temperatura alta. Esta es la razón por la que la hipotermia se trata en el sistema TCCC. Cubrir al paciente con una manta espacial, una manta de lana o cualquier otra ropa ayudará a que el cuerpo se mantenga caliente.

Todo lo demás y evacuación

Una vez atendidos los pasos anteriores, se han abordado todas las amenazas inmediatas a la vida del paciente. Ahora el clínico se ocupa de las heridas menores y prepara al paciente para su traslado a un centro de salud. Las heridas sangrantes menores se tratan con vendajes, ya sea aplicando presión y taponando la herida o simplemente aplicando presión. Luego, se deben aplicar las inmovilizaciones necesarias que no se hayan realizado hasta este momento para preparar al paciente para el transporte (más detalles en el capítulo seis). Si el paciente ya está debidamente inmovilizado cuando los paramédicos profesionales lo alcanzan, entonces no tendrán que perder tanto tiempo antes de trasladarlo a un centro de salud. Si no hay paramédicos profesionales disponibles, y el médico es el encargado de llevar al paciente a un centro de salud, esto se hace después de que todas las inmovilizaciones estén en su lugar, a menos que haya una amenaza importante para la vida del paciente que no se pueda abordar en el sitio (como neumotórax a tensión o una condición neurológica que se deteriora rápidamente).

Nota: Si se encuentra en una situación médica de emergencia o que pone en peligro su vida, busque asistencia médica de inmediato.

Capítulo 10

La mentalidad de un rescatista

En este punto, tiene la mayoría de los conocimientos necesarios para tratar una herida de bala si se presenta la oportunidad. Sin embargo, el conocimiento no lo es todo. Es imperativo tener la mentalidad adecuada en estas situaciones críticas. Si no puede mantener el control, existe la posibilidad de que se sienta abrumado por todo lo que sucede a su alrededor. Esto es absolutamente normal y le pasa a todo el mundo. La mayoría de los paramédicos y médicos sufren de falta de confianza y no pueden desempeñarse correctamente las primeras veces que tienen una emergencia. Su mentalidad de aficionado generalmente los hace poco confiables. El sistema de salud se ocupa de esto sin dejarlos solos en absoluto. Ninguno de ellos ha tenido que afrontar estas circunstancias solo durante el entrenamiento. Incluso cuando se incorporan a la fuerza laboral, siempre cuentan con ayuda en sus primeros pasos. Lamentablemente, este no es un lujo que tendrá. Si alguna vez se ve en una situación en la que debe tratar una herida de bala, será porque no hay nadie más cerca para ayudarlo. Tendrás que tomar las riendas de la emergencia, por lo que debes estar mentalmente preparado para ello.

Respirar

Enfrentar una emergencia puede ser mentalmente estresante e insoportable. Suceden muchas cosas al mismo tiempo que exigen su atención inmediata, lo que puede resultar abrumador. Tienes a alguien frente a ti que exige tu ayuda inmediata para sobrevivir. Como si esto no fuera suficiente para ocupar tu mente por completo, es posible que también tengas que lidiar con otras personas, así como con una situación generalmente espantosa y peligrosa. Estos factores pueden ser abrumadores, y si no está preparado, es probable que se congele la acción y pierda valiosos segundos tratando de recuperarse. El mejor consejo que puede recibir en estas situaciones es respirar. Si alguna vez se siente abrumado ante esta situación estresante, tómese un momento para respirar y cuente hasta tres. Al hacer esto, tendrá la oportunidad de adaptarse a lo que está por venir. Obtiene su mente en perspectiva, listo para correr en ayuda de esos pacientes heridos. Es mejor dedicar de seis a ocho segundos a reponerse que a pasar todo el tiempo tartamudeando y cometiendo errores. Los mejores profesionales utilizan este consejo, así que no te avergüences si necesitas detenerte y respirar para ser útil; esto es solo parte del proceso de salvar una vida.

Tomar el control

Como la única persona que tiene conocimiento sobre cómo tratar la lesión de un paciente, siempre debe estar a cargo de toda la situación. No es bueno tratar a un paciente con cuidado y prisa si la situación a su alrededor sigue siendo un desastre y la gente se apiña sobre usted. No importa quién sea o cómo se vea, todos entienden una buena voz de mando; está en nuestra naturaleza. Además, a menudo necesitará la colaboración de quienes lo rodean y no obtendrá ninguna ayuda valiosa si las personas no están en la mentalidad adecuada para ayudarlo. Al hacerse cargo de la situación, podrá despejar el camino de aquellos que obstaculizan su trabajo, obtener la información que necesita sobre la situación e incluso hacer que lo ayuden con herramientas valiosas. Algunas personas son líderes naturales; para ellos, hacerse cargo de una situación es solo una tarea diaria. Algunos otros tienen más problemas con esto porque pueden ser tímidos o simplemente no estar acostumbrados a estar al mando. Sin embargo, hay dos consejos con respecto a este consejo que puede seguir si no ha desarrollado habilidades de liderazgo en su vida.

Fingir hasta que lo hagas

Esto puede parecer un cliché, pero es cierto y está respaldado por la ciencia. La mente es una herramienta muy poderosa y podemos engañarla para obtener los resultados que queremos. Si durante toda su vida se ha enseñado a sí mismo que no suele ser el centro de atención, es probable que no se sienta cómodo en estas situaciones. Sin embargo, esta percepción de ti mismo puede cambiarse, comenzando con tus acciones y creciendo a partir de ahí. No importa si cree que no es apto para el liderazgo; finge como si estuvieras jugando un papel en una obra de teatro. Compórtese como esperaría que se comportara un líder a cargo; esto le permitirá actuar a la altura de la situación, incluso si no está acostumbrado o no se siente cómodo con ella.

Después de un tiempo comportándote de esta manera, estarás acostumbrado a esto. Tu mente aprenderá que, contrariamente a tus creencias anteriores, eres el tipo de persona que se hace cargo de las situaciones con facilidad. Se volverá natural para ti, incluso si no lo crees conscientemente tú mismo. Si quiere estar preparado para las circunstancias, si es que llegan, de tratar a alguien lesionado, todo lo que necesita hacer es darse el tiempo para acostumbrarse a esta idea. Practica tomar las riendas de tu vida diaria para engañar a tu mente haciéndole creer que este es el tipo de persona que eres. Puede practicar esto en el trabajo, en casa o incluso jugando deportes y juegos. Te estás construyendo para ser el tipo de persona realmente útil en estas circunstancias. Esto es lo que realmente necesitan las personas con heridas de bala, por lo que vale la pena hacer un esfuerzo.

Aprenda de los demás

Pueden ver ejemplos de liderazgo en sus vidas y en todos los medios. Cuando piensa en un líder que se hace cargo, probablemente tenga una imagen clara en su mente de alguien que encarna esto. Vea la forma en que actúan siempre que sean el centro de atención y utilícelo como ejemplo. No está mal aprender liderazgo de sus propios modelos a seguir. Es una habilidad muy primaria, por lo que es universal y se aplica a todos de la misma manera. Presta atención a sus actitudes y practica algunas de ellas para aprender a hacerte cargo de las situaciones.

Cree en ti mismo

Es más fácil hacerse cargo de una situación si confía en sus propias habilidades y competencia. Si siente que sus conocimientos son escasos o que sus habilidades pueden no ser lo suficientemente buenas , es difícil lograr que la gente lo siga y reciba sus órdenes. Hay un par de cosas que debe comprender con respecto a este tema.

Tu mente no es una ventana abierta

En primer lugar, las personas nunca son conscientes de su nivel real de habilidades y competencia. No pueden mirar directamente a tu mente y darse cuenta de cuánto sabes realmente o qué tan bien estás capacitado en cualquier tema. Por supuesto, si nunca te tomas el tiempo para practicar y no te tomas la parte de estudiar estos temas en serio, se verá. Sin embargo, si es lo suficientemente competente y comprende cómo hacer lo que hay que hacer, la gente no se dará cuenta de que es la primera vez que trata a una persona herida. Este es especialmente el caso si lo hace con confianza, así que no se preocupe si la gente duda de usted en medio del tratamiento de un paciente.

El valor de la positividad

En segundo lugar, puede abordar este problema con una buena actitud y refuerzos positivos. De la misma manera que puedes enseñarte a ti mismo que eres el tipo de persona que se hace cargo de las situaciones, también puedes aprender que eres lo suficientemente bueno. La mente, como ya dijimos, es una herramienta muy poderosa. Al bombardear su mente con pensamientos y mensajes positivos, puede enseñarle a pensar y sentir de la manera que lo necesita. Empiece cada día repitiendo frases positivas sobre usted. Cubre tu habitación con notas autoadhesivas llenas de mensajes de aliento. No subestimes el poder de la positividad para cambiar tu mente y tu vida.

El síndrome del impostor

En tercer lugar, comprenda que no creer en usted mismo le pasa a todos. Este tipo de pensamiento ocurre en cada paso de la escalera profesional. Las personas con títulos, doctorados y años de experiencia también pueden sentir que no son lo suficientemente buenos, y esto está claramente en sus cabezas. Esta forma de pensar se llama "síndrome del impostor" y no se limita a los principiantes. Es como si estas personas pensaran que no valen sus títulos, como si fueran un impostor con el resto de sus compañeros. Así que tenga en cuenta que, al igual que está lidiando con estas dudas sobre usted, también las de los demás. No tiene nada que ver con su nivel real de habilidad y competencia, así que no lo use como una verdadera forma de evaluar sus habilidades y desarrollar su confianza en sí mismo.

Haciendo un esfuerzo real

Y por último, debes perfeccionar tus habilidades y estudiar hasta que tengas confianza. Este consejo está aquí porque parece obvio, no porque sea menos importante. En realidad, es la piedra angular de la confianza en uno mismo, así como muchos otros aspectos vitales del tratamiento de un paciente lesionado. Su autoconfianza y confianza se alimentarán y crecerán con sus esfuerzos. Al estudiar y practicar, le enseñará a su mente a esperar grandes resultados de usted.

Empezarás a sentirte como el tipo de persona que es capaz y competente en lo que haces. Por supuesto, estudiar y practicar también es vital si alguna vez quieres poder salvar una vida, por lo que no hay razón para no hacer un esfuerzo real al respecto. Estudie lo suficiente como para no tener problemas para recordar nada y siéntase seguro cada vez que practique sus habilidades, y su seguridad en sí mismo y su confianza estarán allí con usted.

También hay otro gran aspecto de nuestra mente, y es el poder detrás de nuestro sistema de recompensas. Siempre que logramos una meta que nos fijamos, por pequeña que sea, sigue siendo un motivo para celebrar. Produce una oleada de felicidad y crea confianza en nosotros mismos. Por lo tanto, a medida que avance en sus estudios, generar confianza en usted mismo será casi automático. Todo lo que necesita hacer es trabajar duro, prestar atención a sus resultados y su mente desarrollará su confianza en sí mismo.

No pienses demasiado en el futuro

Es casi imposible salvar una vida si pasas la mayor parte del tiempo preocupándote por ello. Cuando te enfrentas a un paciente lesionado, no hay una forma real de saber si lo lograrán o no. Las consecuencias son inciertas porque hay demasiados factores en juego y la mayoría de ellos no son evidentes sin la ayuda de las pruebas adecuadas. Lo que esto significa decir es que no hay una forma real de asegurarse de que la vida de alguien se salve o no. Los médicos y paramédicos, especialmente los experimentados, ya comprenden y adoptan este concepto. Se concentran en el trabajo que tienen que hacer durante una emergencia, sin pensar en si salvarán una vida o no. El trabajo en sí se vuelve casi mecánico. Siguen los sencillos pasos que saben que deben seguir para salvar una vida. Esta es la mentalidad que debe adoptar durante el tratamiento de un paciente lesionado. Habrá tiempo para preocuparse más tarde, pero su mente debe estar completamente comprometida durante el proceso. Practique este concepto y entiéndalo si quiere ser de algún valor para quienes puedan necesitarlo.

Pensamiento crítico

Nunca está de más estar preparado, pero a veces la vida no coincide con nuestras expectativas y terminamos enfrentando circunstancias para las que no estamos preparados. Si no tienes los medios necesarios para hacer una correcta inmovilización, no tienes suficientes vendajes de gasa para sellar una herida de la manera correcta, o te falta alguno de los otros complementos necesarios de un buen botiquín de primeros auxilios, entonces debes pensar rápido y aproveche al máximo sus situaciones actuales. Tienes que tomar decisiones difíciles si no tienes otras alternativas. Esta forma de pensar se llama pensamiento crítico y se trata de actuar a pesar de circunstancias extremas en una emergencia.

Es ideal estar preparado para mantener vivo a un paciente y al mismo tiempo darle una mejor oportunidad de recuperación, pero si tienes que elegir, el primero siempre es mejor que el último. Algunas consecuencias, como la lesión de la columna cervical debido a una mala técnica de transporte, son demasiado peligrosas para tratarse a la ligera. Estas consecuencias no pueden pasarse por alto, siempre y cuando sepa, existe la posibilidad de ayuda profesional en el camino. No obstante, es posible que deba tomar la decisión de arriesgar estas consecuencias para salvar una vida.

Conclusión

Nuestro principal objetivo como especie es la supervivencia y la preservación de la vida. Aprender a salvar vidas no es solo una búsqueda noble; está conectado a nuestro código genético tan profundamente como nuestra necesidad de comer, descansar y procrear. El cuerpo humano es extremadamente complejo y la cantidad de cosas que podrían salir mal debido a una herida de bala es demasiado grande para buscar soluciones simples y generalizadas. Por lo tanto, si queremos poder preservar la vida de alguien que ha recibido un disparo, debemos estar preparados para ello.

Este libro contiene los conocimientos básicos para mejorar las posibilidades de supervivencia de un paciente herido por arma de fuego. Usted, como lector, necesita prepararse mentalmente para aplicar este conocimiento. Estudie el material del libro, busque otros medios como videos y otros medios para ayudar a aclarar cualquier problema con el que tenga problemas y póngalo en práctica. No podemos saber con certeza si tendremos que salvar a alguien que ha recibido un disparo, ni podemos controlar las circunstancias exactas en las que esto podría suceder; todo lo que podemos hacer es prepararnos para la posibilidad.

La preparación para un desastre no se limita a estudiar el cuerpo humano y perfeccionar sus habilidades; también tienes que preparar un botiquín de primeros auxilios para ayudarte en este empeño. Ya debe tener una lista de todas las cosas que necesitará. La gasa de combate y los medicamentos para reanimación cardiopulmonar probablemente aumentarán el costo de su equipo, especialmente porque deben renovarse constantemente; sin embargo, aumentarán enormemente las posibilidades de supervivencia de su paciente.

El primer capítulo de este libro puede estar diseñado como una guía para alguien que necesita prepararse rápidamente, o peor aún, explica los pasos en voz alta para que otra persona pueda usar el conocimiento para salvar a alguien sin siquiera leer este libro; sin embargo, ese no es el mejor uso. Ese capítulo funciona mejor como un recordatorio paso a paso si ya lo ha leído, de la misma manera que este libro funciona mejor si se toma el tiempo para estudiarlo y usarlo para prepararse. Haz tu vida más fácil preparando el mejor botiquín de primeros auxilios que puedas tener y memorizando los pasos. Cuando considera la recompensa esperada de salvar una vida, tal vez incluso a alguien que le importa, ningún gasto es demasiado alto y ningún esfuerzo es demasiado.

www.ingramcontent.com/pod-product-compliance
Lightning Source LLC
Chambersburg PA
CBHW062110020426
42335CB00013B/911